北京友谊医院
心血管病例荟萃

Classic and Complex Cases in Cardiovascular Disease from Beijing Friendship Hospital

主　　编　李虹伟

副 主 编　陈　晖　沈爱东　赵树梅

编者名单　（按姓名汉语拼音排序）

崔贺贺　邱北冰　丁晓松　高红丽

高翔宇　公绪合　郭春艳　化　冰

李卫萍　梁思文　梁　拓　刘青波

刘锐锋　彭　晖　邱　惠　沈爱东

苏　文　孙　颖　孙志军　王佳丽

王　萍　王永亮　邢云利　姚道阔

赵　灿　赵慧强　赵树梅　赵　真

周　力

编写秘书　赵树梅　张　悦

北京大学医学出版社

BEIJING YOUYI YIYUAN　XINXUEGUAN BINGLI HUICUI

图书在版编目（CIP）数据

北京友谊医院 心血管病例荟萃/李虹伟主编. —北京：北京大学医学出版社，2018.10

ISBN 978-7-5659-1858-2

Ⅰ. ①北… Ⅱ. ①李… Ⅲ. ①心脏血管疾病－病案－汇编 Ⅳ. ①R54

中国版本图书馆 CIP 数据核字（2018）第 214394 号

北京友谊医院 心血管病例荟萃

主　　编：李虹伟
出版发行：北京大学医学出版社
地　　址：(100191) 北京市海淀区学院路 38 号　北京大学医学部院内
电　　话：发行部 010-82802230；图书邮购 010-82802495
网　　址：http://www.pumpress.com.cn
E - mail：booksale@bjmu.edu.cn
印　　刷：北京强华印刷厂
经　　销：新华书店
责任编辑：高　瑾　责任校对：靳新强　责任印制：李　啸
开　　本：889mm×1194mm　1/16　印张：17　字数：450 千字
版　　次：2018 年 10 月第 1 版　2018 年 10 月第 1 次印刷
书　　号：ISBN 978-7-5659-1858-2
定　　价：139.00 元

前　言

　　近年来，医学模式快速发展，已经进入"循证医学"和"精准医学"时代；各种基因筛查和评估成为日常临床工作的一部分，各类指南和专家共识指导和规范着临床实践行为。然而，无可辩驳的事实是，临床医学是实践的科学及人文的科学，每位患者的情况可能千差万别；临床实践的工作需要经验的积累，实现由量变到质变的过程。病例报告与总结会帮助更多医生开阔眼界，在积累经验的道路上，达到事半功倍的效果。

　　本书收集了北京友谊医院心血管内科近几年来的病例共 48 例，按照病史陈述（病史、体格检查、辅助检查）、诊疗及病情演变经过、转归及随访的顺序编写，最后对病例特点进行讨论并总结经验与教训。本书中的病例类型包括疑难病例、危重病例和典型病例。北京友谊医院是有实力的三级甲等综合医院，因此入选病例中涉及不同学科的交叉。病例报告的书写力求展现疾病的发展与演变及诊疗经过，尽可能体现临床思维过程。希望对广大读者有所启示和帮助。

　　本着真实、严谨、客观的态度，我们邀请二十余位临床经验丰富的医生参与了本书的编写，并组织专家逐一针对病例进行讨论、最终定稿。受作者水平和学识所限，病例的诊疗过程难免存在瑕疵；我们怀着期盼的心情，希望与广大同仁沟通与交流。医学诊疗技术及对疾病认知在不断发展，受诊治当时医疗条件的限制，有些检查手段和治疗措施可能并未及时应用到患者的临床诊疗过程中，特此说明。

李虹伟

2018 年 8 月于北京

目　　录

第一篇　心肌病变与心力衰竭

第二篇　冠状动脉相关疾病

第三篇　冠状动脉介入治疗后相关问题

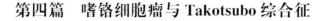

第四篇　嗜铬细胞瘤与Takotsubo综合征

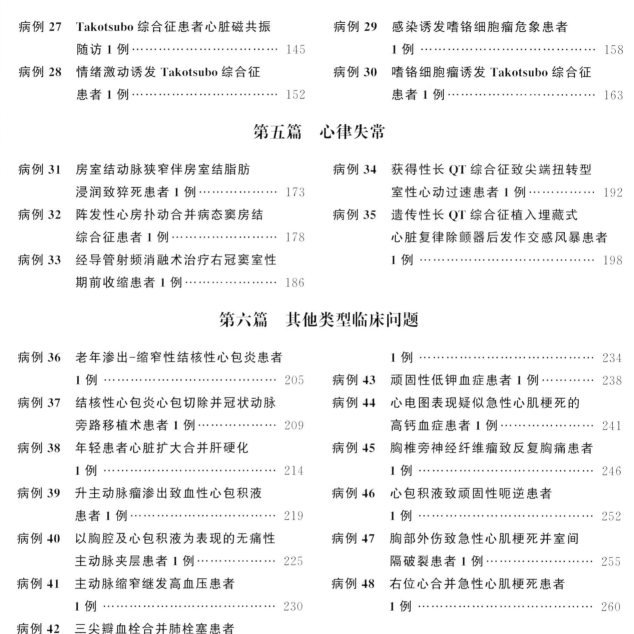

第五篇　心律失常

第六篇　其他类型临床问题

北京友谊医院心血管病例荟萃

第一篇

心肌病变与心力衰竭

病例 1 重度肥胖合并心脏损害的年轻患者 1 例

患者男性，35 岁，建筑设计师，入院日期：2016 年 8 月。

病史陈述

主因间断喘憋 5 年余，再发 10 天入院。

患者入院前 5 年活动时出现喘憋，伴腹胀、双下肢水肿、端坐呼吸、夜间不能平卧、咳嗽少痰。外院门诊就诊，完善检查（具体不详），诊为"单纯性肥胖，急性心力衰竭"，予呋塞米、螺内酯等治疗症状好转。此后上述症状每年发作 2～3 次，多次住院治疗，予利尿剂治疗后症状缓解。平素未正规应用药物治疗。入院前 9 月余患者因肥胖至外院拟行手术减重治疗，超声心动图示：全心增大，左心室射血分数 25%，故未行手术。此次入院前 10 天再次无明显诱因出现上述症状，至我院普外科就诊，拟行手术治疗肥胖，但考虑合并心功能不全转入我科进一步诊治。

17 年前体重开始明显增加，近 10 年体重维持在 150 kg 到 170 kg。高血压病史 5 年，血压最高 160/100 mmHg，平素血压略偏高，一直未用降压药物。脂肪肝病史 5 年。

自青少年时期起，食量大，喜欢喝碳酸饮料及食用肉食，运动少，久坐工作。无吸烟史。饮酒史 10 年，偶尔饮白酒、啤酒，已戒酒 5 年。

已婚，妻子及 1 子健康。父母及一妹体健，父亲体重指数（BMI）25.95 kg/m²，母亲 BMI 28.57 kg/m²，妹妹 BMI 31.25 kg/m²。

入院查体：血压 150/70 mmHg，体重 172 kg，身高 173 cm，BMI 57.5 kg/m²，腹围 190 cm，腰围 153 cm，臀围 154 cm，腰围/臀围 0.99，估算的肾小球滤过率（eGFR）83.3 ml/(min·1.73 m²)。巩膜及皮肤黄染，颈静脉无怒张。双下肺可闻及湿啰音。心尖搏动位于第 5 肋间锁骨中线外 4 cm，心界扩大，心率 102 次/分，律不齐，房颤律，第一心音强弱不等，A2＝P2，各瓣膜听诊区未闻及杂音。腹部膨隆，肝脾触诊不满意。双下肢凹陷性水肿，双下肢皮肤色素沉着。双足背动脉搏动正常。

入院后血常规、心肌酶、尿常规、尿蛋白 4 项均正常。

血气分析：pH 7.441，二氧化碳分压（$PaCO_2$）52.90 mmHg，氧分压（PaO_2）81 mmHg。

生化：谷丙转氨酶（ALT）14 U/L，血肌酐（Cr）145.2 μmol/L，尿酸（UA）878.5 μmol/L，胆固醇（CHOL）2.37 mmol/L，三酰甘油（TG）0.93 mmol/L，高密度脂蛋白胆固醇（HDL-C）0.59 mmol/L，低密度脂蛋白胆固醇（LDL-C）1.52 mmol/L。

N-末端脑钠肽前体（NT-proBNP）：6620 pg/ml。

糖化血红蛋白、胰岛素、C-肽及口服葡萄糖耐量试验（OGTT）均正常，稳态模型（HOMA）指数：2.67。

腹部超声：脂肪肝，肝大，肝静脉及下腔静脉增宽，考虑心源性。

免疫球蛋白＋补体均正常；免疫鉴定系列正常，未见 M 蛋白。

睡眠呼吸监测：中度阻塞性睡眠呼吸暂停低通气综合征。

肺功能：限制性通气功能障碍。

入院胸片：双侧肺水肿，心影增大，右侧胸

腔积液（图 1-1）。

入院超声心动图：左心房（LA）66.4 mm，左心室舒张末期内径（LVEDD）85.3 mm，左心室射血分数（LVEF）35%，右心室（RV）37.1 mm，室间隔（IVS）厚度 13.2 mm，基底段 16.1 mm，左心室后壁（LVPW）厚度 12 mm。收缩期肺动脉压力（SPAP）56.24 mmHg。左心室整体室壁运动减弱。房室间隔回声连续（图1-2）。

入院初步诊断：肥胖性心肌病，心功能不

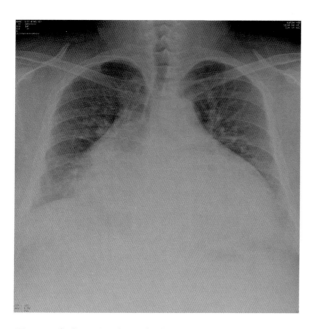

图 1-1 胸片显示双侧肺水肿，心影增大，右侧胸腔积液，心胸比：0.82

全、心功能Ⅲ级（NYHA 分级）；重症肥胖；心律失常，心房颤动；高血压 2 级（很高危）；脂肪肝；慢性肾功能不全（CKD2 期）；高尿酸血症；阻塞性睡眠呼吸暂停综合征（中度）。

诊治及病情演变经过

入院后行心脏磁共振检查显示：心脏各房室腔增大（舒张末期左心房前后径 48 mm，左心室横径 82 mm，右心室横径 34 mm）。左心室各节段室壁厚度正常。左心室收缩、舒张功能减弱，以收缩功能减弱为主。心肌首过灌注未见异常，基底段室间隔、中段室间隔肌壁间可见钆延迟增强（图 1-3）。结合病史考虑可能为肥胖引起的心脏结构及心功能的改变。

入院后为进一步明确患者肥胖原因，行垂体磁共振检查，显示垂体左侧局部可见呈结节状稍低强化区，直径约 0.3 cm，考虑垂体微腺瘤可能，但垂体分泌的激素及垂体下游腺体分泌的相关激素均正常。因此考虑垂体微腺瘤为无功能腺瘤（图 1-4）。行肾上腺 CT 扫描未见明显异常。考虑患者肥胖为单纯性肥胖。经强心、利尿及扩血管等纠正心功能的治疗，症状好转；后拟行外科手术减重治疗，但考虑到心功能不全，手术风险大，患者及家属拒绝行外科手术减重。心功能好转后出院。

2016 年 9 月 23 日患者空腹来我院进行抽血复

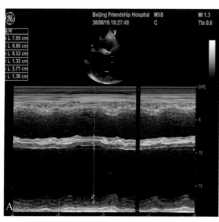
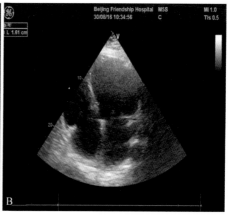

图 1-2 超声心动图检查。**A.** 胸骨旁长轴切面；**B.** 心尖四腔心切面，显示全心扩大。LA：66.4 mm，LVEDD：85.3 mm，左心室收缩末期内径（LVESD）：70.5 mm，LVEF：35%，RV：37.1 mm

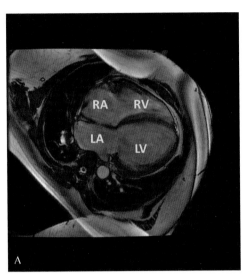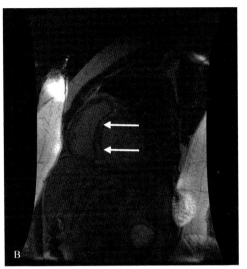

图 1-3　心脏磁共振检查。**A.** 心脏四腔心各房室腔增大（舒张末期左心房前后径 48 mm，左心室横径 82 mm，右心室横径 34 mm）；**B.** 基底段室间隔、中段室间隔肌壁间可见钆延迟增强

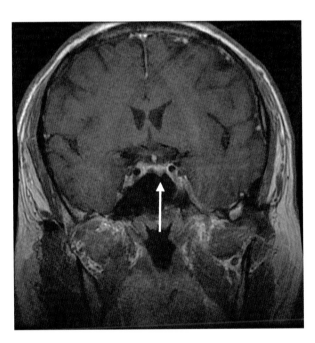

图 1-4　垂体磁共振检查。显示垂体左侧局部可见结节状稍低强化区，直径约 0.3 cm，考虑垂体微腺瘤

查（前一天晚上未进食），中午回家途中突发一过性意识丧失，经过数秒意识自行恢复，围观路人给予患者 4 块糖块口服后，20 min 送至我院急诊科，行心电图检查显示室性心动过速（室速）（图 1-5A），当时测血压 102/60 mmHg，化验血钾：4.05 mmol/L，血糖（GLU）：4.91 mmol/L，1 h 后室速自行转为心房颤动，并出现 $V_1 \sim V_6$ 导联

ST 段压低和 T 波倒置（图 1-5B）。为进一步明确诊治再次收住我科，行动态心电图（Holter）检查显示，室性期前收缩（早搏）396 次，共一次短阵室速（连续 4 个室性早搏）。监测肌酸激酶同工酶（CK-MB）最高值：51.2 ng/ml，肌钙蛋白 T（TnT）和肌钙蛋白 I（TnI）最高值分别为 2.3 ng/ml 和 22.7 ng/ml。为进一步明确有无冠状动脉病变引起的室速，行冠状动脉造影检查阴性，因此考虑心肌酶的增高可能为室速时心肌损伤引起。

转归及随访

出院后患者规律服用螺内酯 20 mg 每日 2 次，地高辛 0.125 mg 每日 1 次，培哚普利 4 mg 每日 1 次，阿司匹林肠溶片 100 mg 每日 1 次，美托洛尔 12.5 mg 每日 2 次治疗。经控制饮食及运动，BMI 曾降至 42 kg/m²。但 BMI 很快再次升至 50 kg/m² 左右。多次因心功能不全于我科住院治疗，给予纠正心功能治疗后出院。

讨论

本病例为一例青年男性，重度肥胖合并心脏明显扩大，心功能不全及恶性心律失常。入院后的检查考虑患者肥胖为单纯性肥胖。对于心脏扩

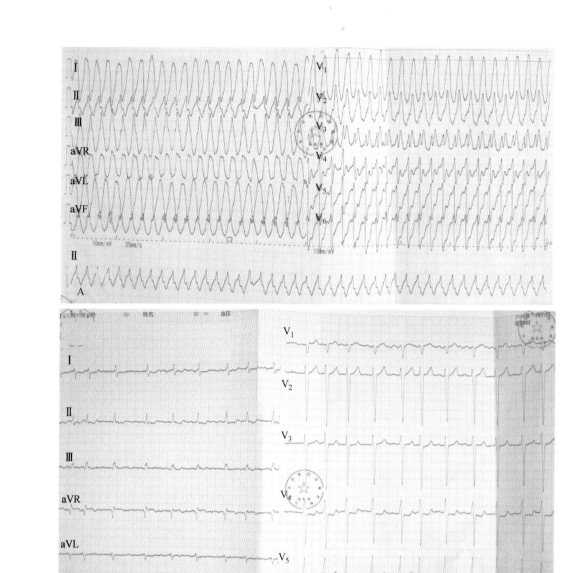

图 1-5 **A.** 一过性意识丧失，送至我院急诊科，心电图为室速；**B.** 室速转为心房颤动，并出现 $V_4 \sim V_6$ 导联 ST 段压低和 T 波倒置

大及心功能不全的原因分析，患者偶有饮酒史，且已经戒酒 5 年，心脏扩大及心功能无明显改善，因此不考虑酒精性心肌病。影像学检查结果、免疫球蛋白、补体及免疫鉴定系列均正常，未见 M 蛋白，不考虑心肌淀粉样变。患者高血压病史 5 年，平素偶尔监测血压略偏高，不足以诊断高血压性心脏病，而考虑肥胖引起的高血压。患者行冠状动脉造影阴性，不考虑缺血性心肌病。患者最突出的特点是重度肥胖，且肥胖病史较长；排除其他病因后，考虑肥胖可能是引起心脏扩大及心功能不全的主要因素。

Wong 等[1]提出肥胖性心肌病是指肥胖者出现的心肌病变，且不能由高血压、糖尿病、冠心病以及其他已知疾病所解释，这种心肌病变会导致左心室功能受损，表现为收缩性和（或）舒张性心力衰竭，从无症状亚临床心功能障碍至 NYHA 分级Ⅳ级的扩张型心肌病。肥胖引起心功能不全的机制目前尚不完全清楚，目前认为有以下机制[2]：①血流动力学异常为始动因素，肥胖者循环血量及心输出量增加，体内血管床面积增大，水钠潴留，交感神经系统激活，体内肾素-血管紧张素-醛固酮（RAAS）系统激活，从而导致心肌氧耗量增加，加重心肌负担，逐渐导致心脏结构和功能的改变。②脂质损害：肥胖患者体内脂肪组织和心肌组织内过多的脂质沉积，会导致细胞脂质代谢功能障碍，通过多种途径损害心肌。脂肪组织是人体重要的内分泌组织，可产生脂肪细胞因子，包括瘦素、脂联素、内脂素、网膜素、肿瘤坏死因子-α（TNF-α）等内分泌活性物质，这些脂肪因子在胰岛素抵抗、内皮功能障碍、促炎反应、肥胖症、进食障碍、动脉粥样硬化、1 型和 2 型糖尿病的发生和发展中起着重要作用。另外心肌细胞脂肪变性也会导致扩张型心肌病。③各种代谢紊乱参与了心肌病变的发展过程，肥胖者体内慢性炎症介质的基因表达上调，保护心肌的脂联素被抑制，心肌细胞线粒体生物合成功能紊乱，也都参与了心肌病的发生发展。④肥胖增加了相关疾病的发生，如：高血压、阻塞性睡眠呼吸暂停、糖尿病、心房颤动及肾疾病，这些疾病均

是心血管疾病的危险因素，都会进一步加重心脏损害，导致心功能不全的发生。⑤微血管和内皮细胞功能异常也与肥胖性心肌病的发生有关。

研究显示，肥胖引起心功能不全的发生率，在男性患者中为 11%，在女性患者中为 14%[3]。肥胖性心肌病的主要治疗目的是预防并逆转心肌病变的发生和发展，控制心力衰竭的进展。目前唯一证实有效的方法是减轻体重，早期诊断和治疗有利于改善预后。减轻体重可以通过合理饮食、增加运动、辅助减重药物或减重手术等手段来实现。现有研究[4]显示对于重度肥胖患者而言，手术治疗是维持长期体重稳定、改善伴发疾病和生活质量的有效手段。该患者多次尝试通过控制饮食、增加运动并多次应用减肥药物，但效果不佳，手术治疗减重无疑是一个较好的治疗方法，但本患者心脏明显扩大且合并心功能不全，手术存在一定的风险，使手术治疗陷入了两难的境地。但目前作者认为，对于该例患者，仍应该考虑选择手术减重，以免心功能进一步恶化。

以往研究显示[5]，严重低血糖通过激活交感神经系统诱发致命性心律失常。因此需要指出的是，肥胖性心肌病患者不可过度节食，以免发生低血糖，因低血糖的发生可能成为发生恶性心律失常的诱发因素。该例患者为控制饮食在前一天晚上及当天早晨均未进食，在当天中午返家途中发生了室性心动过速，在口服 4 块糖块 20 min 后于我院急诊测血糖正常，但当时发生室速时仍不能除外低血糖为诱发因素。

经验与教训

该患者重度肥胖，多次尝试饮食控制、加强运动及药物减肥等多种方法，均效果不佳，且发生心功能不全的症状已经 5 年多，因此尽早实施手术减重可能为该患者远期生存改善的最好方法。肥胖性心肌病患者心脏明显扩大，容易发生致命性心律失常，对这类患者不可过度节食，以免发生低血糖，诱发致命性心律失常的发生。

（高红丽）

参考文献

[1] Wong C, Marwick T. Obesity cardiomyopathy: pathogenesis and pathophysiology. Nat Clin Pract Cardiovasc Med, 2007, 4: 436-443.

[2] Ebong IA, Goff DC Jr, Rodriguez CJ, et al. Mechanisms of heart failure in obesity. Obes Res Clin Pract, 2014, 8 (6): e540-548.

[3] Glenn DJ, Wang F, Nishimoto M, et al. A murine model of isolated cardiac steatosis leads to cardiomyopathy. Hypertension, 2011, 57 (2): 216-222.

[4] 中华医学会内分泌学分会肥胖学组. 中国成人肥胖症防治专家共识. 中华内分泌代谢杂志, 2011, 27 (9): 711-717.

[5] Reno CM, Daphna-Iken D, Chen YS, et al. Severe hypoglycemia-induced lethal cardiac arrhythmias are mediated by sympathoadrenal activation. Diabetes, 2013, 62 (10): 3570-3581.

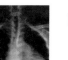

北京友谊医院 心血管病例荟萃

病例 2　肥胖相关心功能不全患者 1 例

患者男性，31 岁，职员，2013 年 10 月来诊。

病史陈述

主因间断胸闷 6 年余，加重 1 个月在 2012 年入院于北京市某三甲医院。

患者 6 年来间断爬 5 层楼时胸闷、气短，伴心悸，休息 2～3 min 可缓解，未重视及治疗。入院前 1 个月入院受凉后症状加重，爬 2 层楼即有上述症状；无夜间憋醒及下肢水肿。既往体健，否认高血压、糖尿病和心脏病史；否认心血管疾病家族史。患者父亲有高血压病史；自儿时开始肥胖，平时无体力锻炼；食欲好，喜饮可乐等碳酸饮料，无饮酒史。

体格检查：身高 171 cm，体重 105 kg，BMI 35.9 kg/cm²；呼吸 16 次/分，心率 103 次/分，血压 160/110 mmHg；体型肥胖，双侧颈静脉无怒张；双肺呼吸音清，双侧肺底可闻及少许湿啰音；心界略向左下扩大，心律齐，未闻及病理性杂音；腹膨隆，脂肪堆积，肝脾未触及肿大；双下肢轻度水肿。

入院后患者完善一系列检查：

心电图：窦性心动过速，Ⅱ、aVF 导联可见 q 波。

胸片：心影向左下明显扩大（图 2-1）。

超声心动图（入院第 1 天）：全心增大（LA 47 mm，LVEDD 64 mm，RV 30 mm）；左心室整体室壁运动减弱，LVEF 25%。

其他辅助检查：生化示肝功能异常［谷丙转氨酶（ALT）107 U/L，谷草转氨酶（AST）57 U/L］；尿酸 502 μmol/L↑；三酰甘油（甘油

三酯）2.26 mmol/L↑，胆固醇水平异常（HDL-C 0.97 mmol/L，LDL-C 4.67 mmol/L）；NT-proBNP 888.70 pg/ml↑；OGTT 试验结果为餐后 2 h 血糖 12.93 mmol/L，胰岛素释放延迟。

腹部超声：脂肪肝、右肾囊肿。

睡眠呼吸监测：阻塞性睡眠呼吸暂停综合征（中度），夜间睡眠低氧血症。

经上述一系列检查，证实患者存在心脏扩大，心功能不全；但是引起心功能不全的基础病因不明确。考虑患者有多重危险因素，为除外缺血性心肌病导致的心脏扩大，外院给患者行冠状动脉造影检查，结果显示：主要冠状动脉未见明确狭窄病变（图 2-2），排除冠状动脉粥样硬化性心脏病的诊断。

根据以上检查结果，患者诊断为：扩张型心肌病，心功能Ⅲ级（NYHA 分级）；高血压 2 级（很高危）；2 型糖尿病；血脂代谢紊乱；睡眠呼吸暂停低通气综合征（中度）。

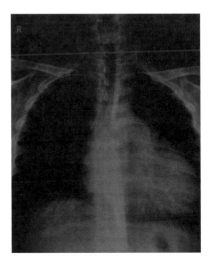

图 2-1　胸片后前位，提示心影向左下扩大

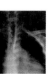

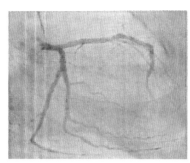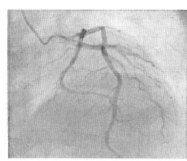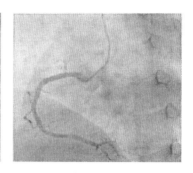

图 2-2 冠状动脉造影结果：左主干（一）、左前降支（一）、左回旋支（一）、右冠状动脉（一）

诊治及病情演变经过

住院期间，患者接受强心、利尿、扩血管等对症治疗，改善心脏功能；以及控制血压、心率、抑制心室重构等治疗。经治疗后，患者胸闷、气短症状有所缓解出院。

出院后，患者坚持规律口服药物，包括阿司匹林、卡维地洛、培哚普利、螺内酯、托拉塞米、盐酸曲美他嗪、阿卡波糖等药物。出院后 1 年期间，患者进行了严格的生活方式干预，包括严格控制饮食，限制主食、盐摄入量，停止进食饮料及油炸食品；坚持每日的体力活动，每天快步行走一万步以上。

出院 1 年期间，患者体重由最初 105 kg 逐渐降至 73.2 kg（BMI 25.1 kg/m²）；与此同时，监测到血压和血糖检查指标的逐渐好转，因此逐渐停用降压、利尿和降糖药物。1 年后（2013 年）复诊时来我院门诊，测血压 120/85 mmHg 左右，餐后 2 h 血糖 7.6 mmol/L，仅保留曲美他嗪口服。在此期间，患者活动时气短、心悸症状逐渐消失。出院 1 年期间，定期复查超声心动图，可以见到随着时间的推移，患者体重逐步下降，患者左心室内径逐渐缩小并恢复正常（2013 年复诊：LA 41 mm，LVEDD 56 mm，RV 22 mm），左心室射血分数逐渐上升并恢复正常（LVEF 66%，见图 2-3）。患者此后停用所有口服药物。

讨论

本病例的临床特征：①患者青年男性；既往

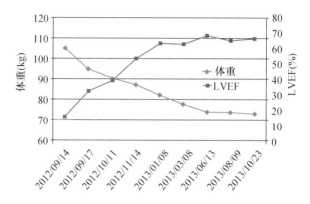

图 2-3 出院后一年间，患者体重与 LVEF 变化曲线

体健，否认心脏病史。②曾存在主要问题：心脏扩大、心功能不全；伴发问题：肥胖、高血压、糖脂代谢紊乱。③随着患者成功减肥，同步出现心腔内径缩小、心功能状态恢复，以及糖、脂代谢改善和血压恢复正常。

本例患者为青年人，因心脏扩大、出现心功能不全的症状入院。入院后经过一系列检查和评估，排除了绝大多数可能引起心功能不全的病因，例如高血压病引起的心功能不全（因为患者既往体检并未发现高血压病史，仅在 1 年前入院前后有短期血压升高，且升高程度不大，而使用降压药物后血压已经迅速恢复正常，因此不足以导致心脏扩大和心功能不全）。更重要的是，随着患者成功减肥，随着体重的逐步下降，患者同步出现了心脏结构和功能的明显改善和恢复，以及血压和糖脂代谢状况改善。所以，综合考虑患者的疾病演变过程，肥胖可能是本患者心功能不全的主要致病因素。

当前，肥胖已经成为流行于全球的慢性疾病，肥胖诱发的一系列健康问题已经引起人们的广泛关注，如糖尿病、高血压、心血管系统疾病、癌症、内分泌、骨关节病等众多慢性疾病。近年来的研究显示，肥胖与心力衰竭之间存在密切联系，中心型肥胖是心力衰竭强烈的危险因素。研究显示，与正常体重者相比，肥胖个体心力衰竭的发生风险上升 2 倍；Framingham 研究显示，BMI 的增加是心力衰竭的独立危险因素；随访 14 年期间 BMI 每增加 1 kg/m²，男性心力衰竭的发生风险增加 5%，女性心力衰竭的发生风险增加 7%[1]。

肥胖患者可出现不同程度的心肌病变，发生心力衰竭，一方面与肥胖伴发的高血压、糖尿病、冠状动脉事件有关；另一方面也与肥胖本身带来的心脏影响相关，如血容量增加，心输出量增加，心肌工作负荷增加；更重要的是，肥胖时心肌细胞肌纤维间脂肪逐渐堆积，心肌细胞逐渐降解，导致心肌基本状况恶化，出现心肌肥大、左心室舒张、收缩功能受损。来自《赫斯特心脏病学》的资料显示，心脏重量会随着体重的增加而上升；提示患者因肥胖的原因发生了心脏重塑，出现了心肌肥大。心脏大体解剖也证实了肥胖者心肌发生了球形重塑，左、右心室壁厚度明显增加。随着时间的推移，长期的心肌病变和负荷增重可导致心脏出现"离心性扩张"。

针对肥胖患者出现的、无法用明确病因解释的心力衰竭，有些学者提出了"肥胖性心肌病"的概念。它是指肥胖者（BMI≥30 kg/m²）发生的心肌病变，且不能用高血压、冠心病、糖尿病以及其他已知疾病来解释；这种心肌病变进展至后期可出现左心室功能受损，表现为舒张性和（或）收缩性心力衰竭。肥胖性心肌病临床谱较广，可从无症状性亚临床心功能不全至 NYHA 心功能分级Ⅳ级的心力衰竭，此时常出现心脏扩大。肥胖性心肌病的病理特征表现为弥漫性心肌细胞肥大、伴有间质胶原的沉积；左心室重塑主要是室壁厚度和质量的增加，后期会出现心室扩张，在此过程中出现心肌功能受损。

肥胖性心肌病的发生涉及多方面机制。目前的观点认为，主要有以下几方面：①血流动力学

因素：肥胖患者血容量增加，且处于相对较高的代谢状态，心输出量增加，导致心脏作功的前、后负荷均增加；久而久之导致心脏重塑，先后出现心肌肥厚和心室扩张。②肥胖所致的代谢紊乱：肥胖患者常存在胰岛素抵抗[2]，使心肌细胞对脂肪酸摄取过度，心肌耗氧增加，脂肪酸代谢中间产物如长链非酯化脂肪酸、神经酰胺等积聚会损害心肌细胞。③慢性炎症状态：肥胖患者脂肪细胞本身合成和分泌多种促炎因子，形成局部和全身炎性反应。基础研究结果显示，高脂饮食肥胖组小鼠心肌纤维化程度加重、TNF-α 表达明显增强[3]。④心肌细胞肥大、纤维化并伴有间质胶原沉积。⑤交感神经系统、肾素-血管紧张素系统过度激活。⑥微血管和内皮细胞功能异常：肥胖者内皮功能异常会引起小血管异常收缩和微血栓形成，微小心肌组织的梗死和再灌注损伤使心肌病变逐渐发展。

肥胖性心肌病的诊断需症状和病史资料支持，需排除其他原因引起的心肌损害和心功能不全。影像学诊断也占据非常重要的地位；超声心动图是最常用和实用的检查手段，可观察心脏形态、结构和整体功能，而且新型的超声技术，如组织多普勒，有助于评估心脏舒张功能和早期收缩功能不全。但是，超声心动图无法明确心脏病变与肥胖病因之间的关系。心脏磁共振检查可定量检测出心肌组织内脂质含量，有助于明确心肌病变是否源于肥胖。

肥胖性心肌病的诊断常需上述多方面要素协同完成。本例肥胖患者经超声心动图证实了心脏扩大和心功能不全，但未能明确病因；而磁共振检查可能直接显示心肌脂肪堆积，有助于病因诊断。同时，本例患者减肥成功，随着体重的下降，伴随出现了左心室内径正常化，以及心功能的好转，有理由使我们相信患者的心脏扩大和心功能不全与肥胖之间的联系。

经验与教训

临床实践中，肥胖患者出现心脏扩大的情况并不少见，只是多数患者处于亚临床阶段，并未

出现明显的心功能不全症状。因此提示我们注意，临床评估心脏扩大或心力衰竭时，需考虑到肥胖应作为可能的病因之一，在上述病理过程中发挥部分作用；而对于肥胖的干预与管理，也应作为上述心脏损害治疗的措施之一。

（赵树梅）

参考文献

[1] Kenchaiah S，Evans JC，Levy D，et al. Obesity and the risk of heart failure. N Engl J Med，2002，347：305-313.

[2] Xu L，Kilade H，Ni Y，et al. Roles of chemokines and chemokine receptors in obesity-associated insulin resistance and nonalcoholic fatty liver disease. Biomolecules，2015，5（3）：1563-1579.

[3] Kesherwani V，Chavali V，Hackfon BT，et al. Exercise ameliorates high fat diet induced cardiac dysfunction by increasing interleukin 10. Front Physiol，2015，22（6）：1-7.

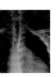

北京友谊医院 心血管病例荟萃

病例 3 肥厚型心肌病合并心尖部室壁瘤患者 1 例

附 10 年心电图及超声心动图的变化

患者男性，33 岁，公务员，入院日期 2017 年 2 月。

病史陈述

主因间断上腹胀痛 10 天，加重 15 h 入院。

患者入院前 10 天饱餐后出现上腹胀痛，持续不缓解，无胸痛、胸闷，无发热，无头晕头痛，无腹泻、呕吐，无咳嗽、咳痰，考虑饮食过多导致胃胀，未服用药物，约 10 h 后自行缓解。此后间断发作，均为饱餐后夜间发作，性质同前，持续数小时后可缓解。入院前 15 h 患者再次因过度饮食后发作上腹部胀痛，疼痛程度较前加重，不能耐受，就诊于我院急诊。测血压 133/98 mmHg，心率 72 次/分，查腹部 B 超及腹平片均未见异常。心电图示窦性心律，$V_2 \sim V_4$ 导联 ST 段抬高，肌钙蛋白 I（TnI）升高，为 0.5 ng/ml，肌酸激酶同工酶（CK-MB）阴性，予单硝酸异山梨酯静脉泵入扩冠治疗，约 3 h 后上述症状略好转。为进一步诊治收入我院冠心病监护治疗病房（CCU）。既往外院诊断"肥厚型心肌病（心尖部）"10 年，未药物治疗。高血压病史 1 年余，长期口服培哚普利降压治疗，未监测血压。否认饮酒史。吸烟史 10 年余，20 支/天，未戒烟。患者母亲患高血压病。家族中无确诊的类似疾病病史。

体格检查：神志清楚，平卧位，体型肥胖，血压 119/48 mmHg，BMI 37 kg/m²。双侧颈静脉无怒张。胸壁无压痛，双肺呼吸音清，双侧肺底未闻及干湿啰音。心界无扩大，心音有力，心率 64 次/分，心律齐，各瓣膜听诊区未闻及病理性杂音及额外心音，无心包摩擦音。腹软，肝脾未触及肿大。双下肢轻度水肿。

入院后完善相关检查：

心电图：窦性心律，广泛导联可见病理性 Q 波，$V_2 \sim V_4$ 导联 ST 段抬高及 T 波双向，与 10 年前心电图有明显变化（图 3-1，图 3-2）。

超声心动图：LA 37.2 mm，LVEDD 54.4 mm，LVESD 35.0 mm，LVEF 65%。左心室壁增厚，心尖部 1.73～1.84 cm，乳头肌短轴切面 1.58～2.37 cm，二尖瓣短轴切面 1.91～2.34 cm。左心室流出道无狭窄（内径 2.07 cm），心肌内回声均匀增强，心尖部较宽。心尖二腔图显示心尖部向外膨突、运动减弱，余室壁运动协调（图 3-3）。

心肌损伤标志物：TnI 0.507 ng/ml↑，CK-MB 3.50 ng/ml，TnT 0.095 ng/ml↑。

NT-proBNP 2262 pg/ml↑。

根据上述病史、症状及辅助检查结果，患者入院初步诊断：腹痛待查，冠心病？急性前壁心肌梗死？肥厚型心肌病（心尖部）；高血压病；高脂血症；肥胖症。

诊治及病情演变经过

入院后治疗策略包括以下几方面：①患者入院诊断考虑急性心肌梗死可能，因此治疗方面给予冠心病二级预防治疗，包括阿司匹林 100 mg/d、

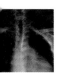
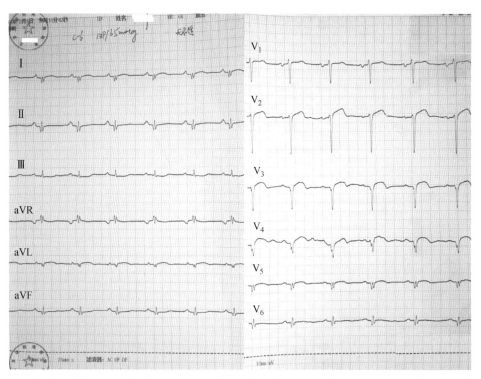

图 3-1　患者入院心电图。广泛导联可见病理性 Q 波，$V_2 \sim V_4$ 导联 ST 段抬高及 T 波双向

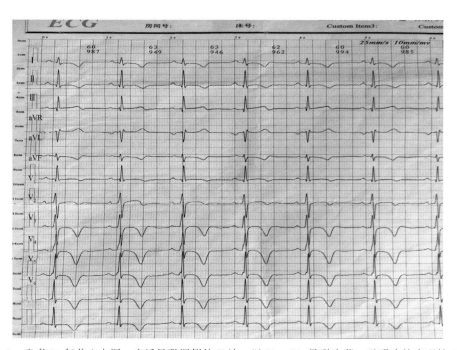

图 3-2　患者 10 年前心电图。广泛导联深倒的 T 波，以 $V_2 \sim V_6$ 导联为著，无明确的病理性 Q 波

氯吡格雷 75 mg/d 抗血小板，美托洛尔 25 mg/d 降压、减慢心率及减低心肌氧耗，培哚普利 4 mg/d 降压及改善心室重塑，阿托伐他汀 20 mg/d 调脂稳定斑块。②积极明确诊断及评估病情：监测心肌酶、心电图等变化。③病情监测：卧床、

监护生命体征变化。

入院后监测患者病情变化，患者住院后经上述对症治疗，上腹痛逐渐缓解。结合患者病史、心肌酶升高、心电图与既往心电图的明显动态变化，考虑患者不能除外急性心肌梗死。为进一步

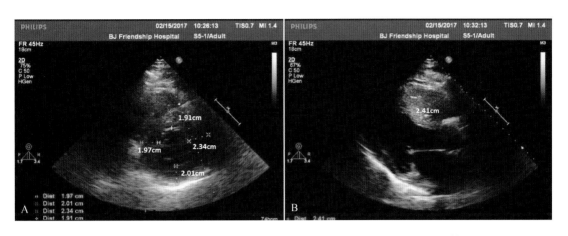

图 3-3　超声心动图。左心室壁增厚。**A.** 乳头肌短轴切面；**B.** 二尖瓣短轴切面

明确诊断，完善了冠状动脉及左心室造影检查，结果显示：三支主要心外膜血管未见明显狭窄、血流均为 TIMI 3 级；左心室造影可见前壁、心尖部、下壁近心尖处运动明显减弱，收缩期呈室壁瘤样改变（图 3-4）。

动静态单光子发射计算机断层成像（SPECT）检查回报：运动相，左心室心肌显影欠清晰，左心室室壁显影不均匀增粗，室间隔为著，左心室心尖部以及部分下壁近心尖部可见放射性稀疏缺损区，余各壁放射性分布均匀一致。静息相：与运动相比较，上述部位未见明显放射性填充，呈"不可逆性"缺损，余各壁放射性分布一致。检

查结论：左心室改变符合肥厚型心肌病表现。门控心肌显像示左心室心尖部以及部分下壁近心尖部血流灌注显著减低、室壁运动减弱，考虑心肌梗死可能（图 3-5）。

心脏磁共振示：左心室腔缩小，左心室各节段室壁厚度范围 0.8～3.1 cm，最厚处位于室间隔中段，左心室舒张不良。心肌首过灌注见中段室间隔及外侧壁局部灌注减低，延迟增强中段及心尖部心肌可见强化，射血分数（EF）值 63%。结论，符合肥厚型心肌病改变，室间隔中段及心尖部心肌改变，考虑心肌纤维化或坏死改变（图 3-6）。

结合外院诊断"肥厚型心肌病"病史、入院

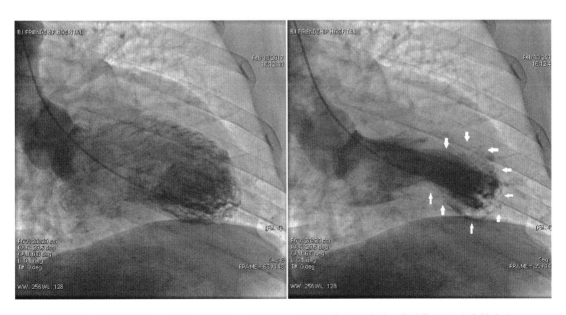

图 3-4　左心室造影。前壁、心尖部、下壁近心尖处运动明显减弱，收缩期呈室壁瘤样改变

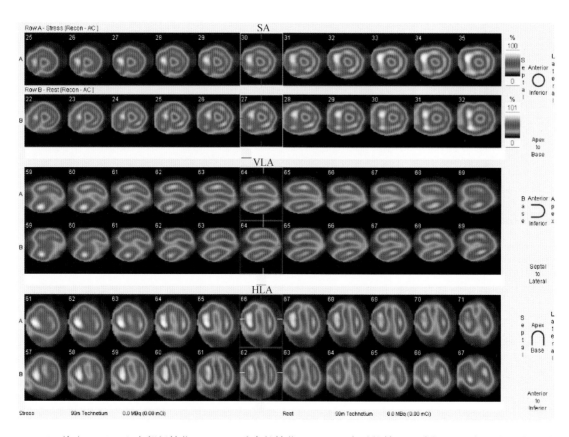

图 3-5 SPECT 检查。SA，心尖部短轴位；VLA，垂直长轴位；HLA，水平长轴。运动相（上列），左心室室壁显影不均匀增粗，室间隔为著，左心室心尖部以及部分下壁近心尖部可见放射性稀疏缺损区；静息相（下列）：与运动相比较，上述部位呈"不可逆性"缺损。门控心肌显像示左心室心尖部以及部分下壁近心尖部血流灌注显著减低、室壁运动减弱

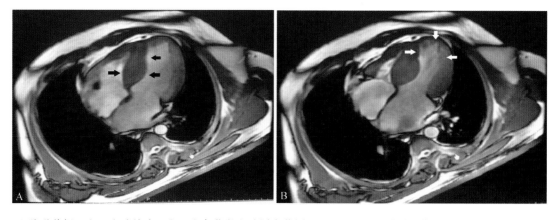

图 3-6 心脏磁共振。左心室腔缩小，左心室各节段室壁厚度范围 0.8～3.1 cm，最厚处位于室间隔中段，左心室舒张不良，左心室收缩期心尖部可见室壁瘤样改变。**A.** 左心室舒张期；**B.** 左心室收缩期

超声心动图、心脏磁共振检查，以及冠状动脉造影未见阻塞性病变，考虑患者肥厚型心肌病诊断明确。结合心电图及超声心动图动态变化、左心室造影、SPECT 及心脏磁共振检查，考虑患者合并心尖部室壁瘤可能，而且患者室壁瘤应为病情进展后出现。患者冠状动脉造影显示三支主要冠状动脉未见显著狭窄，因此基本除外陈旧心肌坏死或纤维化与冠心病相关。此例患者体型肥胖，但肥胖性心肌病患者一般 BMI 在 37 kg/m² 以上，多表现为左心房增大、左心室离心性肥厚

和左心室扩张，心电图可见低电压改变和轻度电轴左偏，与本例患者不符。由于临床和影像学检查未见明显冠状动脉狭窄或缺血性变化，综合考虑支持患者心肌坏死或纤维化与肥厚型心肌病相关，予患者改善心室重塑治疗。患者住院期间未再出现上腹胀痛、胸闷及胸痛，住院第12天出院。

转归及随访

患者出院随访至今，无明显上腹痛，无胸痛、胸闷及呼吸困难，一般状况良好，日常活动不受限。目前治疗药物为：阿司匹林 100 mg 每日 1 次，比索洛尔 5 mg 每日 1 次，培哚普利 4 mg 每日 1 次，阿托伐他汀 20 mg，每晚 1 次。

讨论

肥厚型心肌病（hypertrophic cardiomyopathy，HCM）是一种最常见遗传性心脏病，其形态学特征、临床表现、自然病程和预后变化较大。心尖部 HCM 首先在日本作为 HCM 的一种变异形式报道，其特征在于心肌肥大主要发生在左心室心尖部。日本患者心尖部 HCM 报告发生率占 30%～41.1%，非日本的患者患病率为 7%[1]。

部分 HCM 患者合并左心室心尖部室壁瘤。一份报告显示所有 HCM 病例中左心室心尖部室壁瘤的发生率为 2.2%[2]，Ichida 报道在日本人中发病率可能较高，约为 8%～15%[3]。在 247 例 HCM 患者中心尖部 HCM 的患者为 67 例（占 27.1%），而在这 67 例心尖部 HCM 患者中有 4 例合并心尖部室壁瘤（占总 HCM 的 1.6%，占心尖部 HCM 的 6.0%），而所有 247 例 HCM 患者合并有左心室心尖部室壁瘤者 21 例（占 8.5%）。

在 HCM 患者中发现左心室心尖部室壁瘤很重要，超声心动图一般被视为标准检测方法，但超声心动图似乎低估了心尖部室壁瘤的发病率。可能的几个因素包括心尖部室壁瘤大小和位置，以及从心尖部采集的超声图像质量差。而心电图有很大的优点，因为它易于获得，且较容易解释结果。Ichida[3] 研究认为心电图增强了检测心尖部室壁瘤的诊断准确性。21 例有心尖部室壁瘤的

HCM 患者中有 14 例（66%）心电图显示 ST 段抬高。其中有 4 例在超声心动图检测到心尖部室壁瘤之前已经在心电图上显示 ST 段抬高。因此，心电图出现 ST 段抬高对于发现 HCM 患者出现心尖部室壁瘤是一种非常准确和可靠的方法。

心脏磁共振（CMR）是一种非侵入性的评估左心室形态标准方法，可用于评估左心室功能、质量、体积以及室壁厚度，对于 HCM 特别是合并心尖部室壁瘤的患者具有极高的价值。与超声心动图相比 CMR 成像具有更高的空间分辨率和容量检测能力。但并不是所有的 HCM 患者均能进行 CMR 检查，因为心律失常、心脏起搏器等体内植入装置的存在使 CMR 使用受限，另外 CMR 价格相对较高也限制了应用。

虽然心尖部 HCM 患者预后较好，但合并左心室心尖部室壁瘤的心尖部 HCM 患者的预后较差，这可能导致严重的心血管并发症，如左心室血栓形成和栓塞、心律失常及猝死。此外，患有心尖部 HCM 的患者存在自肥厚的心尖部到室壁瘤的室壁运动异常。Ichida 研究中出现梗死的 11 例患者有 10 例行冠状动脉造影，其中 9 例患者显示正常的冠状动脉。心尖部 HCM 缺血的机制尚不清楚。毛细血管与心肌比例降低，小血管病变等机制可能导致局部心尖缺血，并参与心肌梗死和动脉瘤的发展。非心尖部 HCM 的患者中也发现合并心尖部室壁瘤，但通常伴有左心室中段梗阻。在合并左心室心尖部室壁瘤的 21 例 HCM 患者中，有 8 例（占 38%）为左心室中段梗阻；而在 226 例未合并左心室心尖部室壁瘤的 HCM 患者中，仅有 1 例出现左心室中段梗阻[3]。这种左心室中段梗阻患者室壁瘤形成发生率较高，表明即使在无症状患者中也应该考虑预防性治疗左心室中段梗阻。

心室腔内血栓形成是合并心尖部室壁瘤的 HCM 患者的另一种常见并发症。Ichida 研究的 21 例患者中有 4 例发生血栓栓塞事件。这 4 例血栓栓塞事件患者中有 3 例通过超声心动图检查发现左心室心尖部血栓形成，而这些患者当时仍然是窦性心律。Maron 等的研究提示动脉瘤形成

（和相关的跨膜心肌瘢痕形成）本身可能是某些HCM患者的风险标志[2]。

在 Ichida 等的研究中，21 例合并心尖部室壁瘤的 HCM 患者中有 5 例（23.8％）有室性心动过速/心室颤动，并接受了埋藏式心脏复律除颤器（ICD），6 例（28.5％）显示为非持续室速。这些结果支持心尖部室壁瘤与室速/心室颤动的高发生率相关，并且应该选择性地推荐预防性植入 ICD。

HCM 患者左心室心尖部室壁瘤的形成机制尚未明确，目前提出了几种潜在的可能机制，例如由于左心室腔中段阻塞引起的左心室壁压力增加，以及心腔内收缩压升高引起慢性心肌缺血，合并左前降支心肌桥以及遗传因素等引起。Kitaoka 等表明血清肌腱蛋白 C（细胞黏合素 C）水平可作为 HCM 患者的心力衰竭新的预后生物标志物[4]。肌腱蛋白 C 是一种在心脏发育中发挥重要作用的细胞外基质蛋白质，也与左心室重塑有关。

在本例患者中，结合病史、心电图、超声心动图及心脏磁共振检查，患者心尖部肥厚型心肌病诊断明确。非常有意思的是，心电图、超声心动图、心脏磁共振检查及左心室造影均显示本次入院时患者合并心尖部室壁瘤，结合冠状动脉造影检查，考虑心尖部室壁瘤非冠状动脉阻塞心肌梗死所致。结合文献报道，应为心尖部 HCM 合并心尖部室壁瘤的少见类型。而本例较难得的是观察到了该例患者 10 年前后的心电图显著变化，能够看到患者出现室壁瘤后的新变化。

经验与教训

HCM 虽然是一种常见的遗传性心肌病，但临床表现差别很大，心尖部 HCM 是 HCM 的一种较常见类型，但是合并心尖部室壁瘤的心尖部 HCM 非常少见。目前对于心尖部室壁瘤的具体病因并不明确，有的学者认为是一种特殊类型的心肌病，也有学者认为是一种疾病的发展结果。多数患者心电图具有变化，心脏磁共振可确诊。从本例患者的 10 年变化看，作者认为本病更可能是一种疾病的进展结果。临床中对于心电图提示室壁瘤可能的患者一定要注意除外心肌病并存室壁瘤可能。此外，从本例患者我们深刻体会到，对 HCM 的长期随访极为重要，不仅可以监测患者病情及时调整治疗，而且可能发现本病背后的病因、病理生理机制，值得同行重视和进一步研究。

（高翔宇）

参考文献

[1] Kubo T，Kitaoka H，Okawa M，et al. Clinical profiles of hypertrophic cardiomyopathy with apical phenotype—comparison of pure-apical form and distal-dominant form. Circ J，2009，73（12）：2330-2336.

[2] Maron MS，Finley JJ，Bos JM，et al. Prevalence, clinical significance，and natural history of left ventricular apical aneurysms in hypertrophic cardiomyopathy. Circulation，2008，118：1541-1549.

[3] Ichida M，Nishimura Y，Kario K. Clinical significance of left ventricular apical aneurysms in hypertrophic cardiomyopathy patients：the role of diagnostic electrocardiography. J Cardiol，2014，64（4）：265-272.

[4] Kitaoka H，Kubo T，Baba Y，et al. Serum tenascin-C levels as a prognostic biomarker of heart failure events in patients with hypertrophic cardiomyopathy. J Cardiol，2012，59：209-214.

病例 4　原发性轻链型淀粉样变性致心肌淀粉样变性患者 1 例

患者男性，72 岁，演员，于 2008 年 10 月入院。

病史陈述

主因间断胸闷、心悸 20 年，乏力 2 年加重 1 周入院。

患者于 1989 年 11 月开始出现活动后胸闷、心悸症状，于我院心内科住院治疗，血压 160/98 mmHg，心电图示"窦性心动过缓，二度窦房传导阻滞，室性早搏，阵发性室速（最长 6.8 s）"（图 4-1）。Holter 示窦性心律（最慢 49 次/分，最快 114 次/分，平均 78 次/分），二度窦房传导阻滞，24 h 内室性早搏 25 000 次，短阵室速 779 次。超声心动图示右心室内径增大（29 mm），心肌回声正常。行冠状动脉造影示左前降支 50% 狭窄，血生化及尿常规未见明显异常，诊断为冠状动脉粥样硬化性心脏病，心律失常，高血压 2 级。给予普罗帕酮（心律平）200 mg 每 6 h 1 次、硝苯地平（心痛定）60 mg 每 6 h 1 次等治疗，室性心律失常减少，症状好转出院。

1990 年 8 月患者因再发胸闷入院，血压 110/70 mmHg，心电图示窦性心律，频发室性早搏，二度 II 型窦房传导阻滞（图 4-2）。Holter 示窦性心律（最慢 42 次/分，最快 111 次/分，平均 82 次/分），二度窦房传导阻滞，24 h 内室性早搏 7787 次，短阵室速 16 次。超声心动图示右心室内径增大（27 mm），心肌回声正常。血生化示肝肾功能、电解质正常。患者入院第 2 日出现阵发室速，给予利多卡因静脉滴注效果不佳，给予普罗帕酮（心律平）、硝苯地平（心痛定）等口服治疗，室速发作次数减少，症状缓解出院。

1992 年 3 月患者再次因胸闷、心悸入院。血压 130/100 mmHg。入院后血生化示肾功能未见异常，超声心动图示右心室内径增大（28 mm），心肌回声正常。右心室造影示右心室增大，右心室壁肥厚（肌小梁丰满）。心腔内电生理检查示

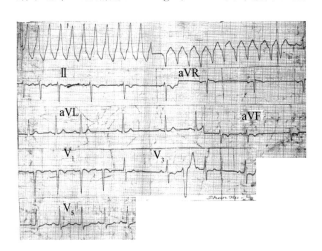

图 4-1　1989 年心电图：窦性心律，短阵室速，室性早搏

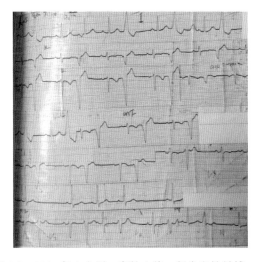

图 4-2　1990 年心电图：窦性心律，频发室性早搏，二度 II 型窦房传导阻滞

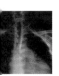
二度窦房传导阻滞，可诱发出单形性非持续室速。诊断考虑为扩张型心肌病，心律失常，冠状动脉粥样硬化性心脏病，高血压 2 级。予利多卡因 500 mg 持续静点，频发室性早搏消失，偶见室性早搏。给予心痛定 10 mg 每 8 h 1 次，加用美西律 150 mg 每日 3 次，患者症状逐渐稳定，室性早搏消失。给予美西律带药出院。

患者近 10 余年间偶有轻微胸闷、心悸症状，未再来院就诊及住院，也未继续应用任何药物治疗。2006 年患者开始出现乏力，2007 年 10 月出现双下肢水肿并逐渐加重，于 2008 年 4 月住我院肾内科，发现舌体肥大（图 4-3），尿常规示潜血＋、蛋白＋＋＋；24 h 尿蛋白定量 7.20 g。血脂：总胆固醇（TC）6.85 mmol/L，LDL-C 4.79 mmol/L。肌酐、尿素氮正常。免疫球蛋白及补体：血 IgM 降低，余未见明显异常。血、尿 λ 轻链增加，蛋白电泳 β 区带见明显 M 聚集带，免疫分型为 IgG-λ 型单克隆免疫球蛋白。肾穿刺活检病理示淀粉样变性肾病（图 4-4）。经骨髓穿刺、全身骨扫描除外多发性骨髓瘤，肾内科诊断为"淀粉样变性，肾病综合征"。给予血浆置换 IgG-λ 型单克隆免疫球蛋白两次出院。

此次入院前 1 周患者感胸闷、气短伴乏力及双下肢水肿，活动耐量降低。

既往史：高血压 19 年余，最高血压 160/90 mmHg，未监测及治疗。发现糖耐量异常 4 年

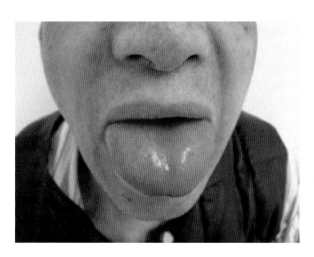

图 4-3　患者舌体肥大

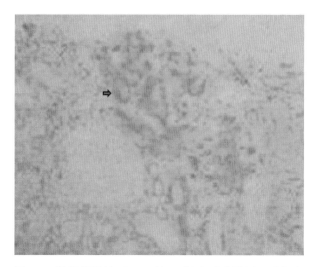

图 4-4　肾组织活检（2008 年）：肾小球系膜区、毛细血管基底膜及小动脉壁嗜伊红蛋白呈团块状沉积（刚果红染色×100）

余，未监测血糖，未治疗。糜烂性胃炎，十二指肠球部溃疡 3 年余。

体格检查：体温 36.4℃，呼吸 18 次/分，脉搏 96 次/分，血压 120/80 mmHg。神志清，精神可。十指反甲，舌体肥大，双肺呼吸音清，双肺底可闻及湿啰音。心界不大，心率 96 次/分，律不齐，可闻及早搏 3～4 次/分，A2＝P2，各瓣膜听诊区未闻及病理性杂音。腹平软，左腹可见 2 cm×3 cm 皮下脂肪瘤，肝肋下 2 指可及，无压痛。双下肢中度可凹陷性水肿，右下肢明显，左小腿周径 30 cm，右小腿周径 35 cm，双下肢未见静脉曲张。

辅助检查：心电图（2008-10-31）（图 4-5）示窦性心律，肢体导联低电压，室性早搏，室性融合波，V$_1$、V$_2$ 导联呈 QS 型，V$_3$～V$_6$ 导联 ST 段下斜形压低 0.05～0.1 mV，T 波倒置。超声心动图（2008-10-31）示左心房内径 35.6 mm，左心室射血分数 67%，左心室壁增厚，为 12～16.5 mm。心肌内呈点状回声增强，左心室壁运动略弱。

根据上述病史、症状及辅助检查结果，患者入院初步诊断：胸闷待查，淀粉样变性心肌病？心功能Ⅲ级（NYHA 分级），心律失常，室性早搏；高血压 2 级（很高危）；冠状动脉粥样硬化性心脏病；肾淀粉样变性，肾病综合征；糖耐量异常；糜烂性胃炎，十二指肠球部溃疡。

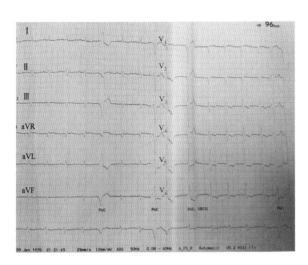

图 4-5 2008 年心电图：室性早搏，室性融合波，V_1、V_2 导联呈 QS 型，V_3～V_6 导联 ST 段下斜形压低 0.05～0.1 mV，T 波倒置

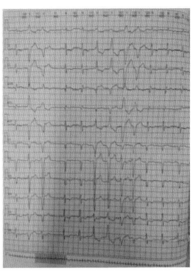

图 4-6 Holter 示窦性心律，可见多源多形性室性早搏，短阵室速

诊治及病情演变经过

患者入院后完善辅助检查：

实验室检查：血常规正常。尿常规：蛋白质＋＋，隐血＋＋。24 h 尿蛋白定量 1.5 g。血生化结果为总蛋白 38.5 g/L，白蛋白 13.7 g/L，A/G 0.55，肌酐 123.4 μmol/L，尿酸 505.6 μmol/L，TC 7.94 mmol/L，TG（三酰甘油）2.71 mmol/L，LDL-C 5.04 mmol/L，D-二聚体 1.492 mg/L，脑钠肽（BNP）578 pg/ml。血气分析：pH 7.476，$PaCO_2$ 28.8 mmHg，PaO_2 62.5 mmHg。肿瘤标志物：CA125 850.8 U/ml，甲胎蛋白（AFP）、癌胚抗原（CEA）、CA199 均阴性。

影像学检查：腹部超声示肝胆胰脾肾未见异常。Holter 示窦性心律（最慢 59 次/分，最快 111 次/分，平均 83 次/分），可见多源多形性室性早搏（24 h 内 43 244 次），短阵室速 4256 次，可见 ST-T 改变（图 4-6）。超声心动图（图 4-7）示左心房内径 35 mm，左心室射血分数 53%，右心室壁增厚，为 7～8 mm，左心室壁增厚，为 12～18 mm。心肌内呈点状回声增强，左心室壁运动略弱。胸部 CT 示肺气肿，双侧胸腔少量积液。双下肢血管超声示右腘及胫后静脉血栓部分再通。双下肢动脉粥样斑块形成，左股浅及双胫前

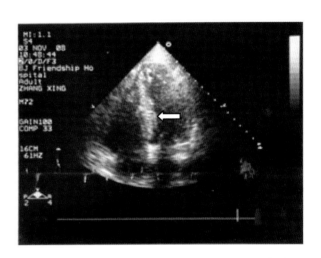

图 4-7 超声心动图示心肌肥厚、心肌内呈点状回声增强

动脉闭塞，左胫后动脉中-重度狭窄。

治疗经过如下。

（1）心脏方面：患者目前以心功能不全为主要临床表现，患者既往虽有高血压病史，但近 10 年已停用降压药物，此次入院后多次测量血压均正常。体格检查可见十指反甲，舌体肥大。心电图示肢体导联低电压、伪心肌梗死样改变。超声心动图示心肌肥厚、心肌内呈点状回声增强。结合既往肾脏病理示淀粉样变性肾病，可诊断心肌淀粉样变性，分型方面结合患者在肾内科住院期间查血 IgM 降低，血尿 λ 轻链增加，蛋白电泳 β 区带见明显 M 聚集带，免疫分型为 IgG-λ 型单克

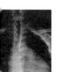

隆免疫球蛋白，考虑为免疫球蛋白轻链型淀粉样变性，同时行骨髓穿刺、全身骨扫描除外了合并多发性骨髓瘤的可能，因此考虑分型为原发性轻链型淀粉样变性。治疗：①淀粉样变性方面，血液科会诊建议化疗，与患者及家属充分交代病情与沟通后，患者拒绝行化疗，拟择期行血浆置换。②心脏相关症状的治疗为间断输注白蛋白，氢氯噻嗪 25 mg 每日 1 次，培哚普利 2 mg 每日 1 次，阿司匹林 0.1g 每日 1 次，阿托伐他汀 20 mg 每晚 1 次，盐酸地尔硫䓬 30 mg 每日 3 次。

（2）血栓方面：心肌淀粉样变性容易引起血栓栓塞并发症，结合患者 D-二聚体、下肢静脉超声结果进一步完善核素肺通气/血流灌注（V/Q）显像（图 4-8），结果示左肺上叶尖后段和下叶前基底段肺栓塞。患者肺栓塞诊断明确，治疗：给予低分子肝素抗凝并逐渐过渡到华法林，维持国际标准化比值（INR）2～3 之间。

经上述治疗，患者胸闷、气短、下肢水肿症状逐渐缓解，复查 D-二聚体正常，INR 2.62，带药出院：氢氯噻嗪 25 mg 每日 1 次，培哚普利 2 mg 每日 1 次，阿司匹林 0.1g 每日 1 次，阿托伐他汀 20 mg 每晚 1 次，盐酸地尔硫䓬 30 mg 每日 3 次，华法林 3 mg 每日 1 次。

转归及随访

患者 2009 年 1 月及 2009 年 8 月因胸闷、下肢水肿加重再次入我科，予补充白蛋白、利尿等对症治疗后好转，长期口服阿托伐他汀、氢氯噻嗪治疗，每次住院期间给予低分子肝素抗凝，出院后患者未坚持规律服用抗凝药。患者 2009 年 4 月于我院血液科行血浆置换治疗，2010 年 3 月于我院血液科行血浆置换治疗及苯丙氨酸氮芥（马法兰）2 mg 每日 2 次×5 天＋甲泼尼龙（美卓乐）48 mg 每日 1 次×7 天化疗。复查超声心动图（2010-04-07）：左心房内径 43 mm，左心室射血分数 60%，左心室壁 14 mm，心肌内呈点状回声增

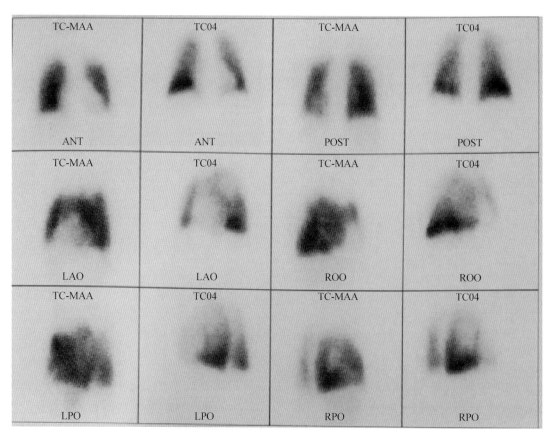

图 4-8 V/Q 显像：左肺上叶尖后段和下叶前基底段呈血流灌注与通气"不匹配"状态

强。患者病情平稳出院。患者 2011 年于院外猝死。

讨论

问题一：该病例未做心肌活检能否诊断为心肌淀粉样变性（CA）？CA 为淀粉样物质沉积于心肌细胞外基质引起的一类疾病，淀粉样物质可沉积在心室、心房、血管、瓣膜和心脏传导系统等。临床表现为限制型心肌病、心力衰竭、心脏瓣膜疾病以及各种类型的心律失常等。CA 可以是淀粉样变性的主要特征，也可以在其他器官受累时发现。CA 诊断的金标准为心内膜心肌活检刚果红染色阳性，偏光显微镜下呈苹果绿双折射。如心脏外组织活检（舌头、皮下脂肪垫、肾、骨髓、胃黏膜、直肠黏膜等）证实为淀粉样变性，超声心动图有典型的表现也可诊断 CA[1]。该病例有以下特点：①有高血压病史，近 10 年未服用降压药物治疗，目前血压正常；②存在多脏器功能损害，以心脏和肾损害为主；③有肾病综合征和类似限制型心肌病右心功能不全的临床表现，目前同时存在左心功能不全，LVEF 下降，近年出现巨舌症；④心电图示肢体导联低电压，$V_1 \sim V_2$ 导联呈 QS 型；⑤超声心动图示左右心室壁均增厚，心肌内呈点状回声增强；⑥血、尿免疫分型示 IgG-λ 型单克隆免疫球蛋白水平增高；⑦肾组织活检刚果红染色阳性。根据上述临床资料，本例可诊断 CA。需提醒注意的是，该患者存在明显的室壁肥厚，但心电图却表现为肢体导联低电压，这种特征性改变被称为心肌电压与心肌团块比值下降。此点可与高血压性心脏病和肥厚型心肌病鉴别，后两者心肌肥厚但心电图表现为左心室高电压，而且心内膜一般无强烈的超声回声。

问题二：该病例淀粉样变性属于原发性还是继发性？淀粉样变性是指不可溶性的淀粉样物质异常沉积于器官或组织的细胞外间质，导致相应器官或组织功能障碍的一组疾病。目前已知至少有 31 种淀粉样蛋白，心肌淀粉样变性根据病因可分为免疫球蛋白轻链型（immunoglobulin light-chain amyloidosis，AL 型）、遗传性、继发

性、老年性、透析相关性和孤立心房型淀粉样变性等。AL 型淀粉样变性包括原发性轻链型淀粉样变性、伴发于多发性骨髓瘤的淀粉样变性和伴发于其他浆细胞病如巨球蛋白血症的淀粉样变性。原发性轻链型淀粉样变性为浆细胞单克隆增殖导致的一种最常见的淀粉样变性，本型和遗传性淀粉样变性心脏受累最常见，约 50% 的原发性轻链型淀粉样变性患者心脏受累[2]。原发性轻链型淀粉样变性的诊断标准为：①具有受累器官典型的临床表现和体征；其中肾、心、肝和外周神经为最常见受累器官；②血、尿中存在单克隆免疫球蛋白；③组织活检证实淀粉样物质沉积，刚果红染色阳性（偏振光下可见苹果绿双折光）；④沉积物经免疫组化、免疫荧光、免疫电镜或质谱蛋白质组学证实为免疫球蛋白轻沉积；⑤除外多发性骨髓瘤、巨球蛋白血症或其他淋巴浆细胞增殖性疾病。原发性轻链型淀粉样变性诊断流程见图 4-9[3]。本例患者有巨舌症，心肌肥厚及肾病综合征等多系统受累的表现，肾穿刺活检证实淀粉样变性，血尿 λ 轻链增加，免疫分型为 IgG-λ 型单克隆免疫球蛋白。经骨髓穿刺、全身骨扫描除外多发性骨髓瘤，因此原发性轻链型淀粉样变性诊断明确。

问题三：该病例长达 20 年的心律失常是否与 CA 相关？CA 最常见的心律失常为心房颤动和心房扑动，如传导系统受累者可见不同程度的房室传导阻滞。研究发现 89% 的 AL 型淀粉样变性患者存在心电图异常，包括肢体导联低电压，不同程度的房室传导阻滞及束支传导阻滞等。本例患者于 1989 年首次住院、1990 年和 1992 年两次住院都发现存在多种心律失常（二度窦房传导阻滞、频发室性早搏、阵发室速），但当时心电图未见肢体导联低电压，超声心动图也未发现心肌回声异常及明显的心肌肥厚（表 4-1），缺乏诊断 CA 的证据。此外，AL 型淀粉样变性预后较差，1 年死亡率为 45% 左右，发生充血性心力衰竭后平均存活期仅为 4～6 个月，而该患者于 1992 年出院后自行停药，未再坚持服用抗心律失常等药物，此次入院 Holter 提示室性心律失常并

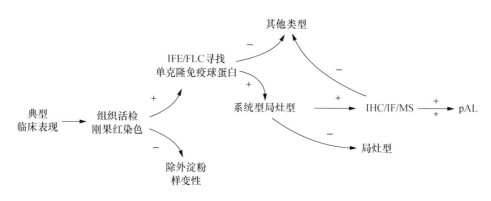

IFE：免疫固定电泳；FLC：游离轻链；IHC：免疫组化；IF：免疫荧光；MS：质谱蛋白质组学；
*除外多发性骨髓瘤、巨球蛋白血症或其他淋巴浆细胞增殖性疾病

图 4-9 原发性轻链型淀粉样变性（pAL）诊断流程示意图

表 4-1 患者超声心动图系列变化

时间	左心房内径（mm）	左心室舒张末内径（mm）	右心室内径（mm）	室间隔厚度（mm）	左心室后壁厚度（mm）	LVEF（%）	其他
1987-12-09	32	46	29	12	9	60	未见异常
1990-08-06	27	53	27	12	7	56	未见异常
1992-03-18	29	51	28	11	11	73	未见异常
2008-11-03	35	40	20	12～18	11	53	心肌呈点状强回声，左心室壁运动略弱
2010-04-07	43	46	18	14	10	60	心肌呈点状强回声

未加重，同时窦性心动过缓及窦房传导阻滞反而消失，不符合 AL 型淀粉样变性的自然病程，因此考虑患者心律失常与 CA 无确定相关性。患者既往的超声心动图及右心室造影曾提示右心室内径增大，但此次入院显示右心室内径正常，是否存在其他心肌病难以判断，如能完善心肌磁共振检查将有助于诊断。

原发性轻链型心肌淀粉样变性患者的治疗如下。一方面是心脏相关症状的治疗：心力衰竭患者严格限盐，控制出入量，使用利尿剂控制心力衰竭症状，钙通道阻滞剂有明显的负性肌力作用，地高辛易与淀粉样物质沉积引起中毒，患者应避免使用洋地黄、钙通道阻滞剂，血管紧张素转化酶抑制剂（ACEI）/血管紧张素受体拮抗剂（ARB）和 β 受体阻滞剂易引起低血压，应慎用。心房颤动、心房扑动可予胺碘酮治疗，有研究[4]

发现 CA 患者心腔内血栓形成的发生率较高，尤其是 AL 型 CA 患者或合并心房颤动时，需考虑行抗凝治疗。缓慢性心律失常有起搏器应用指征者建议植入起搏器。CA 患者植入 ICD 或心脏再同步化治疗（CRT）获益不明确。严格选择的年轻 CA 患者无其他合并症可行心脏移植。另一方面为原发病治疗：目前一线治疗方案为①外周血自体干细胞移植（ASCT）；②基于硼替佐米的治疗方案，如硼替佐米联合地塞米松方案；③基于马法兰的化疗方案；④基于免疫调控剂沙利度胺和来那度胺的化疗方案[2,5]。本例患者高龄，存在显著的心脏及肾受损，因家属及患者拒绝化疗，因此予以对症治疗为主。

经验与教训

CA 诊断的金标准为心内膜心肌活检刚果红

染色阳性，但如果缺乏心肌活检结果，根据临床表现、心电图及超声心动图特异性改变，结合心脏外组织活检也可诊断CA。心肌磁共振检查将有助于早期CA的识别及诊断。治疗方面因本例患者及家属最初拒绝化疗，针对淀粉样变性未能早期进行有效治疗，尽管病程后期最终接受化疗，但预后差。

（李卫萍　王佳丽）

参考文献

[1] Cooper LT，Baughman KL，Feldman AM，et al. The role of endomyocardialbiopsy in the management of cardiovascular disease：a scientific statement from the American Heart Association，the American College of Cardiology，and the European Society of Cardiology. Endorsed by the Heart Failure Society of America and the Heart Failure Association of the European Society of Cardiology. J Am Coll Cardiol，2007，50（19）：1914-1931.

[2] Falk RH，Alexander KM，Liao R，et al. AL（Light-Chain）Cardiac Amyloidosis：A Review of Diagnosis and Therapy. J Am Coll Cardiol，2016，68（12）：1323-1341.

[3] 原发性轻链型淀粉样变性的诊断和治疗中国专家共识（2016年版）. 中国抗癌协会血液肿瘤专业委员会，中华医学会血液学分会白血病淋巴瘤学组. 中华血液学杂志，2016，37（9）：742-746.

[4] Feng D，Syed IS，Martinez M，et al. Intracardiac thrombosis and anticoagulation therapy in cardiac amyloidosis. Circulation，2009，119（18）：2490-2497.

[5] Kastritis E，Dimopoulos MA. Recent advances in the management of AL amyloidosis. Br J Haematol，2016，172（2）：170-186.

病例4　原发性轻链型淀粉样变性致心肌淀粉样变性患者1例

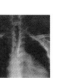
病例5 梗阻性肥厚型心肌病合并感染性心内膜炎患者1例

患者男性，25岁，厨师，2008年4月入院。

病史陈述

主因反复发热半年，咳嗽、咳痰伴喘憋5天入院。

患者于入院前半年无诱因出现发热，体温波动于37～38.5℃，我院感染内科查白细胞（WBC）12.39×10⁹/L，中性粒细胞百分比（GR）85.5%，超声心动图（图5-1）示：各房室内径正常，室间隔17 mm，左心室后壁14 mm，左心室流出道入口狭窄（11.5 mm），最大压差80.3 mmHg，可见二尖瓣收缩期前向移动（SAM征），二尖瓣前后叶对合欠佳，瓣叶表面较粗糙，二尖瓣轻至中度反流，主动脉瓣未见异常，未见瓣膜赘生物。先后给予依替米星、头孢替安、磷霉素抗感染1周后，体温降至正常出

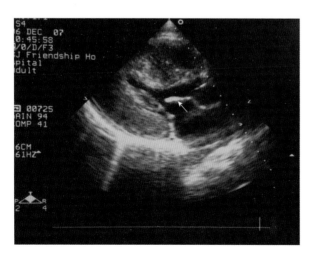

图5-1 超声心动图（2007-12-06）：室间隔及左心室后壁明显增厚，二尖瓣瓣叶表面较粗糙，二尖瓣前、后叶及腱索回声增强

院。此后患者仍间断发热，外院予抗感染治疗（具体不详）后均可好转。患者于此次入院前5天再次出现发热，体温最高达40℃，伴咳嗽、咳痰、喘憋、双下肢水肿，自行服中药2天后体温降至正常，但出现夜间不能平卧，就诊于我院急诊，查血常规示：WBC 22.08×10⁹/L，GR 88.3%，血红蛋白（Hb）95 g/L，胸片示：双肺炎症可能，肺水肿不除外。予亚胺培南西司他丁钠0.5 g每12 h 1次抗感染，二羟丙茶碱静注平喘及呋塞米静注利尿治疗，患者病情无明显好转。既往梗阻性肥厚型心肌病史5年。吸烟史8年，10支/天。患者祖母、父亲均患梗阻性肥厚型心肌病。有青霉素过敏史。

体格检查：体温36℃，呼吸30次/分，脉搏125次/分，血压90/60 mmHg。消瘦，贫血貌。全身未见瘀点、出血，无Osler结节等。浅表淋巴结未触及肿大，颈静脉无充盈。呼吸急促，双肺可闻及少量湿啰音。心界向左扩大，心率125次/分，律齐，胸骨左缘第3、4肋间可闻及3/6级收缩期粗糙杂音，心尖部可闻及3/6级全收缩期杂音，向腋下传导。腹软，肝脾肋下未触及。双足背可凹性水肿。

辅助检查：血常规 WBC 22.08×10⁹/L，GR 88.3%，Hb 95 g/L；胸片示双肺炎症可能，肺水肿不除外；BNP 1780 pg/ml。

根据上述病史、症状及辅助检查结果，患者入院初步诊断：肥厚型心肌病（梗阻性）；心功能Ⅳ级（NYHA分级）；肺部感染。

诊治及病情演变经过

患者入院后完善辅助检查：

实验室检查：血常规系列变化见表 5-1。肝功能：白蛋白（ALB）26.9 g/L↓；总胆红素（TBIL）23.55 μmol/L↑；直接胆红素（DBIL）11.08 μmol/L↑；间接胆红素（IBIL）12.5 μmol/L↑。红细胞沉降率（ESR）23 mm/h↑。BNP 979 pg/ml↑。间隔 24 h 两次血培养均为草绿色链球菌，药敏试验显示对万古霉素、哌拉西林/他唑巴坦、氨苄西林、青霉素等敏感。

心电图（2008-04-24）：窦性心动过速，左心室高电压，Ⅲ导联 qR 型，V₁～V₃ 导联 QS 型，V₁～V₃ 导联 ST 段抬高 0.1～0.3 mV，V₅～V₆ 导联 ST 段压低 0.1～0.2 mV，室性早搏（图 5-2）。

X 线胸部（2008-04-24）：双肺实变，考虑肺水肿；心影增大。

超声心动图（2008-04-24）：左心房内径 55 mm，左心室舒张末内径 51 mm，左心室流出道最大压差 104 mmHg，肺动脉收缩压 33.7 mmHg，LVEF 69%。二尖瓣叶及腱索赘生物形成，赘生物面积约 0.99 cm²，二尖瓣前叶脱垂，部分腱索断裂，二尖瓣重度关闭不全。主动脉瓣中度反流。心包少量积液（图 5-3）。

患者于入院后第 2 天出现急性左心衰竭。心力衰竭的主要原因考虑为赘生物损害二尖瓣，导致部分腱索断裂，二尖瓣重度关闭不全所致。入院后先后给予头孢吡肟、万古霉素、头孢替安抗感染，多

巴胺维持血压，呋塞米、氨茶碱、毛花苷 C（西地兰）等抗心力衰竭治疗，患者症状无缓解。入院第 6 天复查超声心动图示左心房内径 57 mm，左心室舒张末内径 61 mm，肺动脉收缩压 56.8 mmHg，左心室流出道最大压差 104 mmHg（表 5-2，图 5-4）。

表 5-1	入院后血常规变化情况			
时间	白细胞（×10⁹/L）	中性粒细胞百分比（%）	血红蛋白（g/L）	血小板（×10⁹/L）
第 1 天	24.10	86.00	111	122
第 2 天	14.29	83.10	89	135
第 3 天	13.78	83.00	101	144
第 5 天	15.49	82.10	109	96
第 6 天	14.15	81.20	105	105
第 9 天	14.80	85.70	93	80
第 13 天	15.57	83.50	85	114

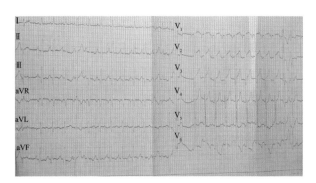

图 5-2 心电图（2008-04-24）：窦性心律，室性早搏，左心室高电压，ST-T 改变

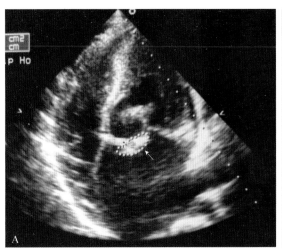
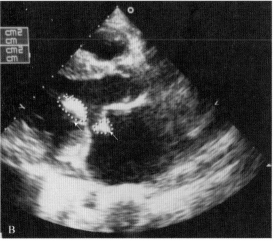

图 5-3 超声心动图（2008-04-24）。**A.** 胸骨旁四腔心切面：二尖瓣前叶左心房侧可见赘生物；**B.** 胸骨旁长轴切面：二尖瓣及腱索可见赘生物

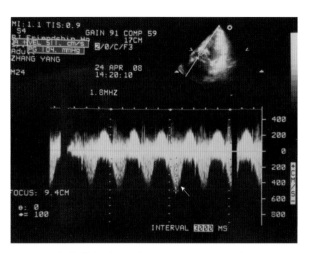

图 5-4 多普勒超声心动图示左心室流出道最大压差 104 mmHg

多次复查血常规示白细胞总数及中性粒细胞仍较高，贫血逐渐加重（Hb 85 g/L）（表 5-1），考虑患者感染不易控制，瓣膜受损严重，心脏进行性扩大，心功能继续恶化，经全院多科会诊，认为患者内科保守治疗效果差，同时存在形成栓塞危及生命的高风险，建议尽快行瓣膜置换术，根据术中情况决定是否行肥厚心肌切除术，同时积极有效抗感染治疗。但患者家属拒绝手术治疗，病情持续恶化，患者于 2008 年 5 月 13 日抢救无效死亡。

讨论

本病例有以下特点：①患者有长期发热、消瘦、贫血、全身感染中毒症状，目前以心力衰竭为主要临床表现；②两次血培养阳性，均为草绿色链球菌；③超声心动图示有赘生物形成。可明

确诊断为感染性心内膜炎（infective endocarditis，IE），基础心脏疾病为肥厚型心肌病（梗阻性）（hypertrophic cardiomyopathy，HCM）。赘生物损害二尖瓣，导致二尖瓣重度关闭不全，左心房、左心室进行性扩大，出现急性心力衰竭并进行性加重，有外科手术指征。

IE 为 HCM 较为罕见的并发症，检索 1961—2016 年国内外 HCM 合并 IE 患者共 90 余例，多为个案或小规模（≤11 例）报道。Spirit 等[1]报道 HCM 合并 IE 的发生率为普通人发生 IE 的 18～28 倍，左心室流出道梗阻和左心房扩大（≥50 mm）为 IE 的高危因素，224 例梗阻性 HCM 患者 IE 的发生率为 3.8/1000 人年，随访 10 年后 IE 的发生率为 4.3%，左心室流出道梗阻合并左心房扩大患者 IE 发生率为 9.2/1000 人年。本例患者为梗阻性 HCM，伴有左心房增大（55 cm），存在并发 IE 的危险因素。梗阻性 HCM 发生 IE 的机制主要是左心室流出道梗阻致使高速血流冲击二尖瓣前叶、主动脉瓣，局部损伤心内膜，引起内皮损伤，表面粗糙，诱发血小板聚集和纤维素沉积，便于细菌附着[2]，一旦存在感染的诱因如皮肤、呼吸道、牙周感染等，可增加循环中病原体定植的机会，从而发生 IE。由于上述部位血流速度快，冲击力大，赘生物易于脱落，栓塞的发生率更高，同时赘生物也都比较小，因此经胸超声心动图（TTE）不易发现赘生物，增加了诊断的难度。此外研究提示，梗阻性 HCM 患者二尖瓣前叶更易受到损害与以下两个因素有关：①大多数左心室流出道梗阻患者二尖瓣前叶略冗长，心

表 5-2 超声心动图系列变化

时间	左心房内径 (mm)	左心室内径 (mm)	LVEF (%)	肺动脉收缩压 (mmHg)	赘生物 (cm²)	主动脉瓣反流	二尖瓣反流	心包积液
2007-12-06	27.00	36.00	69.00	32.70	未见	无	轻-中	无
2008-04-24	55.00	51.00	69.00	33.70	0.99	中度	重度（二尖瓣前叶脱垂，部分腱索断裂）	少量
2008-04-29	57.00	61.00	71.00	56.80	1.96	中度	重度（二尖瓣前叶脱垂，部分腱索断裂）	少量

室面在舒张期与室间隔反复接触可加重微损伤；②二尖瓣 SAM 使二尖瓣前叶于收缩中期折向室间隔，折返处在前叶中部。二尖瓣关闭不全的通道由前叶中部的心房面与后叶共同构成。当高速反流经过此通道时，可引起前叶中部心房面的损伤。因此，对于梗阻性 HCM 伴二尖瓣反流、左心房扩大的患者要警惕 IE 的发生。

超声心动图发现赘生物是诊断 IE 的重要依据，检查流程如图 5-5 所示[3]。本例患者在发热初期曾行 TTE 检查发现二尖瓣前后叶对合欠佳，瓣叶面较粗糙，虽然当时未发现赘生物，但可能就是二尖瓣受损的早期表现。遗憾的是，患者未再来医院就诊复查 TTE，最终导致 IE 及其严重并发症的发生。

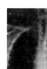
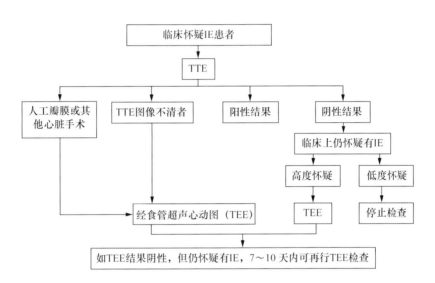

图 5-5　超声心动图诊断 IE 的检查流程

一般来说，IE 在感染控制、心功能稳定后视瓣膜情况而进行外科手术。本例患者经过积极的抗感染等对症治疗后感染仍未控制，而且出现二尖瓣前叶脱垂，部分腱索断裂，导致心脏显著扩大，心力衰竭进行性加重，应该尽早行外科手术，但因患者家属拒绝手术治疗，最终患者死亡。2015 年欧洲心脏病学会（ESC）关于 IE 的管理指南指出，对于左心 IE 出现严重瓣膜损害、结构破坏所致的进行性加重的心力衰竭患者，难以控制感染或反复栓塞且赘生物＞10 mm 等应尽早行手术治疗[4]，以彻底清除感染灶，矫治心内畸形和恢复瓣膜功能，迅速改善心脏功能，挽救生命。

经验与教训

　　HCM 合并 IE 本身赘生物较小，TTE 不易发现。该患者反复发热半年余，半年前 TTE 虽

未见瓣膜赘生物，但已显示二尖瓣前后叶对合欠佳，瓣叶面较粗糙，提示瓣膜可能受损。如患者此后能规律来医院复诊，更早明确 IE 诊断，接受正规抗感染治疗，可能会获得较好的预后。

（李卫萍　王佳丽）

参考文献

［1］Spirito P，Rapezzi C，Bellone P，et al. Infective endocarditis in hypertrophic cardiomyopathy：prevalence，incidence，and indications for antibiotic prophylaxis. Circulation，1999，99（16）：2132-2137.

［2］Pachirat O，Klungboonkrong V，Tantisirin C. Infective endocarditis in hypertrophic cardiomyopathy—mural and aortic valve vegetations：a case report. J Med Assoc Thai，2006，89（4）：522-526.

［3］中华医学会心血管病学分会，中华心血管病杂志编

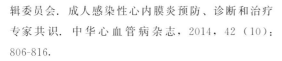

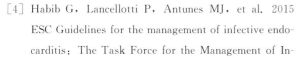

辑委员会. 成人感染性心内膜炎预防、诊断和治疗专家共识. 中华心血管病杂志，2014，42（10）：806-816.

[4] Habib G，Lancellotti P，Antunes MJ，et al. 2015 ESC Guidelines for the management of infective endocarditis：The Task Force for the Management of Infective Endocarditis of the European Society of Cardiology（ESC）. Endorsed by：European Association for Cardio-Thoracic Surgery（EACTS），the European Association of Nuclear Medicine（EANM）. Eur Heart J，2015，36（44）：3075-3128.

北京友谊医院 心血管病例荟萃

病例6 多发性骨髓瘤致心肌淀粉样变性患者死亡1例

患者女性，49岁，会计，入院日期2015年6月。

病史陈述

主因喘憋进行性加重4月余，伴咳嗽、恶心1月余入院。

入院前4月余出现活动后喘憋伴乏力，并进行性加重。入院前2月余于当地医院胸部超声提示右侧胸腔积液，超声心动图提示"左心房增大，左心室壁肥厚，左心功能减低（LVEF=50%）"，予利尿、引流胸水后好转出院。出院1周后再次出现轻度活动后喘憋，夜间不能平卧，纳差。入院前近1个月症状加重，收入院。既往史：入院前3年余体检发现甲状腺结节，后于当地医院确诊甲状腺乳头状癌，予"甲状腺癌根治术"，术后服用优甲乐治疗。入院前9个月因甲状腺癌颈部淋巴结转移在当地医院行"甲状腺切除术＋左侧颈部淋巴结清扫术"。期间超声心动图提示心脏结构正常。入院前6个月在当地医院行碘131同位素治疗，剂量为110 mCi。

体格检查：呼吸20次/分，脉搏88次/分，血压96/68 mmHg，BMI 20.3 kg/m²，颈静脉充盈，颈部可见一长约10 cm陈旧手术瘢痕；双肺呼吸音粗，右下肺呼吸音偏低，双肺未及干湿啰音；心界叩诊无扩大，心率88次/分，律齐，P2＞A2，未闻及奔马律，二尖瓣听诊区可闻及2/6级吹风样粗糙收缩期杂音，无传导；腹软，肝肋下4 cm，肝剑下10 cm，质韧，轻触痛，脾肋下未触及，腹部叩诊鼓音，肝区叩击痛（＋）；右下肢可见静脉曲张，双下肢无水肿。

入院后完善相关检查：

心电图：窦性心律，V₁、V₂导联呈QS型，肢体导联低电压，额面电轴极度右偏，胸前导联极度顺钟向转位（图6-1）。

胸片：心影扩大，双心房增大（图6-2）。

超声心动图：双心房内径增大（LA43 mm），心室内径正常，左心室射血分数减低（LVEF=43%），室间隔基底段略增厚，为1.29 cm，心肌回声增粗、增强。左心室整体室壁运动减弱。组织多普勒显示：心肌各峰值均明显降低（图6-3）。

血常规：WBC $4.2×10^9$/L，GR 64.5%，红细胞（RBC）$3.68×10^{12}$/L，血红蛋白（Hb）108 g/L，血细胞比容（HCT）33.4%，平均红细胞体积（MCV）91fl，平均红细胞血红蛋白含量（MCH）29.4 pg，平均红细胞血红蛋白浓度（MCHC）324 g/L，血小板（PLT）$176×10^9$/L。

心肌损伤标志物：cTnT 0.027 ng/ml（参考值0～0.017 ng/ml），cTnI 0.094 ng/ml（参考值0～0.03 ng/ml）。

NT-proBNP：9277 pg/ml。

血气分析：pH 7.454，PaCO₂ 29.6 mmHg，PaO₂ 80.7 mmHg，血氧饱和度（SO₂）96.7%，HCO₃⁻ 22.2 mmol/L，标准碳酸氢根浓度（SBC）20.2 mmol/L，实际碱剩余（ABE）－2.6 mmol/L，标准碱剩余（SBE）－3.8 mmol/L。

尿蛋白4项示：微量白蛋白（MA）28.3 mg/dl，α1-微球蛋白（α1-M）1.51 mg/dl，转铁蛋白（TRU）1.29 mg/dl，免疫球蛋白IgG（IgU）7.81 mg/dl。

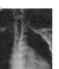

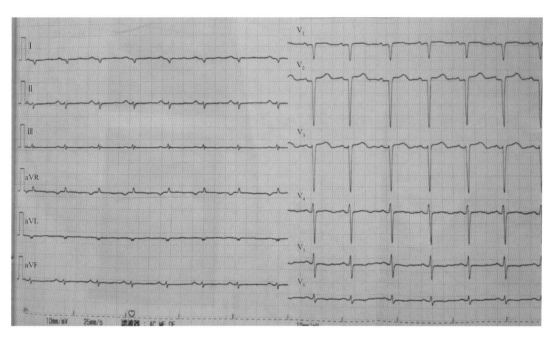

图 6-1　入院时心电图：窦性心律，V_1、V_2 导联呈 QS 型，肢体导联低电压

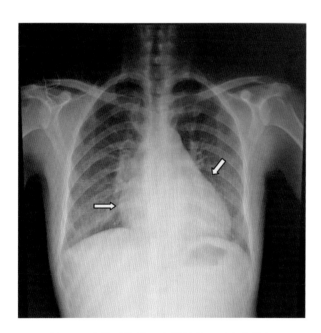

图 6-2　入院时胸片：心影扩大，双心房增大

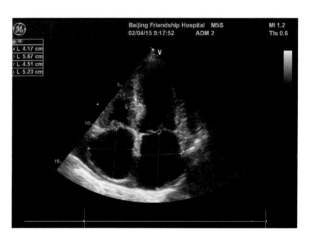

图 6-3　入院时超声心动图：双心房内径增大

根据上述病史、症状及辅助检查结果，患者入院初步诊断：心功能不全，双心房扩大，心功能Ⅲ级（NYHA 分级）；贫血；甲状腺癌根治术后。

诊治及病情演变经过

入院后治疗策略以利尿、对症处理为主，患者症状稍减轻，但无明显改善，病因不明确。

梳理患者的临床特点：①中年女性，亚急性起病；②甲状腺乳头状癌，手术治疗及 I^{131} 同位素治疗；③临床表现为进行性加重喘憋，颈静脉充盈，肝大；④既往无心血管疾病危险因素；

Cr：80 μmol/L。

抗链 O 及类风湿因子、抗 ENA 抗体、抗核抗体（ANA）、抗中性粒细胞胞质抗体（ANCA）均阴性，免疫球蛋白＋补体：IgG 2010 mg/dl（参考值 700～1600 mg/dl），IgA 65.8 mg/dl（参考值 70～400 mg/dl），IgM 75.9 mg/dl（参考值 40～230 mg/dl），C3 97.6 mg/dl，C4 34.0 mg/dl。

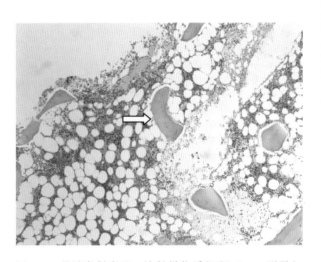
⑤心电图为肢体导联低电压，超声心动图为双心房增大，心室壁增厚，心室大小正常，左心室射血分数降低；⑥免疫球蛋白 IgG 异常增高，微量蛋白尿，贫血。

患者心功能不全的病因，首先应考虑心肌病，重点鉴别以下疾病：①扩张型心肌病；②肥厚型心肌病；③缩窄性心包炎；④放射性心脏病；⑤限制型心肌病。前 3 种心肌病通过患者的临床表现及辅助检查，基本可除外。

放射性心脏病于纵隔或胸部恶性肿瘤放疗后出现，24 h 可出现急性反应，6 个月后出现迟发反应，可表现为心包炎、心肌纤维化、冠状动脉损伤。胸部 X 线表现为心脏扩大，心电图可以表现为低电压、ST-T 改变、心律失常。此患者虽然有类似表现，但发病时限不一致。

限制型心肌病发病率低，由于心内膜及心内膜下心肌纤维化，心脏舒张功能受限，患者表现为运动耐量下降，以右心衰竭症状为主，而心室腔大小和心室收缩功能正常，临床确诊依靠心内膜心肌活检。患者的临床表现与此相似，但无法解释同时合并其他脏器的损伤。而广义的限制型心肌病，包括系统性疾病累及心肌，如浸润性心肌疾病，常见淀粉样变性；蓄积性心肌病变，如血色病，均表现为包括心肌在内的多系统同时受累。

患者同时合并免疫球蛋白 IgG 异常增高，而单克隆性增高指仅有某一种免疫球蛋白增高，其他种类免疫球蛋白不增高或减低。主要见于免疫增殖性疾病，如分泌型多发性骨髓瘤，可分别有 IgG 型、IgA 型、IgD 型、IgE 型。在过敏性皮炎、特应性哮喘、寄生虫病等患者体内亦可见单克隆性 IgE 增高。此患者应主要考虑多发性骨髓瘤的可能。

进一步完善了骨髓穿刺：浆细胞异常增生，占 16.5%；流式细胞免疫分型：符合浆细胞系统恶性增殖性疾病；免疫鉴定：IgG λ 型 M 蛋白；骨髓穿刺病理：单克隆浆细胞增多，骨髓组织内血管壁可见淀粉样物质沉积，刚果红染色阳性（图 6-4）。心肌磁共振检查：左心室各壁增厚，弥漫性以心内膜下为主的粉尘样强化（图 6-5）。

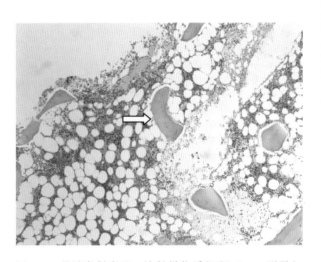

图 6-4　骨髓穿刺病理：淀粉样物质沉积（10× 刚果红染色）

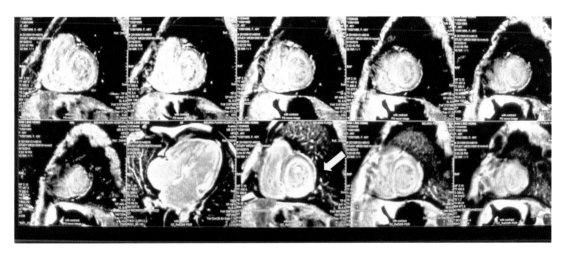

图 6-5　入院时心肌磁共振检查：弥漫性以心内膜下为主的粉尘样强化

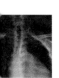
依据 2015 年《中国多发性骨髓瘤诊治指南》[1]，患者多发性骨髓瘤诊断明确。修正诊断：多发性骨髓瘤，心肌淀粉样变性，心功能Ⅲ级（NYHA 分级）；甲状腺癌根治术后。转入我院血液科进一步治疗。

转归及随访

转至血液科化疗，应用 PTD 化疗方案，硼替佐米、沙利度胺联合地塞米松；心力衰竭症状明显加重，夜间不能平卧，水肿加重；并发作晕厥 2 次，均为直立体位发生，测血压明显降低，停止化疗，告知预后差，1 周后患者出院；返至当地血液科治疗，马法兰化疗，后反复意识丧失（具体不详），2 周后死亡。

讨论

淀粉样变性是淀粉样蛋白异常沉积引起的一组疾病，主要在细胞外组织间隙沉积，可累及一个或多个器官。心肌淀粉样变性系淀粉样蛋白沉积在心肌细胞外基质而引起的疾病，淀粉样物质可沉积在心房、心室、心脏瓣膜、心脏传导系统和血管周围，临床表现多样，缺乏特异性。

心肌淀粉样变性因发病率低，起病隐匿，临床表现缺乏特异性，且预后差，给临床早期诊断带来相当大的困难。作为诊断的金标准，心内膜心肌活检，临床操作也存在一定的困难。而多发性骨髓瘤是导致心肌淀粉样变性最常见的原因，临床却往往因血液科医师及心内科医师的忽视而造成诊治延误。因此，如何从临床症状及无创检查中剥茧抽丝，对心肌淀粉样变性做出早期诊断，早期治疗，改善预后，显得至关重要。

引起心肌淀粉样变性的最常见病因为多发性骨髓瘤，由浆细胞产生的单克隆免疫球蛋白轻链沉积所致，称为原发性心肌淀粉样变性。临床研究显示，多发性骨髓瘤超过 50% 患者有心脏受累，但多数无明显临床症状。发病年龄通常在 50 岁以上，发病没有明显的性别差异，但男性稍多，多器官受损很常见。本例患者经骨髓穿刺确

诊为多发性骨髓瘤，但缺乏典型的骨痛及骨质破坏表现，而同时合并轻度贫血、肾功能受损、蛋白尿及多系统损伤常常提示多发性骨髓瘤的可能。此时进一步行免疫鉴定筛查，结合骨髓穿刺活检的结果是诊断的关键。其他引起心肌淀粉样变性的原因还包括：继发性心肌淀粉样变性，由慢性疾病导致，如类风湿关节炎、强直性脊柱炎、炎症性肠病或慢性感染；老年性心肌淀粉样变性，由正常甲状腺转运蛋白沉积所致；家族性心肌淀粉样变性；透析相关性心肌淀粉样变性。此患者还应除外放射性心脏病。目前研究并没有发现 150 mCi 的 I^{131} 治疗后出现白血病或肿瘤发生率升高的证据，所以认为单次治疗剂量不超过 150 mCi 是安全的，也没有发现导致多发性骨髓瘤发病率增高的依据。

心肌淀粉样变性的临床症状和辅助检查也具有相对特异性表现，应引起临床关注[2]。最常见的表现是类似于限制型心肌病，右心功能异常为主，周围水肿突出。由于在早期阶段，淀粉样蛋白沉积引起轻度的心脏舒张功能不全，随着疾病的进展，心室壁增厚，心室的舒张功能和顺应性进一步受损，多数病例会出现限制性功能障碍和心房扩大，而由于体循环淤血，左心回流量减少而较少出现急性左心衰竭表现。次常见表现是收缩功能不全引起的充血性心力衰竭，通常是病程晚期。研究资料显示，这是由于随着疾病的进展出现心肌细胞的坏死和间质纤维化，逐渐出现收缩功能受损，往往提示预后不佳。心肌淀粉样变性少见的临床表现是心脏异常激动形成和传导异常引发的心律失常，其他少见的表现为直立性低血压，约可见于 10% 的病例。本例患者超声心动图提示左心室收缩功能下降，提示进入疾病较晚期，预后差；同时反复出现低血压性晕厥，且骨髓病理活检提示血管壁淀粉样物质沉积，可能由于外周血管的弥漫浸润，造成血管功能异常引起低血压，亦有学者认为是自主神经受损所致，但均为预后差的临床表现，生存期短。

心肌淀粉样变性患者心电图上最具特征性的表现是电压普遍降低；典型的超声心动图表现为

没有高血压情况下左心室壁增厚，双心房扩大，心肌回声增强，特别是颗粒样回声增强。结合心电图和超声心动图的特异性改变，将有助于提高心肌淀粉样变性的诊断率。尤其是在超声心动图或心肌磁共振检查证实为左心室壁增厚（除外高血压、肥厚型心肌病等），且心电图表现为低电压，其诊断心肌淀粉样变性的敏感性达 63% ～80%。心肌淀粉样变性患者心脏磁共振成像呈钆延迟显像，且形式多样，可局限或弥漫，见于心内膜下或跨心肌壁，约 2/3 心肌淀粉样变性患者可见整体心内膜下钆延迟显像。

淀粉样变性发生心肌受累直接影响预后[3]。据统计，临床发生心力衰竭症状时，约 25% 的心肌已经被淀粉样物质所取代，如果确诊时有明显心力衰竭表现，不经治疗，平均生存期从 13 个月显著缩短至 4 个月。此例患者表现为左心室射血分数降低，NT-proBNP 升高，心肌酶升高，提示预后不佳。心肌淀粉样变性临床表现缺乏特异性，最常见的病因为浆细胞系统恶性增殖性疾病——多发性骨髓瘤，早期常表现为舒张功能不全，左心或右心衰竭的症状及特征，合并心血管系统以外的临床表现，如多浆膜腔积液、肾功能不全、蛋白尿、贫血、肝脏肿大、消化系统症状和舌体肥大，常提示多发性骨髓瘤及淀粉样变性的存在。病理活组织检查部位，除心内膜心肌外，可选择腹壁脂肪、齿龈、舌、直肠黏膜、肾、肝，而且心脏外的病理检查与心肌活检具有良好的相关性。

经验与教训

患者表现为病因不明确的心力衰竭，在超声心动图或心肌磁共振检查证实为左心室壁增厚（除外高血压、肥厚型心肌病等），且心电图表现为低电压，应重点鉴别心肌淀粉样变性，心脏磁共振成像呈心内膜下弥漫性钆延迟显像是其特征性表现。患者射血分数明显降低，提示处于病程晚期，预后差，针对原发病多发性骨髓瘤进行化疗常常不能耐受，生存期短。

（邱惠）

参考文献

[1] 中国医师协会血液科医师分会，中华医学会血液学分会，中国医师协会多发性骨髓瘤专业委员会．中国多发性骨髓瘤诊治指南（2015 年修订）．中华内科杂志，2015，54（12）：1066-1070.

[2] Esplin BL，Gertz MA．Current trends in diagnosis and management of cardiac amyloidosis．Curr Probl Cardiol，2013，38：53-96.

[3] Mohty D，Damy T，Cosnay P，et al．Cardiac amyloidosis：Updates in diagnosis and management．Arch Cardiovasc Dis，2013，106：528-540.

病例7　多发性骨髓瘤致心肌淀粉样变性患者1例

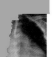

患者女性，68 岁，退休工人，入院日期 2015 年 3 月。

病史陈述

主因活动后胸闷、喘憋 2 月余，加重 7 天入院。

患者入院前 2 个月活动后（步行 1000 m）出现肌肉酸胀，活动耐量下降。后逐渐出现活动后（步行 500 m 左右）胸闷、喘憋，伴双下肢凹陷性水肿，全身肌肉酸胀、乏力、咳嗽，无痰，休息半小时左右可缓解，夜间可平卧入睡。间断自觉舌不能支配，咀嚼障碍，下颌关节麻木。就诊于外院，考虑心力衰竭，利尿后症状减轻。7 天前无明显诱因凌晨 6 点出现胸闷、憋气、气短，伴有双下肢凹陷性水肿逐渐加重，考虑心功能不全，我院急诊予抗感染、平喘化痰、利尿、扩冠等对症支持治疗后好转，收入院。既往史：过敏性鼻炎 30 余年；1 年前胃镜示食管下段及十二指肠水平部憩室可能性大。

体格检查：体温 36.5℃，呼吸 20 次/分，脉搏 94 次/分，血压 106/70 mmHg，BMI 25.4 kg/m²，神清，舌体无肥大，颈静脉无怒张，双肺呼吸音粗，双肺未及干湿啰音；心界无扩大，心率 94 次/分，律齐，各瓣膜听诊区未闻及病理性杂音；腹软，肝肋下 1 cm，剑突下 3 cm，无触痛；双下肢轻度凹陷性水肿。

入院后完善相关检查：

心电图：窦性心律，肢体导联低电压，$V_1 \sim V_2$ 导联呈 QS 型（图 7-1）。

胸片：心影增大；少量胸腔积液（图 7-2）。

超声心动图：双心房内径增大（LA39 mm），双心室内径正常，左心室射血分数正常，各瓣膜无异常，左心室壁增厚，室间隔基底段 1.41 cm，心肌内回声增粗、增强，室壁运动协调。肺动脉内径正常。可见少量心包积液，左心室后壁 0.66 cm，左心室侧壁 0.71 cm，组织多普勒显示心肌各部位峰值均降低（图 7-3）。

血常规：WBC 5.59×10^9/L，GR 54.5%，RBC 3.26×10^{12}/L，Hb 100 g/L，HCT 31.4%，MCV 96.3fl，MCH 32.8 pg，MCHC 341 g/L，PLT 174×10^9/L；血分片检查正常，贫血系列正常。

心肌损伤标志物：cTnT 0.039 ng/ml（参考值 $0 \sim 0.017$ ng/ml），cTnI 0.146 ng/ml（参考值 $0 \sim 0.03$ ng/ml）。

NT-proBNP 升高：11 463 pg/ml。

血气分析：pH 7.477，$PaCO_2$ 24.6 mmHg，PaO_2 98.3 mmHg，SO_2 97.7%，HCO_3^- 17.8 mmol/L，SBC 20.7 mmol/L，ABE −4.5 mmol/L，SBE −5.8 mmol/L。

D-二聚体：3.8 mg/L（参考值 $0 \sim 1.5$ mg/L）。

尿常规正常，尿蛋白 4 项示：微量白蛋白（MA）5.59 mg/dl，α1-微球蛋白（α1-M）2.1 mg/dl，转铁蛋白（TRU）0.32 mg/dl，免疫球蛋白 IgG（IgU）0.37 mg/dl。

Cr：83 μmol/L。

ANCA、ANA、ENA、线粒体抗体 IgG、类风湿因子＋抗链 O 均阴性。

免疫球蛋白＋补体：IgG 312 mg/dl（参考值 $700 \sim 1600$ mg/dl），IgA 24.5 mg/dl（参考值 $70 \sim 400$ mg/dl），IgM 15.6 mg/dl（参考值 $40 \sim$

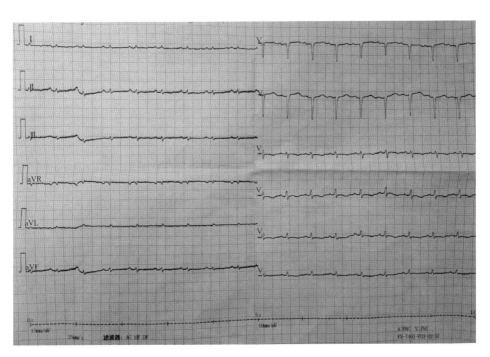

图 7-1 入院时心电图：窦性心律，肢体导联低电压，$V_1 \sim V_2$ 导联呈 QS 型

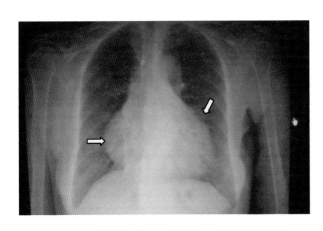

图 7-2 入院时胸片：心影增大，少量胸腔积液

230 mg/dl），C3 62.3 mg/dl，C4 33.3 mg/dl。

根据上述病史、症状及辅助检查结果，患者入院初步诊断：心功能不全，双心房扩大，心功能Ⅲ级（NYHA 分级）；贫血；免疫球蛋白降低原因待查。

诊治及病情演变经过

入院后治疗策略以利尿、对症处理为主，患者症状稍减轻，但无明显改善，病因不明确。经过多科会诊，完善相关检查，如肺功能、胸腹部 CT、肿瘤标志物、腓肠肌活检等，除外肺栓塞、风湿免疫性疾病、恶性肿瘤、神经系统疾病。

重新梳理患者的临床特点：①老年女性，亚急性起病；②活动后胸闷、喘憋，伴双下肢水肿，肌肉酸胀，表现为全心功能不全；③既往无心血管疾病危险因素；④心电图表现为肢体导联低电压，类似心肌梗死图形，超声心动图提示双心房增大，心室壁增厚；⑤免疫球蛋白降低，贫血，微量蛋白尿。

患者心功能不全的病因，首先应考虑心肌病，重点鉴别以下疾病：①扩张型心肌病；②肥厚型心肌病；③缩窄性心包炎；④限制型心肌病。前 3 种心肌病通过患者的临床表现及辅助检查，基本可除外。

限制型心肌病发病率低，由于心内膜及心内膜下心肌纤维化，心脏舒张功能受限，患者表现为运动耐量下降，以右心衰竭症状为主，而心室腔大小和心室收缩功能正常，临床确诊依靠心内膜心肌活检。患者的临床表现与此相似，但无法解释同时合并其他脏器的损伤。而广义的限制型心肌病，包括系统性疾病累及心肌，如浸润性心肌疾病，常见淀粉样变性；蓄积性心肌病变，如

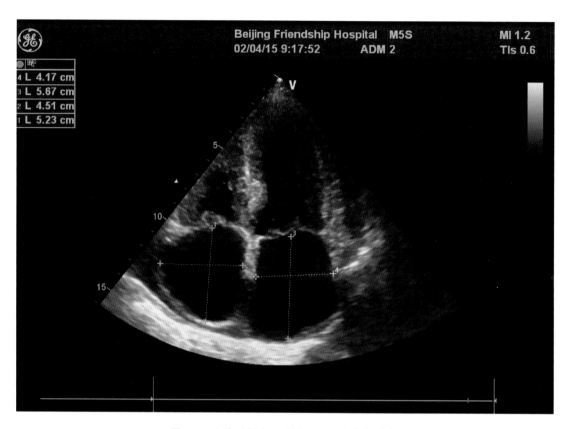

图 7-3 入院时超声心动图：双心房内径增大

血色病，均表现为包括心肌在内的多系统同时受累。

患者同时合并免疫球蛋白降低，多由于其他疾病使免疫球蛋白合成不足或大量消耗，导致继发性免疫球蛋白低下。主要分为以下三类：①淋巴组织疾病，如恶性淋巴瘤、霍奇金病、慢性淋巴细胞白血病等。②蛋白丧失性疾病，如肾病综合征，由于从肾排出大量免疫球蛋白而导致免疫球蛋白低下；蛋白丧失性胃肠病则是由于大量免疫球蛋白进入消化道而导致低免疫球蛋白血症，如小肠淋巴管扩张症，并发淋巴管破裂。③在肿瘤、糖尿病、再生障碍性贫血、应用免疫抑制剂、电离辐射、脾切除术后等情况下亦可发生血中免疫球蛋白降低。结合目前检查，重点考虑血液系统疾病。

进一步完善了骨髓穿刺：浆细胞异常增生，占 59%（图 7-4）；免疫分型：符合浆细胞系恶性增殖性疾病，支持多发性骨髓瘤；免疫鉴定：尿 κ 轻链 1490 mg/L，血清 κ 型 M 蛋白；尿本

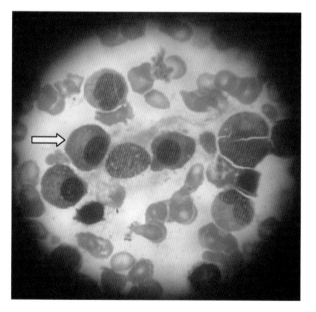

图 7-4 骨髓穿刺病理：单克隆浆细胞增多（10×HE 染色）

周蛋白阴性；骨髓病理刚果红染色阴性。心肌磁共振检查：左心室各壁偏厚，钆延迟增强心肌壁内晕状强化，心包无增厚，心包积液（少

量）（图 7-5）。

依据 2015 年《中国多发性骨髓瘤诊治指南》[1]，患者多发性骨髓瘤诊断明确。修正诊断：多发性骨髓瘤，心肌淀粉样变性，心功能 Ⅲ 级（NYHA 分级）。转入血液科进一步治疗。

转归及随访

患者应用硼替佐米＋泼尼松方案化疗 5 个疗程，活动后胸闷、乏力、肌肉酸胀症状明显缓解，双下肢水肿消失。

6 个月后复查 NT-proBNP 999 pg/ml 较前明显下降；复查心电图较前无变化：窦性心律，肢体导联低电压，$V_1 \sim V_2$ 导联呈 QS 型；复查超声心动图：左心房内径增大（LA 41 mm），双心室内径正常，左心室射血分数正常，左心室壁增厚（较前无明显变化）；1 年半后复查骨髓穿刺：幼稚浆细胞增生仅占 2%，血清蛋白电泳及免疫固定电泳均未检出 M 成分。现发病 2 年，定期于血液科随诊，无特殊治疗。

讨论

原发性心肌淀粉样变性是一种浆细胞病，浆细胞产生的单克隆免疫球蛋白轻链或轻链片段以淀粉样纤维素的形式沉积在组织，导致进行性组织器官功能不全。此类型最为常见，而且常合并多发性骨髓瘤[2]。多发性骨髓瘤的诊断标准：冒烟型（无症状）骨髓瘤定义为：血清 M 蛋白水平升高（IgG≥3 g/dl，IgA＞1 g/dl）或本周蛋白＞1 g/24 h 和（或）骨髓克隆性浆细胞≥10%，无相关器官或组织受损（无终末器官损害，包括骨受损）或症状。活动性（症状性）多发性骨髓瘤定义为：满足以下一项或多项：血钙升高（＞11.5 mg/dl）；肾功能不全（肌酐＞2 mg/dl）；贫血（血红蛋白＜10 g/dl 或低于正常 2 g/dl）；骨病（溶骨性病变或骨质疏松）。本例患者经骨髓穿刺确诊为多发性骨髓瘤，但缺乏典型的骨痛及骨质破坏表现，而同时合并轻度贫血、肾功能受损、蛋白尿及多系统损伤常

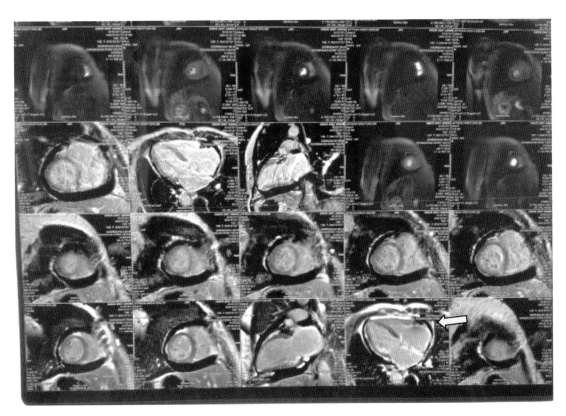

图 7-5　入院时心肌磁共振检查：钆延迟增强心肌壁内晕状强化

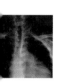
常提示多发性骨髓瘤的可能。本例患者合并免疫球蛋白异常降低，除外恶性肿瘤后应重点鉴别血液系统疾病，此时进一步行免疫鉴定筛查，并结合骨髓穿刺和活检的结果是诊断的关键。

心肌淀粉样变性的临床症状和辅助检查也具有相对特异性表现，应引起临床关注[3]。最常见的表现是类似于限制型心肌病，右心功能异常为主，周围水肿突出。次常见表现是收缩功能不全引起的充血性心力衰竭，通常是病程晚期。心肌淀粉样变性少见的临床表现是心脏异常激动形成和传导异常引发的心律失常，如心房颤动和房室传导阻滞等，其他少见的表现为直立性低血压，约可见于10%病例。

心肌淀粉样变性患者心电图上最具特征性的表现是电压普遍降低。Murtagh等对127例原发性心肌淀粉样变性患者的心电图研究显示，46%的患者存在低电压（全部肢体导联电压<0.5 mV或全部胸前导联电压<1 mV），47%的患者存在假性坏死性Q波，约25%的患者同时存在以上两种心电图改变，仅3%的患者存在二度或三度房室传导阻滞，10%存在心房颤动或心房扑动。

心肌淀粉样变性的典型超声心动图表现为没有高血压情况下左心室壁增厚，双心房扩大，心肌回声增强，特别是颗粒样回声增强。大多数患者均有心室舒张功能障碍。结合心电图和超声心动图的特异性改变，将有助于提高心肌淀粉样变性的诊断率。尤其是在超声心动图或心肌磁共振检查证实为左心室壁增厚（除外高血压、肥厚型心肌病等），且心电图表现为低电压，其诊断心肌淀粉样变性的敏感性达63%～80%。国内学者程中伟等提出将心电图联合超声心动图诊断原发性心肌淀粉样变性的诊断方法，R_{V_1}电压与左心室后壁厚度比值<0.4、R_{V_5}（R_{V_6}）电压与左心室后壁厚度比值<0.7的敏感性、特异性、阳性预测值、阴性预测值均在89%～100%。

目前研究发现，心肌淀粉样变性患者心脏磁共振成像呈钆延迟显像，且形式多样，可局限或弥漫，见于心内膜下或跨心肌壁，约2/3心肌淀粉样变性患者可见整体心内膜下钆延迟显像。Vogelsberg等对33例临床疑诊心肌淀粉样变性的患者同时进行心脏磁共振成像和心内膜心肌活检，结果显示心内膜心肌活检确诊的15例心肌淀粉样变性患者中，12例心脏磁共振成像呈钆延迟显像阳性，而心内膜心肌活检证实为其他类型心肌病者仅1例钆延迟显像阳性，该研究表明用心脏钆延迟显像阳性诊断心肌淀粉样变性的敏感性、特异性、阳性预测值和阴性预测值分别为80%、94%、92%和85%。

淀粉样变性发生心肌受累直接影响预后。据统计，临床发生心力衰竭症状时，约25%的心肌已经被淀粉样物质所取代，如果确诊时有明显心力衰竭表现，不经治疗，平均生存期从13个月显著缩短至4个月。早期发现，早期治疗，主要针对原发病即多发性骨髓瘤的有效治疗，可显著改善预后，对于原发性心肌淀粉样变性，心力衰竭治疗的基石为利尿治疗。回顾本例患者，临床表现为病因不明确的心功能不全，超声心动图证实为左心室壁增厚（除外高血压、肥厚型心肌病等），且心电图表现为低电压，虽然心肌磁共振检查提示钆延迟显像为心肌壁内晕状强化，此时仍应把心肌淀粉样变性作为重点鉴别，进一步完善检查。

经验与教训

此患者为老年女性，亚急性起病，临床表现为活动后胸闷、喘憋，伴双下肢水肿，提示全心功能不全，而既往无心血管疾病危险因素。在超声心动图或心肌磁共振检查证实为左心室壁增厚（除外高血压、肥厚型心肌病等），且心电图表现为低电压，应重点鉴别心肌淀粉样变性。同时合并多系统受损时，应考虑多发性骨髓瘤的可能。早期有效的化疗，包括硼替佐米或马法兰的经典治疗方案，可显著改善预后。

（邱惠）

参考文献

［1］中国医师协会血液科医师分会，中华医学会血液学分会，中国医师协会多发性骨髓瘤专业委员会. 中国多发性骨髓瘤诊治指南（2015 年修订）. 中华内科杂志，2015，54（12）：1066-1070.

［2］Mohty D，Damy T，Cosnay P，et al. Cardiac amyloidosis：Updates in diagnosis and management. Arch Cardiovasc Dis，2013，106：528-540.

［3］Fikrle M，Paleček T，Kuchynka P，et al. Cardiac amyloidosis：A comprehensive review. Coretvasa，2013，55：e 60-e 75.

病例 7 多发性骨髓瘤致心肌淀粉样变性患者 1 例

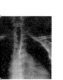

患者女性，68岁，退休。入院时间2016年5月。

病史陈述

主因活动后喘憋1年余，加重伴纳差3个月入院。

入院前1年余开始，患者无诱因出现活动后喘憋，休息10 min可好转，未重视，症状逐渐加重，3个月来患者平路行走十余米即觉喘憋，休息10 min仍可缓解，就诊于当地医院，行心电图示：心房颤动，完全性左束支传导阻滞，ST-T改变；超声心动图示：心脏增大，以心房扩大明显，左心室壁轻度增厚，左心室壁节段性运动减弱、低平，左心室整体收缩功能基本正常，少量心包积液；冠状动脉造影示：冠状动脉主干及各级分支未见明显狭窄与梗阻性病变，予抗凝、调脂、降压、利尿等治疗，症状无明显好转。2个月来活动后喘憋症状继续加重，伴纳差，食欲下降，无胸痛，夜间可平卧入睡。起病以来，患者精神、食欲差，小便量少，每日尿量约400 ml，大便2～3天1次，多为黄色稀便，近3个月体重下降约10 kg。

既往高血压病史12年，血压最高200/80 mmHg，口服厄贝沙坦150 mg每日1次、琥珀酸美托洛尔缓释片23.75 mg每日1次，血压控制于140～150/60～70 mmHg；2个月前突发言语不清，于当地医院行头颅MRI示：左侧颞枕叶急性脑梗死，双侧大脑皮质下少许急性缺血灶，双侧侧脑室旁、半卵圆中心及大脑皮质下多发腔隙性脑梗死，治疗后恢复，无脑梗死后遗症。

体格检查：脉搏68次/分，血压117/70 mmHg；结膜略苍白；颈静脉充盈；双肺呼吸音粗，未闻及干湿啰音；心率72次/分，律不齐，心音低钝、强弱不等，各瓣膜听诊区未闻及病理性杂音及心包摩擦音；腹软，肋下可及肝缘，质偏硬，脾未触及，移动性浊音（－）；双下肢轻度可凹性水肿，双足背动脉搏动对称。

入院后完善相关检查：

血常规：WBC 5.8×10⁹/L，GR 67.4%，Hb 94 g/L，PLT 89×10⁹/L。

尿常规：酮体（KET）＋，蛋白＋＋，隐血（BLD）－。

生化：ALT 6 U/L，白蛋白（ALB）28.1 g/L，Cr 87.8 μmol/L，尿素氮（Urea）9.22 mmol/L，UA 562.0 μmol/L，K⁺ 4.00 mmol/L，CHOL 6.05 mmol/L，TG 2.13 mmol/L，LDL-C 3.89 mmol/L，GLU 3.51 mmol/L。

心肌损伤标志物：cTnI 0.249 ng/ml，CK-MB 3.1 ng/ml。

NT-proBNP：17 832 pg/ml。

心电图：心房颤动，肢体导联低电压，完全性左束支传导阻滞，可见ST-T改变（图8-1）。

超声心动图：双心房内径增大，双心室内径正常，左心室射血分数正常（62%），各瓣膜无异常，左心室壁增厚，约1.45～1.79 cm，室间隔基底段约1.36 cm，室壁运动协调。肺动脉内径正常。心包腔内左心室后壁、右心房顶部、左心室侧壁分别可见0.98 cm、0.33 cm、0.53 cm液性暗区。左心室后壁房室沟处可见纤维素状强回声附着（图8-2）。

X线胸片：心影扩大（图8-3）。

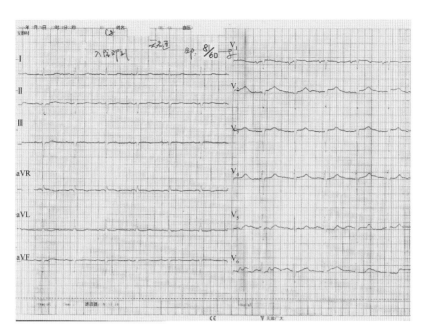

图 9-1　入院后心电图

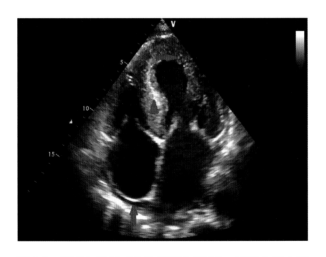

图 9-2　超声心动图（心尖四腔心切面），可见心肌内颗粒样回声（红色→）、室间隔增厚（红色▲）、心包积液（红色↑）

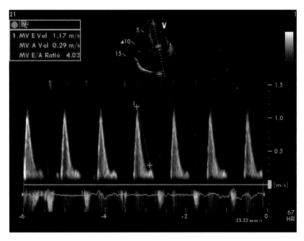

图 9-3　多普勒超声测量 E/A

峰速度（E）117 cm/s，A 峰速度（A）29 cm/s，E/A 比值 4.03，二尖瓣环室间隔侧舒张早期运动速度（e'）2 cm/s，二尖瓣环侧壁处舒张早期运动速度（e'）3 cm/s，二尖瓣环侧壁处舒张晚期运动速度（a'）1 cm/s，E/e' 比值 39（图 9-3）。

肾脏相关检查：腹部超声提示双肾回声稍增强，大小正常。监测肌酐 280～310 μmol/L；存在低蛋白血症，ALB 24～28 g/L；估算肾小球滤过率（eGFR）17.37 ml/min；24 h 尿蛋白定量 4.13 g。查免疫球蛋白、ANA、ENA 多肽谱、ANCA 正常。诊断肾病综合征，慢性肾脏病（CKD 4 期）。

患者心肾同时受累，考虑系统性疾病同时累及心肾，淀粉样变性不除外。进一步完善相关检查，于外院行心脏磁共振检查提示：双心房扩大，左心室腔不大，左心室壁各室壁增厚，以室间隔为著。左心室各节段收缩运动均明显减弱，舒张受限。延迟扫描左心室心内膜下广泛性强化。印象：心肌淀粉样变性（图9-4）。免疫鉴定系列可见λ型M蛋白。游离轻链：λ明显升高。骨髓细胞学：异常浆细胞占9%，其形态较一致，胞体小至中等大，核染色质较疏松、部分细胞可见核仁，胞质量少或中等量；考虑浆细胞系统恶性疾病。骨髓流式细胞学：2.26%细胞（占全部有核细胞，占浆细胞78.76%）为恶性浆细胞。背部皮肤活检提示局灶性刚果红染色阳性，不除外淀粉样变性（图9-5）。全身扁骨片及全身正电子发射计算机断层成像（PETCT）未见骨质破坏征象。

根据上述结果，患者诊断系统性免疫球蛋白轻链淀粉样变性，限制型心肌病（心肌淀粉样变性），全心功能不全，心功能Ⅳ级（NYHA分级），肾病综合征，慢性肾功能不全（CKD4期）。给予利尿、β受体阻滞剂抗心力衰竭治疗及抗感染、平喘、输注白蛋白、引流胸腔积液等对症治疗后心力衰竭症状控制、水肿好转。患者出院至外院血液科专科治疗原发病。

转归及随访

患者于外院血液科接受来那度胺、硼替佐米等药物治疗，9个月后因心力衰竭、肺部感染死亡。

讨论

本例患者以心力衰竭表现起病，发病过程隐匿，经检查发现合并肾脏疾病，既往无心血管疾病病史。患者心脏病变符合限制型心肌病表现，限制型心肌病是以舒张功能异常为特征，表现为限制性充盈障碍的心肌病；其左右心室功能均可受损，使得双心室充盈压明显升高，进而引起左心衰竭及右心衰竭。限制型心肌病可分为原发性及继发性，继发性病因有淀粉样变性、结节病、血色病、Fabry病、糖原累积病、高嗜酸细胞综合征、类癌心脏病、放射性及药物性（蒽环类毒性作用）等。患者肾脏病变诊断肾病综合征，肾病综合征病因亦可分为原发性及继发性，其中继发性病因有糖尿病肾病、淀粉样变性、过敏性紫癜肾炎、乙型肝炎相关性肾小球肾炎、系统性红斑狼疮肾炎、淋巴瘤或实体肿瘤性肾病等。患者心肾病变与心功能不全累及肾或肾功能不全累及心的表现均不符，以"一元论"的诊断思路应考虑存在系统性疾病同时累及心肾；而可同时导致

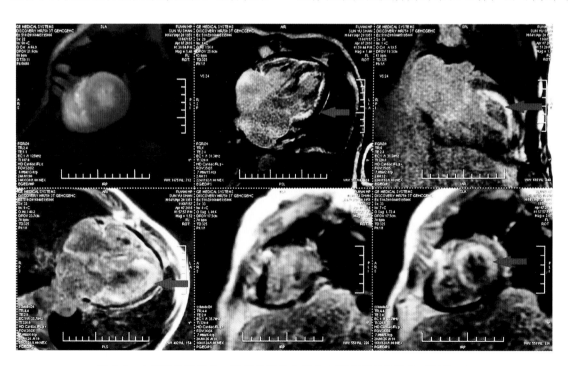

图 9-4　心脏磁共振影像：延迟扫描左心室心内膜下广泛性强化（红色←）

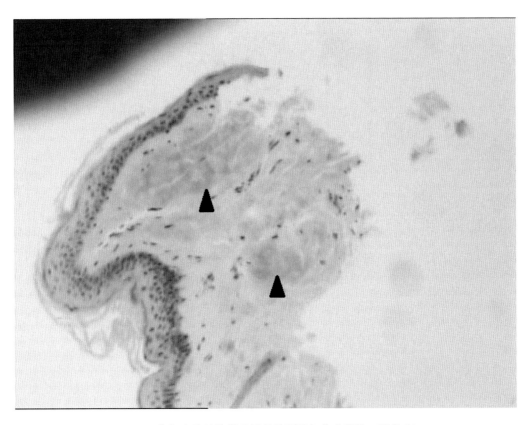

图 9-5 背部皮肤活检提示局灶性刚果红染色阳性（黑色▲）

限制型心肌病及肾病综合征的系统性疾病在老年人中以淀粉样变性最为常见。

淀粉样变性可累及心肌、肾、神经系统、骨髓、舌等多处组织器官。其中心肌淀粉样变性最常见表现即为限制型心肌病；其次为收缩功能不全引起的充血性心力衰竭，通常是病程晚期；亦可导致心脏电激动形成和传导异常引发的心律失常及直立性低血压[1]。心肌淀粉样变性超声心动图典型表现为室壁增厚，心室腔缩小，双心房扩大，室间隔增厚，增厚的心壁呈闪烁的颗粒状结构；其心肌磁共振表现为双心房增大，左心室室壁和室间隔增厚，延迟钆显像示弥漫性心内膜和室间隔延迟性强化，延迟强化可以是颗粒样或斑片状[2]。该患者的相关影像学表现较为典型。淀粉样变性诊断主要依赖骨髓、肾、腹壁脂肪、舌等受累组织病理学检查，以淀粉样蛋白质刚果红染色阳性为特征性表现。本病例通过皮肤活检证实存在淀粉样变性。淀粉样变性中的淀粉样物质可以由免疫球蛋白轻链、甲状腺转运蛋白等

蛋白物质组成，故淀粉样变性可以由恶性浆细胞病引起（包括系统性轻链型淀粉样变性、多发性骨髓瘤等）[3-4]。本病例通过骨髓细胞学等血液系统相关检查考虑诊断系统性轻链型淀粉样变性。

系统性轻链型淀粉样变性是一种比较少见的恶性浆细胞疾病，亦是临床最常见的一种系统性淀粉样变性，常累及患者肾、心、肝、胃肠道、肺、骨、免疫系统、中枢或周围神经及软组织（包括舌、皮下脂肪）等多个脏器，严重者出现尿毒症、心力衰竭或猝死，病情重，进展快，治疗困难，病死率高。治疗方案主要为化疗，包括硼替佐米、来那度胺和沙利度胺等新药的方案都表现出了一定的疗效，而以马法兰为主的方案在临床中也有其应用价值；如有条件进行造血干细胞移植治疗则可有效改善预后。如合并心功能不全、感染等给予抗心力衰竭、抗感染等对症治疗。但患者一旦出现 NT-proBNP、肌钙蛋白升高等心脏受累征象则生存期明显缩短，提示预后

不佳；而一旦出现心、肾严重受累也往往失去了进行造血干细胞移植的机会[5]。

经验与教训

以心肾联合损害为表现时要考虑到是否存在系统性疾病。应重视心肌淀粉样变性的无创检查特征性改变（心电图肢体导联低电压、胸导联R波递增不良等；超声心动图左心室肥厚、限制性舒张功能障碍、心肌内颗粒样回声等）。系统性淀粉样变性患者出现NT-proBNP、心肌标志物升高，提示预后不佳。

（张侃　孙颖）

参考文献

［1］嵇成锋. 心脏淀粉样变性临床分析. 医学信息（上旬刊），2011，（01）：163-164.

［2］赵蕾，田庄，方全，等. 心肌淀粉样变性临床特点及影像学特征. 中华心血管病杂志，2015，43（11）：960-964.

［3］Shah KB，Inoue Y，Mehra MR. Amyloidosis and the heart：a comprehensive review. Arch Intern Med，2006，166（17）：1805-1813.

［4］Falk RH，Dubrey SW. Amyloid heart disease. Prog Cardiovasc Dis，2010，52（4）：347-361.

［5］中国系统性淀粉样变性协作组；国家肾脏疾病临床医学研究中心. 系统性轻链型淀粉样变性诊断和治疗指南. 中华医学杂志，2016，96（44）：3540-3548.

病例 10 淋巴瘤化疗后顽固性心力衰竭患者 1 例

患者女性，36 岁，大学教师，于 2010 年 2 月入院。

病史陈述

主因无痛性颈部淋巴结肿大 8 个月，喘憋 1 个月入院。

患者入院前 8 个月无意间发现右侧锁骨上孤立性肿物，大小约 4 cm×2 cm，无红、肿、热、痛等不适症状，经我院血液科穿刺活检，诊断为"霍奇金淋巴瘤"（结节硬化型，Ⅲ期 A）。于我院血液科住院，给予标准的 ABVD 化疗方案：表柔比星/博来霉素/长春新碱/达卡巴嗪，及辅助治疗；化疗前监测血常规，心电图，胸片及肝、肾功能等指标，均正常。此后患者接受标准疗程、标准剂量的 ABVD 方案化疗近 7 个月。化疗过程顺利，患者无胸闷、气短等不适症状，系列

监测心电图、胸片检查均正常。患者入院前 1 个月无任何诱因开始出现喘憋、活动后加重；不能平卧，为进一步治疗入院。既往体健，否认高血压、糖尿病史，否认慢性疾病史，否认家族同类病史及遗传病史。

体格检查：血压 90/60 mmHg，神清、精神差，未触及颈部肿大淋巴结；双肺可闻及少量湿啰音，下肺呼吸音低；心界向左下扩大，心率 136 次/分，心律齐，心音极低钝，可闻及奔马律，未闻及病理性杂音。腹平软，肝脾未触及，双下肢不肿。

完善相关辅助检查：

心电图：化疗前心电图示窦性心律，大致正常心电图（图 10-1）。化疗结束时心电图示窦性心律，肢体导联低电压（图 10-2）。入院心电图示窦性心律，一度房室传导阻滞（AVB），T 波

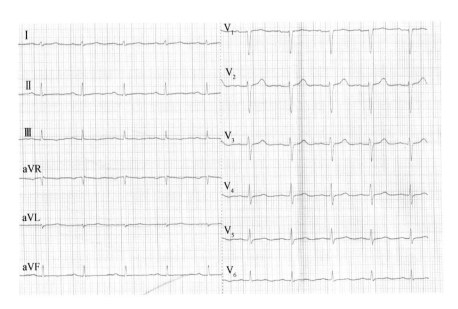

图 10-1 化疗前心电图，窦性心律，大致正常心电图

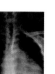

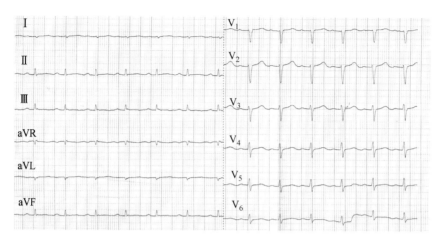

图 10-2　化疗结束时（开始化疗后 7 个月）心电图：窦性心律，肢体导联低电压

改变、肢体导联低电压（图 10-3）。

超声心动图：左心房、左心室内径增大（LA 45.2 mm，LVEDD 61.7 mm），左心室射血分数减低（LVEF 37%），左心室整体室壁运动减低（图 10-4）。

胸片：化疗前胸片示心胸比 0.4（图 10-5），入院胸片与图 10-5 比较，心影明显扩大，伴胸腔积液（图 10-6）。

根据患者病史、症状和辅助检查，初步诊断：心肌病变？心脏扩大原因待查，心功能不全（NYHA Ⅲ级）；霍奇金淋巴瘤，结节硬化型（Ⅲ期 A）。

诊治及病情演变经过

入院后考虑患者存在的主要问题是心脏扩大、

心力衰竭。进一步检查以提供更多临床信息：病毒九项、柯萨奇病毒、EB 病毒、巨细胞病毒均阴性。风湿免疫筛查：ANA 系列、ANCA、抗链 O、类风湿因子均阴性。ALT 98 U/L，Cr 110.7 μmol/L，TnT＜0.05 ng/ml，高敏 C 反应蛋白（hs-CRP）7.41 mg/L；BNP 716 pg/ml↑。

入院后治疗包括①维持水、电解质、酸碱平衡；②改善心力衰竭血流动力学的治疗：洋地黄类强心药毛花苷 C（西地兰），血浆＋静脉利尿剂；③改善心力衰竭预后的治疗：因患者血压偏低未给予 ACEI/ARB 类药物，β受体阻滞剂小剂量试用后因症状加重而停用；④其他辅助治疗：抗感染、营养支持等。经上述处理，患者症状一度好转出院。

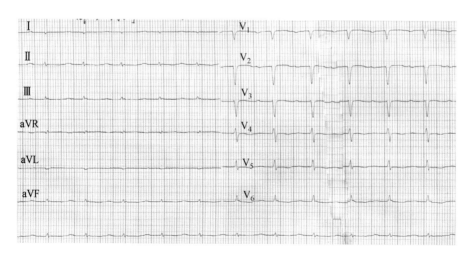

图 10-3　入院心电图（开始化疗后 8 个月）：一度 AVB，T 波改变、肢体导联低电压

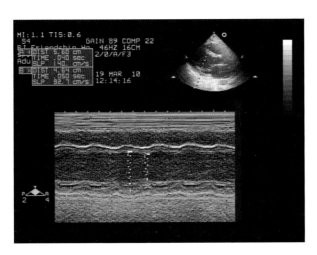

图 10-4 超声心动图：左心房、左心室扩大，室壁运动幅度减低

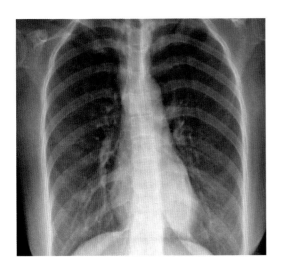

图 10-5 化疗前胸片，心胸比 0.4

此后患者反复出现明显而严重的喘憋，不能平卧，颜面、下肢高度水肿，胸腔积液，腹水；并因此症状再次住院。住院期间，心电图出现二度 AVB 与窦性心动过速（伴一度 AVB）交替出现（图 10-7）；腹部 B 超：盆腔积液。修正诊断：心肌病变（药物损伤可能性大），心脏扩大，心律失常，窦性心动过速，阵发性二度 AVB，心功能Ⅳ级（NYHA 分级）；霍奇金淋巴瘤 结节硬化型（Ⅲ期 A）。

考虑到患者存在淋巴瘤的基础疾病，心力衰竭的治疗未给予器械辅助及心脏再同步化治疗，以积极、充分的药物治疗为主，包括拟肾上腺素

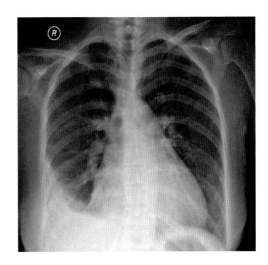

图 10-6 入院时胸片（开始化疗后 8 个月）：心影扩大，心胸比 0.6，右侧胸腔积液

类强心药、磷酸二酯酶抑制剂（米力农）和重组人脑钠肽（奈西利肽）等，症状无任何好转、心功能逐步恶化至不能控制；经过约 2.5 个月治疗，最终因顽固性心力衰竭死亡。

讨论

本病例特点：青年女性，既往体健，淋巴瘤病史；化疗前心脏检查结果正常，全部化疗结束半个月后出现典型心力衰竭表现，经过 2.5 个月强化抗心力衰竭治疗，心功能难以逆转，病情持续加重恶化，最终死亡。

既往无任何心脏病史的青年女性患者，出现心脏扩大和心力衰竭，应当鉴别病因。首先由病史和辅助检查，可以除外常见原因导致的心力衰竭，如既往存在的心肌病、冠心病、高血压性心脏病、心脏瓣膜疾病等。还可除外以下一系列原因：①病毒性心肌炎：患者无典型的发病史，且此次 CK-MB、TnT 均阴性；血液病毒学检查结果均阴性。②免疫疾病相关心肌损害：初步筛查的主要免疫学指标均阴性，且无免疫疾病的其他相关症状。病程特征及实验室检查结果可鉴别。③淋巴瘤心脏转移：常累及心包（积液、心包增厚）、心脏占位，右心多见，导致心力衰竭的病例极少见。④心脏原发性淋巴瘤：罕见，可累及心脏任何部位，右心房最多见，影像学诊断可鉴

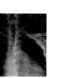
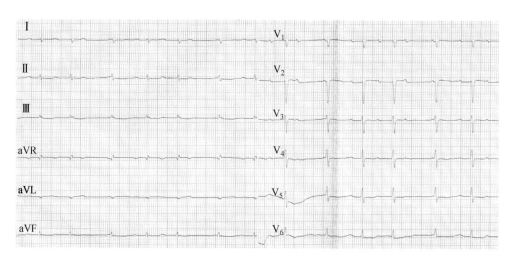

图 10-7　住院期间（开始化疗后 11 个月）心电图：阵发性二度 AVB

别。综上所述，患者既往无心脏病史；第一次化疗结束时，心脏检查结果均正常，全部化疗结束后出现的心脏扩大和心力衰竭，考虑其病因与化疗药物的应用相关。

本病例诊治过程相对简单，类似病例报道并不少见，但为临床实践提出了严肃的问题，值得我们认真思考：目前肿瘤发病率越来越高，新药品的研发层出不穷，在肿瘤化疗中应当高度警惕药物相关性心脏损害。药物性心脏损害常常是不可逆的，与药物累计剂量明确相关，后果可能非常严重，且不易治疗。

药物性心肌损害的常见机制包括：①中毒性损伤：抗精神病药物、抗肿瘤药物、H_2 受体拮抗剂、自然界中存在的生物毒素。②过敏性损伤：过敏反应引起的心肌炎症，以小血管为中心的嗜酸性粒细胞性血管炎及嗜酸性粒细胞、单核细胞浸润。③抑制心肌收缩，心室应激性增高：抗抑郁药、某些抗心律失常药（如 β 受体阻滞剂、钙通道阻滞剂具有负性肌力作用）。

结合本病例患者，属于抗肿瘤药物（包括表柔比星/博来霉素/长春新碱/达卡巴嗪）引起心脏中毒性损伤，机制可能是由于心肌细胞自由基的产生、钙超载等原因，导致药物在体内蓄积[1]、线粒体、微粒体脂质过氧化，对心肌细胞产生损伤作用。早在 20 世纪 60 年代应用蒽环类药物以来，已发现它与心肌病变的发生密切相关。Lefrak 等报道了应用阿霉素治疗 399 例乳腺癌患者的情况，发现阿霉素剂量大于 550 mg/m^2 时，心力衰竭发生率为 30%，应用小剂量时，心力衰竭发生率较低，从而引入药物安全累计剂量阈值的概念[2]。本例患者所用方案中主要心脏毒性药物为表柔比星，尽管其心脏毒性较阿霉素低，引起心脏毒性的平均剂量为 935 mg/m^2，而阿霉素为 468 mg/m^2。新英格兰杂志发表了关于霍奇金淋巴瘤预后的研究，结果显示：经标准化治疗 5 年生存率可达到 80%～90%，ABVD 方案首选。而霍奇金淋巴瘤患者死于治疗相关并发症的例数远远超过原发病本身，比如常见的继发性肿瘤、血液系统疾病（骨髓增生异常综合征、急性髓细胞性白血病）、心脏损害等[3]。

化疗是肿瘤治疗的重要方法，临床工作中应该高度重视化疗药物的潜在心脏毒性。化疗前、中、后监测心功能在临床上有着重要的意义。目前临床上常用的监测手段有：心肌肌钙蛋白、脑钠肽（BNP）、心电图、超声心动图、心脏核素等。Towns[4] 等进行了降低化疗药物心脏毒性的回顾性研究，证实进行预防是有效的方法，常见的预防措施包括①运用聚乙二醇脂质体药物传输系统；②蒽环类似物中选择心脏毒性小的药物如表柔比星；③每周低剂量以及延长持续滴注时间（24～96 h）；④必要时加用心脏保护剂，如钙通道阻滞剂等；⑤限制总剂量尤为重要。此外基因检测可能早期发现更容易出现药物相关心脏毒性的患者。

因此，关于药物性心脏损害治疗，重点在于预防，尽早识别高危患者；用药前进行心脏评估，优化用药种类和方案；用药后严密监测心脏相关指标，一旦出现相关损害，积极治疗和尽早稳定心脏状态。

经验与教训

化疗在肿瘤治疗中起到重要作用，应该意识到化疗药物同时具有一定的潜在心脏毒性。化疗药物对心脏有多种损害机制及不同临床表现，对患者的生存和预后有着明显影响。化疗药物所致心脏毒性，一旦在临床上出现明显的心肌病变，预后极差，病死率高。因此，在肿瘤的化疗过程中应当有效地监测患者的心脏功能，预防患者的心功能出现过度下降，早期发现并积极治疗，避免造成严重不良后果。

（公绪合　赵树梅）

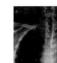

参考文献

［1］Castel M，Despas F，Modesto A，et al. Cardiotoxicity of chemotherapies. Presse Med，2013，42（1）：26-39.

［2］Lefrak EA，Pitha J，Rosenheim S，et al. A clinicopathologic analysis of adriamycin cardiotoxicity. Cancer，1973，32（2）：302-314.

［3］Armitage JO. Early-stage Hodgkin's lymphoma. N Engl J Med，2010，363（7）：653-662.

［4］Towns K，Bedard PL，Verma S. Matters of the heart：cardiac toxicity of adjuvant systemic therapy for early-stage breast cancer. Curr Oncol，2008，15（Suppl 1）：S16-29.

病例 10　淋巴瘤化疗后顽固性心力衰竭患者 1 例

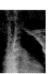
病例 11　年轻患者酒精性心肌病 1 例

患者男性，38 岁，公司职员，2008 年 10 月入院。

病史陈述

主因间断咳嗽、胸闷 8 个月，加重 1 周入院。

患者入院前 8 个月无诱因出现咳嗽、胸闷，多于活动时出现，偶有咳痰，自服感冒药（具体药物不详），未见好转。入院前 3 个月胸闷、咳嗽症状加重，平卧时尤为明显，伴发热，最高体温 39℃，就诊于我院急诊，胸片示心影增大，予抗感染治疗。输液过程中胸闷、憋气突然加重，考虑急性心力衰竭发作，予利尿等药物治疗后好转。此后患者上述症状间断发作，活动耐力下降，上 3 层楼即出现喘憋，停下休息可缓解，无咯血、胸痛，无肩部放射痛，无大汗、黑矇等不适。入院前 1 周上述症状加重，伴夜间憋醒，不能左侧卧位，伴双下肢水肿；坐起后胸闷、憋气症状可好转；为进一步诊治入院。

既往史：平素血压正常，偶于饮酒后出现血压升高 4 年，最高血压 180/130 mmHg，未治疗；否认冠心病、糖尿病、脑血管病变，否认慢性支气管炎等病史。生于并久居北京；吸烟 10 余年，每日 10 余支左右；饮白酒史 18 年，4 次/周左右，5～8 两/次，至今未戒酒。否认家族遗传病史及同类病史。

体格检查：体温 36.2℃，呼吸 16 次/分，脉搏 87 次/分，血压 120/70 mmHg，身高 170 cm，体重 78 kg，BMI 27 kg/m²。神清，精神可，口唇无发绀，未见颈静脉怒张及颈动脉异常搏动。双肺呼吸音粗，双肺底可闻及湿啰音。心尖搏动最强位于左侧第 5 肋间锁骨中线外 2.5 cm，范围约 2 cm；心界向左侧扩大；心率 87 次/分，律齐，各瓣膜听诊区未闻及病理性杂音，未闻及额外心音及心包摩擦音。腹平软，肝脾肋下未触及，双下肢轻度水肿。

入院后完善辅助检查：

血液学指标：TnT 正常，BNP 681 pg/ml↑，ALT 34 U/L，Cr 105 μmol/L，ESR 6 mm/h，血糖、血脂正常。

心电图：窦性心律，心率 75 次/分，V_1～V_4 导联 T 波倒置（图 11-1）。

胸片：左侧心缘饱满（图 11-2）。

超声心动图：LA 40.7 mm，LVEDD 66.7 mm，LVEF 28%，左心房、左心室内径增大，左心室射血分数减低；左心室整体运动减弱（图 11-3）。

根据患者病史、症状、体征及辅助检查结果，初步诊断考虑：扩张型心肌病，心功能Ⅲ级（NYHA 分级），给予对症处理。

诊治及病情演变经过

患者入院后间断发作胸闷、气短等症状，考虑与心功能不全有关，进一步进行心肌核素检查，结果显示：心腔扩大，放射性分布不均匀，心尖部稀疏、缺失，结论：左心室心肌血流灌注下降，心尖部为著，心腔扩大，考虑为扩张型心肌病所致（图 11-4）。

入院后给予强心、利尿、扩血管药物治疗：阿司匹林 100 mg 每日 1 次，地高辛 0.125 mg 每日 1 次，氢氯噻嗪 25 mg 每日 1 次；并给予抗心力衰竭"金三角"药物治疗以改善心肌重构，改善患者预后：比索洛尔 2.5 mg 每日 1 次，培哚普利 4 mg 每日 1 次、螺内酯 20 mg 每日 1 次。同

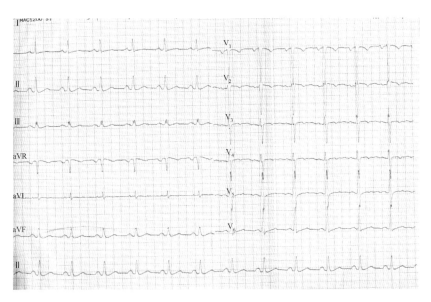

图 11-1　入院时心电图：窦性心律，V_1～V_4 导联 T 波倒置

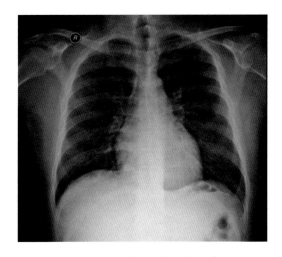

图 11-2　胸片：左侧心缘饱满

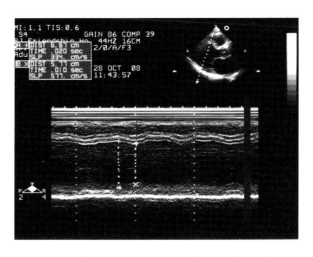

图 11-3　超声心动图：LVEDD 扩大，LVEF 减低

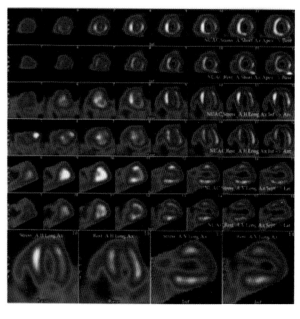

图 11-4　入院时心肌核素显像：放射性分布不均匀，心尖部稀疏、缺失

时嘱患者严格戒酒，低盐低脂饮食。

经上述治疗，患者胸闷、气短症状明显改善，可平卧，住院 10 天带药出院。

随访及转归

患者出院后坚持戒酒，药物治疗上比索洛尔逐渐加量至 5 mg 每日 1 次，并加用曲美他嗪

20 mg 每日 3 次口服。1 年后随访时，患者无胸闷、气短等症状，活动耐力正常，可正常工作、生活。

出院 1 年时复查心肌核素显像，结果显示心肌放射性分布均匀，未见分布缺失（图 11-5）；复查超声心动图显示，心腔内径、射血分数恢复正常（LVEDD 49.8 mm，LVEF 69％），左心室各室壁节段运动协调（图 11-6）；心电图 $V_1 \sim V_3$ 导联 T 波完全直立。患者获得了临床治愈。

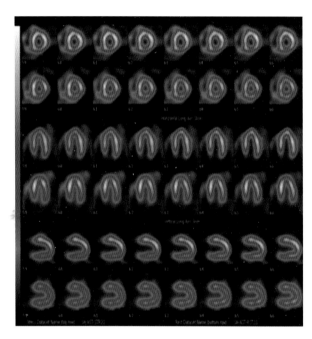

图 11-5 1 年后复查心肌核素显像，心肌放射性分布均匀，未见分布缺失

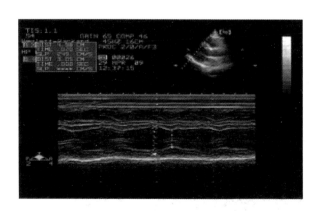

图 11-6 超声心动图：心腔内径、射血分数恢复正常（LVEDD 49.8 mm，LVEF 69％），左心室各室壁节段运动协调

讨论

本病例特点：①青年男性；②既往体健，无心血管疾病危险因素和心脏病史；③本次入院表现为心脏扩大、心力衰竭的症状和体征；④辅助检查证实心脏扩大，心功能不全，心肌核素分布异常。结合病史及患者特点，诊断考虑：扩张型心肌病，心功能Ⅲ级（NYHA 分级），入院予强心、利尿、改善心脏重构药物治疗后，症状明显改善出院。

对于年轻、心脏扩大及心功能不全的患者，应当首先鉴别病因。显然，引起心力衰竭的常见病因多被排除在外，如高血压病、心脏瓣膜疾病等，心肌核素结果未提示与冠状动脉供血相关的节段性放射性分布稀疏，故缺血性心肌病的诊断暂不考虑；因此初步诊断：扩张型心肌病，心功能Ⅲ级（NYHA 分级）。结合患者长期大量饮酒的病史，推测心脏扩大、心力衰竭的病因不能除外酒精所致。

出院后患者经过严格戒酒、正规抗心力衰竭治疗，症状完全缓解；心功能恢复正常，心脏结构"逆重塑"、恢复正常的大小及几何形态。除戒酒外，无其他病因干预的情况下，心脏大小及功能完全恢复，获得了临床治愈；从这个角度佐证患者的心脏扩大与长期酒精影响的关系。

随着经济发展，酒精中毒引起的各类疾病也随之而来，酒精性心肌病是现代心血管领域一种日益增多的疾病，其发病及治疗也越来越受到人们的重视。酒精性心肌病多发生于 30～55 岁的男性，与长期大量的酒精摄入有密切关系，酒精摄入导致心脏扩大，关于酒精摄入量和摄入时间的定义国内外存在差异：我国学者认为 10 年以上过度嗜酒史，乙醇量 125 ml/d，即啤酒 4 瓶或白酒 150 g；而美国和欧洲心脏协会定义大于 80 g/d，至少 5 年[1]。

酒精性心肌病具有发病率高、预后差的特点，是继发性扩张型心肌病之一，早期不易发现，容易被误诊，出现扩张型心肌病的一系列临床表现：心脏增大，收缩功能减低，心律失常等。人们对其确切发病机制仍然认识不足，目前认为与下列几方面因素有关①氧化应激，氧化物增多，破坏细胞内大分子物质；②钙稳态失衡，引起心肌能量代谢紊乱，细胞器功能障碍，线粒体发生损伤；③诱导细胞凋亡、心肌重构、心肌纤维化；④肾素-血管紧张素系统激活，尤其是酒精诱导心脏组织血管紧张素Ⅱ（AngⅡ）及其Ⅰ型受体（ATⅠ）的表达以及功能上调，并伴随着显著的心肌细胞氮氧化物（NOX）激活、氧化损伤、细胞凋亡、炎症和纤维化反应，从而认为AngⅡ/ATⅠ调控的蛋白激酶C（PKC）/NOX信号传导途径是酒精性心肌病发生发展的关键分子机制[2]。

酒精性心肌病的治疗方面，除了戒酒作为关键治疗之外，目前研究认为ACEI类药物可以改善酒精性心肌病预后，而对于β受体阻滞剂和螺内酯，虽然也有可能获益，但目前仍然缺乏相关的研究证据[3]。另外，曲美他嗪作为一种能量代谢作用药物，建议长期应用，对酒精性心肌病患者的心肌细胞过氧化和重构能够起到积极保护作用[4]。

最新关于酒精性心肌病分子层面的研究发现miRNA-9可能通过影响钾离子通道影响酒精的耐受性，开启酒精引起相关疾病研究的新思路。酒精可以使一些特异的miRNAs发生改变，从而对靶基因调控失衡，最终导致细胞功能异常，在酒精性心肌病患者中筛查近2000种人类miRNAs，发现其中有21种基因表达异常[5]，可以对筛选出的21个异常表达基因进行深入研究，有望通过基因对酒精性心肌病进行靶向治疗。

经验与教训

随着经济发展，酒精中毒引起的各类疾病随之而来，酒精性心肌病的发病及治疗应该引起我们足够重视。酒精性心肌病属于一种可逆的心肌病，其治疗关键在于尽可能更早地彻底完全戒酒。该病例患者戒酒后病情可自行缓解或痊愈，戒酒1年时间内，心脏结构和功能显著改善，佐证了酒精性心肌损害的诊断；同时也显示了酒精性心肌病早期诊断、戒酒的良好预后。

（公绪合　赵树梅）

参考文献

[1] Fauchier L，Babuty D，Poret P，et al. Comparison of long-term outcome of alcoholic and idiopathic dilated cardiomyopathy. Eur Heart J，2000，21（4）：306-314.

[2] Tan Y，Li X，Prabhu SD，et al. Angiotensin Ⅱ plays a critical role in alcohol-induced cardiac nitrative damage，cell death，remodeling，and cardiomyopathy in a protein kinase C/nicotinamide adenine dinucleotide phosphate oxidase-dependent manner. J Am Coll Cardiol，2012，59（16）：1477-1486.

[3] Guzzo-Merello G，Cobo-Marcos M，Gallego-Delgado M，et al. Alcoholic cardiomyopathy. World J Cardiol，2014，6（8）：771-781.

[4] Di Napoli P，Taccardi AA，Barsotti A. Long term cardioprotective action of trimetazidine and potential effect on the inflammatory process in patients with ischaemic dilated cardiomyopathy. Heart（British Cardiac Society），2005，91（2）：161-165.

[5] Jing L，Zhou LJ，Li WM，et al. Carnitine regulates myocardial metabolism by Peroxisome Proliferator-Activated Receptor-alpha（PPARalpha）in alcoholic cardiomyopathy. Med Sci Monit，2011，17（1）：Br1-9.

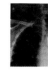

病例 12　青年女性围产期心肌病 1 例

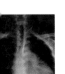
患者女性，29 岁，无业，2016 年 10 月入院。

病史陈述

患者主因间断喘憋 2 周，产后加重 5 日入院。

患者于入院前 2 周（孕 37 周）无诱因出现胸闷、喘憋，伴乏力，双下肢水肿，夜间不能平卧，于当地妇幼保健院孕检，间断予吸氧等对症治疗。入院前 5 天（2016-10-8）患者因"瘢痕子宫，胎膜早破"于当地妇幼保健院行急诊剖宫产术产一男婴，术中患者因胎盘低置及胎盘粘连，予人工剥离胎盘，术中出血 1200 ml，当地医院予输注悬浮红细胞 4 U，晶体液 2000 ml，胶体液 500 ml，血浆 400 ml 等扩容治疗后，患者尿量明显减少，予呋塞米（速尿）20 mg 利尿后 24 h 尿量 650 ml。此后患者胸闷、喘憋症状加重，伴咳嗽，不能平卧，当地医院查体：血压 160/90 mmHg，心率 109 次/分，血氧饱和度 92%，化验检查 D-二聚体 4290 ng/ml↑，BNP 584 pg/ml↑，考虑诊断：急性心力衰竭、不典型羊水栓塞不除外，于 2016 年 10 月 12 日转至我院急诊。急诊经产科医师会诊后除外羊水栓塞，考虑诊断：急性心力衰竭，围产期心肌病，肺部感染，予盐酸莫西沙星 400 mg 抗感染、呋塞米 20 mg 利尿及平喘等对症治疗，患者症状稍缓解，于 2016 年 10 月 13 日入心内科治疗。既往患者于 2006 年行剖宫产术产 1 女婴。此次妊娠期间诊断为妊娠期高血压症，子痫前期（重度）。否认既往高血压、糖尿病、心脏病史，否认肺部疾病、下肢静脉血栓病史。

体格检查：身高 165 cm，体重 68.8 kg，BMI 25.27 kg/m²，体温 36.3℃，血压 120/81 mmHg，

心率 92 次/分，呼吸 18 次/分。神清，精神弱。双肺呼吸音粗，双下肺呼吸音减低，可闻及散在湿啰音。心界稍扩大，心律齐，心音正常，无 P2 增强，各瓣膜区未闻及杂音及额外心音。腹软，腹部可见剖宫产手术切口，脐周散在妊娠纹，全腹无压痛。双下肢轻度可凹性水肿。

入院辅助检查：

血常规：WBC 10.6×10⁹/L↑，GR 72.3%；Hb 95 g/L↓，PLT 277×10⁹/L。

尿常规：潜血阴性，尿蛋白阴性。

血生化：Cr 48 μmol/L，ALT 14 U/L，ALB 30.1 g/L↓，K⁺ 4.05 mmol/L，Na⁺ 138.9 mmol/L。

DIC 初筛：凝血酶原时间（PT）12.10 s，凝血酶原活动度（PTA）88.70%，活化部分凝血活酶时间（APTT）25.10 s，D-二聚体 11.70 mg/L↑，纤维蛋白降解产物（FDP）26.60 mg/L↑。

血气分析（吸氧时）：pH 7.40，PaO₂ 119.80 mmHg，SO₂ 96.80%。

NT-proBNP 2092 pg/ml↑。

心肌损伤标志物：TnI 0.01 ng/ml，TnT＜0.010 ng/ml。

入院心电图（图 12-1）：窦性心律，Ⅲ导联可见 Q 波，吸气相消失。

胸片（图 12-2）：两肺炎性病变性质待定，肺淤血不除外；心影增大；双侧胸膜病变不除外。

超声心动图（图 12-3）：LA 35.4 mm，LVEDD 54.9 mm，LVEF 51%，估测肺动脉压（SPAP）略高，31.63 mmHg。左心室内径增大，左心室射血分数减低，左心室整体室壁运动略减弱。心包腔内可见少量心包积液液性暗区；左心

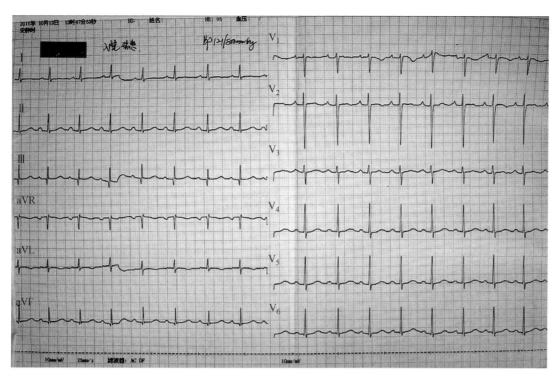

图 12-1 入院心电图（2016 年 10 月 13 日）：窦性心律，Ⅲ导联可见 Q 波，吸气相消失

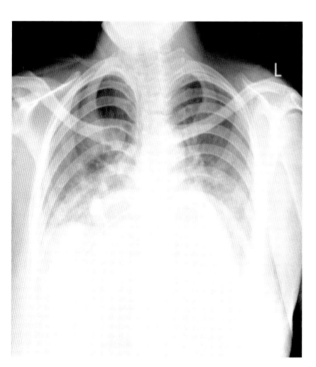

图 12-2 入院胸片（2016 年 10 月 13 日）：两肺炎性病变性质待定，肺淤血不除外；心影增大；双侧胸膜病变不除外

室下壁 4.8 mm。左侧胸腔内可见液性暗区 44.7 mm。

胸部 B 超：双侧胸腔积液，左侧积液最深 47 mm，右侧最深 27 mm。

双下肢动静脉超声：双下肢动、静脉血流通畅。

根据上述病史、症状及辅助检查结果，入院诊断：围产期心肌病，急性心力衰竭，心功能Ⅳ级（NYHA 分级），妊娠期高血压病，子痫前期（重度），肺部感染，双侧胸腔积液，心包积液（少量），贫血（轻度），剖宫产术后。

诊治及病情演变经过

入院后考虑患者胸闷、喘憋需与以下疾病鉴别：①妊娠期高血压性心脏病；②羊水栓塞；③肺血栓栓塞。入院后请产科医师会诊，考虑患者非高龄产妇，无胎膜早剥、胎儿窘迫等羊水栓塞危险因素，无明显肺动脉高压、过敏性休克、弥散性血管内凝血等病理表现，不考虑羊水栓塞，患者 D-二聚体及 FDP 升高考虑与妊娠期高凝状态有关。患者双下肢血管超声无下肢静脉血栓，血气无低氧血症，可除外肺血栓栓塞。患者此次妊娠虽患有妊高征及子痫前期，

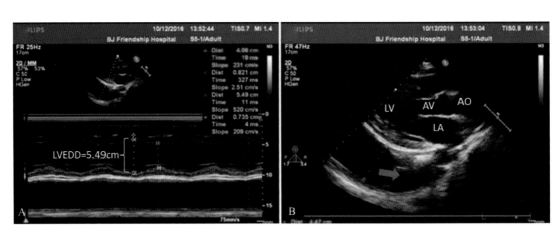

图 12-3 超声心动图（2016 年 10 月 13 日）：**A.** LVEDD 54.9 mm，左心室扩大；**B.** 红色箭头所指为左侧胸腔可见液性暗区 44.7 mm

但妊娠晚期血压控制好，无明显蛋白尿，故可排除妊娠期高血压性心脏病。因患者既往无器质性心脏病及心力衰竭病史，于妊娠最后 1 个月内出现心力衰竭，超声心动图提示左心房、左心室增大，左心室收缩功能减退，故考虑诊断围产期心肌病。

治疗策略包括以下几方面：①以急性心力衰竭药物治疗为主，缓解症状，改善预后；②监测血压；③抗感染治疗纠正肺部感染；④产褥期产科对症治疗。入院后我科监测患者血压及液体出入量，予氢氯噻嗪 25 mg 每日 1 次利尿，予螺内酯 20 mg 每日 1 次、培哚普利 2 mg 每日 1 次改善心室重构，同时予患者盐酸莫西沙星抗感染及益母草调经活血等对症治疗。2016 年 10 月 14 日患者胸闷、喘憋症状明显缓解，24 h 液体总入量 1130 ml，出量 1500 ml，NT-proBNP 降至764 pg/ml。患者因个人原因于 2016 年 10 月 15 日要求自动出院，出院查体：血压 110/73 mmHg，心率 78 次/分。双下肺湿啰音较前减少，双下肢无水肿。建议患者院外螺内酯 20 mg 每日 1 次及培哚普利 2 mg 每日 1 次维持治疗。

转归及随访

出院 10 天（2016 年 10 月 25 日）至我院复诊，患者已无胸闷、喘憋症状，夜间平卧入睡。复查胸片（图 12-4）与入院胸片相比，两肺炎性病变、肺水肿及双侧胸腔积液均消退，心影无增大。

患者出院 2 个月（2016 年 12 月 10 日）至我院复查超声心动图示：LA 42.8 mm，LVEDD 58.1 mm，LVEF 44%，左心房、左心室较入院时增大，左心室射血分数减低，左心室整体室

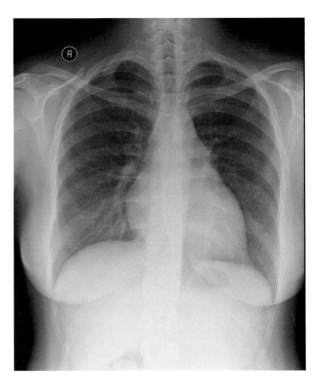

图 12-4 出院后胸片（2016 年 10 月 25 日）：与入院时胸片相比，两肺炎性病变、肺水肿及双侧胸腔积液均消退，心影无增大

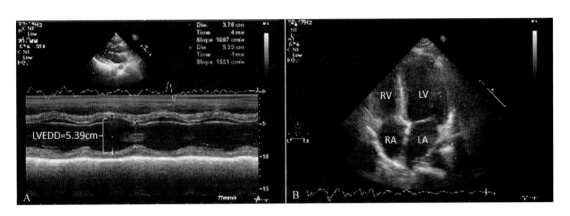

图 12-5 复查超声心动图（2017 年 4 月 28 日）**A.** LVEDD 53.9 mm，较前减小；**B.** 心尖四腔心切面

壁运动减弱。患者无心力衰竭症状，继续予患者口服螺内酯 20 mg 每日 1 次、培哚普利 2 mg 每日 1 次治疗。

患者出院 6 个月后（2017 年 4 月 28 日）至我院复诊，已恢复正常生活，日常体力活动无受限，可步行超过 1 km 及从事正常家务劳动。复查超声心动图示：LA 30.2 mm，LVEDD 53.9 mm，LVEF 57%，室壁运动协调，未见明显室壁运动异常（图 12-5）。嘱患者避免再次妊娠。

讨论

围产期患者出现喘憋及呼吸困难的原因较多，首先应鉴别患者喘憋是心源性还是肺源性。围产期患者血液高凝，产前长期卧床，易出现下肢静脉血栓及肺血栓栓塞，在患者分娩过程中可能出现羊水栓塞。该患者产后缺氧表现无进一步加重，吸氧后血氧饱和度及血氧分压较前恢复，可除外肺源性喘憋。围产期心源性喘憋需鉴别妊娠期高血压性心脏病与围产期心肌病[1]。这两种疾病均可表现急性心力衰竭特征，但妊娠期高血压性心脏病是妊高征发展至严重阶段的并发症，其疾病进程与血压控制情况密切相关，心力衰竭发作时常伴有高血压及明显蛋白尿，而心脏结构可无明显扩大。围产期心肌病所致心力衰竭的特点常以心脏扩大及左心室射血分数减低为主，无明显高血压及蛋白尿表现。根据该患者心力衰竭特征符合后者诊断。

围产期心肌病是指发生于妊娠最末 1 个月或产后 5 个月内不明原因的心脏扩大及心力衰竭，属于继发性扩张型心肌病[2-3]，该疾病在美国发病率可达 1/4000～1/1000[1]，中国尚缺乏确切的流行病学数据。围产期心肌病病因尚不明确，现已知年龄大于 30 岁、黑人、高血压与子痫及多胎妊娠均与高围产期心肌病发病率相关[4]。目前围产期心肌病诊断标准多采用 Hibbard 标准[2-5]：①妊娠最末 1 个月至产后 5 个月内发生的心力衰竭；②既往无心脏病史；③无其他导致心力衰竭的原因；④超声心动图诊断标准：LVEF<45% 和（或）LVFS（左心室缩短率）<30%；LVEDD>2.7 cm/体表面积（m²）［体表面积＝0.0061×身高（cm）＋0.0128×体质量（kg）－0.1529］。以上 4 项标准必须全部符合才能诊断围产期心肌病。围产期心肌病的治疗以改善心功能为主，同时应预防心律失常，对于 LVEF<35% 的严重心力衰竭患者可予肝素和华法林抗凝治疗，必要时可应用机械性循环辅助装置甚至心脏移植，是否应用免疫抑制剂及免疫球蛋白等靶向药物治疗仍存在争议。多数围产期心肌病患者经及时诊断和治疗预后良好，左心室功能未完全恢复的患者在诊断 6～12 个月后心功能也会逐渐改善。对于围产期心肌病患者，再次妊娠会显著降低左心室收缩功能，再发心力衰竭甚至死亡等不良事件发生率显著增加。

该患者在出院 2 个月时复查超声心动图提示左心室内径扩大，左心室射血分数较前减低，考虑为围产性心肌病正常病程演变，因该疾病左心

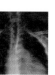

室结构及功能恢复期可达6～12个月，故继续予患者ACEI及螺内酯等抗心力衰竭治疗。此后患者未出现心力衰竭症状，顺利度过心力衰竭易损期。出院6个月随访患者已正常生活，日常体力活动无受限，复查超声心动图示左心房、左心室内径较出院2个月时明显减小，左心室射血分数已恢复正常，室壁运动良好。患者转归良好，告知患者避免再次妊娠。

经验与教训

围产期心源性喘憋最需要鉴别的疾病是围产期心肌病与妊娠期高血压性心脏病。围产期心肌病所致的心力衰竭常以心脏扩大及左心室射血分数减低为主，无明显高血压及蛋白尿表现；妊娠期高血压性心脏病常有血压升高及蛋白尿，心脏结构可无明显改变。围产期心肌病患者经改善心功能治疗后预后良好，左心室结构及功能恢复可长达6～12个月。围产期心肌病患者应避免再次妊娠。

（化冰　沈爱东）

参考文献

［1］中华医学会妇产科学分会产科学组. 妊娠合并心脏病的诊治专家共识（2016）. 中华妇产科杂志，2016，51（6）：401-409.

［2］Pearson GD，Veille JC，Rahimtoola S，et al. Peripartum cardiomyopathy. National Heart，Lung，and Blood Institute and Office of Rare Diseases（National Institutes of Health）Workshop recommendations and review. JAMA，2000，283（9）：1183-1188.

［3］中华医学会心血管病学分会，中华心血管病杂志编辑委员会，中国心肌病诊断与治疗建议工作组. 心肌病诊断与治疗建议. 中华心血管病杂志，2007，35（1）：5-16.

［4］Arany Z，Elkayam U. Peripartum Cardiomyopathy. Circulation，2016，133（14）：1397-1409.

［5］Sliwa K，Fett J，Elkayam U. Peripartum Cardiomyopathy. Lancet，2006，368（9536）：687-693.

病例 13 重症心肌炎患者严重喘憋、反复晕厥 1 例

患者男性，43 岁，农民工，2009 年 10 月入院。

病史陈述

患者主因腹胀 4 天，加重 1 天入院。

患者入院前 4 天无明显诱因出现上腹部不适，伴腹胀，进食后加重，无咳嗽、咳痰、胸痛、胸闷、恶心、呕吐、腹痛、腹泻。1 天前上述症状加重，不能进食，自诉先后出现"晕厥" 3 次，每次持续 5~6 min 意识自行恢复。就诊于当地县医院，查 cTnT＞2.0 ng/ml，疑诊"急性心肌梗死"，转至我院。既往体健，否认冠心病、糖尿病、高血压等病史。否认吸烟、饮酒史。否认父母心脏病史。

体格检查：体温 36.5℃，呼吸 18 次/分，脉搏 44 次/分，血压 90/60 mmHg。精神状态差，咽部轻微充血，扁桃体未见明显肿大。双侧颈静脉无怒张。双肺未闻及明显干、湿啰音，心界无明显扩大，心率 44 次/分，律齐，心音低、心尖区可闻 3/6 级收缩期杂音，肝肋下 6 cm，剑突下 7 cm 可触及，质软，双下肢轻度水肿。

入院后完善相关检查：

血常规：WBC 11.05×10⁹/L，NE 8.15×10⁹/L，淋巴细胞（LY）1.63×10⁹/L，Hb 157 g/L，PLT 151×10⁹/L。

肝肾功能：ALT 3714 U/L，AST 4549 U/L，Cr 104.3 μmol/L，BUN 10.33 mmol/L。

心肌损伤标志物：cTnT 5.10 ng/ml，CK 634 U/L，CK-MB 32 U/L；BNP 2610 pg/dl。

入院心电图（图 13-1）：三度房室传导阻滞，

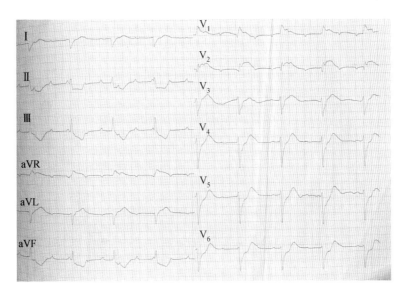

图 13-1 入院心电图：三度房室传导阻滞，心室率 40 次/分，Ⅱ、Ⅲ、aVF、V₅、V₆ 导联 ST 段压低 0.3~0.4 mV，V₁、V₂ 导联 ST 段抬高 0.2~0.3 mV

心室率 40 次/分，Ⅱ、Ⅲ、aVF、V₅、V₆ 导联 ST 段压低 0.3～0.4 mV，V₁、V₂ 导联 ST 段抬高 0.2～0.3 mV。

急诊冠状动脉造影：左主干（LM）、前降支（LAD）、回旋支（LCX）及右冠状动脉（RCA）血管均未见明显狭窄及血栓形成，术中植入心脏临时起搏器。

根据上述病史、症状、体征及辅助检查，患者入院诊断：急性心肌损伤（原因未明），心律失常，三度房室传导阻滞，室性逸搏心律，心功能Ⅰ级（NYHA 分级）；急性肝损伤；胃肠道功能不良。

诊治及病情演变经过

为了明确病因，全面评估患者身体状态，入院后给予患者继续完善辅助检查：

尿常规：比重（SG）1.020，pH 6.0，尿蛋白（＋），WBC 17/ul，RBC 7/ul。

尿蛋白四项：微量白蛋白、α1-微球蛋白、转铁蛋白、免疫球蛋白均轻度升高。

血脂四项：TC 2.14 mmol/L，TG 1.08 mmol/L，HDL-C 0.53 mmol/L，LDL-C 0.97 mmol/L。

炎症指标：ESR 6 mm/h，hs-CRP 7.90 mg/L。

病毒感染方面：未提示呼吸道病毒、乙型肝炎及丙型肝炎感染。

免疫系列检测：ANA、ENA、ANCA 均阴性。

免疫球蛋白＋补体：IgG、IgA、IgM 均正常，C3 及 C4 轻度降低。

类风湿因子（RF）及抗链 O（ASO）均阴性。

胸片：两肺纹理稍重，左肺中内带可见斑片影，余肺内未见明显病灶，心膈未见异常。

床旁腹部超声：肝、胆、胰、脾、双肾未见明确占位，少量腹腔积液。

超声心动图：左心房、左心室内径正常（LA 3.2 cm，LVEDD 5.5 cm），左心室射血分数降低（LVEF 41%），左心室整体室壁运动减弱，心包少量积液。

前述检查结果显示，患者存在心、肾、肺和肝的多脏器损害。入院给予的主要治疗措施包括：

（1）卧床休息、吸氧、监测和维持生命体征，维持水、电解质、酸碱平衡，营养支持治疗。

（2）营养心肌：辅酶 Q10，维生素 C，复合维生素 B。

（3）针对心力衰竭：控制液体出入量，强心、利尿、扩血管治疗。因考虑到心率、心律、血压和心功能状态，未应用 ACEI 和 β 受体阻滞剂等药物。

（4）抗心律失常治疗：药物、临时起搏器植入。

（5）保肝治疗（复方甘草酸苷）、抗感染（头孢唑肟）。

（6）积极排查心肌损伤原因。

经上述初步处理后 3 天，患者腹胀症状有缓解趋势，心肌损伤标志物逐渐下降：cTnT 0.781 ng/ml，BNP 2000 pg/dl；肝功能有好转趋势：ALT 1289 U/L，AST 212 U/L，心电图示起搏器节律（图 13-2）。3 天后，患者休息中再次出现明显喘憋、咳泡沫痰，心率 113 次/分，血压 110/65 mmHg、精神差，双肺可闻及哮鸣音及少许湿啰音、双下肢水肿；考虑急性左心衰竭发作，经强心、利尿等对症处理，症状好转。入院后第 4 天，大便后，再次出现胸闷、咳嗽、咳泡沫痰，伴喘憋、出汗，心率 120 次/分，血压 99/70 mmHg，再次给予上述强心、利尿对症处理，多巴胺静脉泵入，症状好转；停用多巴胺，此后患者呈持续性、不同程度的气短状态，间断强心、补充血浆、利尿治疗，再次评估，考虑血流动力学不稳定，未加用 ACEI/ARB 和 β 受体阻滞剂。入院第 6 天凌晨 02:30，突然出现意识、自主呼吸消失，血压测不出，紧急行心肺复苏，多巴胺 20 mg 静脉注射，肾上腺素 1 mg 静脉注射等一系列治疗。患者意识、呼吸恢复，心肺复苏成功，血压 70/50 mmHg，心电图示：三度房室传导阻滞，心率 50 次/分。考虑心肌水肿导致

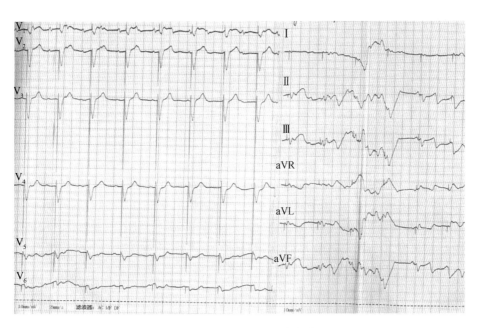

图 13-2 心电图可见起搏节律

临时起搏器感知不良，再次行急诊临时起搏器植入术。此后患者先后 6 次出现突发意识丧失，血压测不出，心电监测示直线、室速、心室扑动、心室颤动等，先后 6 次行心肺复苏、电复律除颤等措施，均获成功。加强维持水、电解质及酸碱平衡，间断给予利多卡因。

伴随着反复出现的心脏状况，患者还有其他脏器功能受累的表现：

肾功能损害：入院 7 天后，患者出现无尿、高钾、代谢性酸中毒；血生化：K^+ 6.26 mmol/L；Cr 546 μmol/L，BUN 40.17 mmol/L；血气分析：pH 7.40，$PaCO_2$ 18 mmHg，PaO_2 108 mmHg，HCO_3^- 11.2 mmol/L，BE −11.4 mmol/L。考虑急性肾功能衰竭，给予对症治疗：持续性床旁血滤治疗维持内环境稳定，纠正代谢性酸中毒，血钾维持在 4.5 mmol/L 左右，Cr 200～300 μmol/L，但持续无尿状态。

呼吸系统：无发热，无明显咳嗽、咳痰；双肺呼吸音粗，少量干、湿啰音；辅助检查：血常规白细胞先后为 10.61×10^9/L，18.29×10^9/L，27.6×10^9/L；行血培养，痰培养，胸水培养未见致病菌；胸片示双肺斑片影；肺 CT 示双肺炎症。给予抗感染治疗：头孢哌酮钠舒巴坦钠静脉滴注，后改为哌拉西林钠他唑巴坦钠＋替考拉宁静脉滴注。

急性胰腺损伤：患者多次意识丧失恢复后，于入院第 12 天，出现上腹痛，血淀粉酶 338 U/L（参考值 0～65 U/L），腹部 B 超示肠道积气、胰腺显示不清；腹部 CT：胰腺轮廓清楚、略饱满；予禁食水，肠道外营养，抑酸，抑酶等对症治疗。

转归及随访

患者住院期间出现多脏器功能损伤（心脏、肝脏、肾脏、肺部、胰腺等），最终呈现无尿、昏迷状态，自动出院，共住院治疗 17 天。出院诊断：重症心肌炎，心律失常，三度房室传导阻滞，室性逸搏心律，心室颤动、心室扑动，心搏骤停，心功能 IV 级（NYHA 分级）；急性肝损伤；急性肾损伤；急性胰腺炎；双侧肺炎。

讨论

心肌炎是由各种原因引起的心肌细胞、心内膜、心外膜的炎症反应，其中感染是最常见的病因。在发达国家主要是病毒感染，包括柯萨奇 B 组病毒、腺病毒、微小病毒 19、肝炎病毒 C、疱

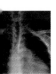
疹病毒等；在发展中国家，风湿性心肌炎（A 组溶血性链球菌感染）相对较多，还包括支原体感染及 HIV 感染等；其他病因还包括药物、毒物、放射线、自身免疫性疾病、结节病等[1]。临床表现各异，起病急缓不定，轻重不一，主要取决于病变的性质和心肌受累的广泛程度和部位，轻者可无明显表现，或仅有心悸、疲乏、气促、心前区不适或隐痛等，重者有胸痛、心力衰竭、心源性休克、严重心律失常，甚至猝死。心肌炎的组织病理学改变可以是局部的，也可以是弥漫性的，后者可以导致扩张型心肌病。该病无特异性体征，可出现第三心音或者第四心音，如有心脏扩大，可出现二尖瓣关闭不全或者三尖瓣关闭不全的杂音。心电图表现不特异，包括非特异性 ST-T 改变（部分类似于急性心肌梗死）、QT 间期延长、病理性 Q 波、窦性心动过速、室性心律失常、束支传导阻滞及一至三度房室传导阻滞等。心肌生物标志物提示心肌受损，肌钙蛋白 I 和 T 升高较 CK-MB 升高常见；BNP 升高提示心功能不全；胸片可有心影增大及不同程度的肺淤血表现。心脏超声可提示左心室扩大、室壁运动异常、左心室射血分数降低及附壁血栓等；冠状动脉造影可以用来排除冠状动脉病变引起的心肌损伤；其他如放射性核素检查，弥漫性心肌炎可有室壁运动减弱、左心室射血分数降低等表现[2]。对于出现前述症状、体征及急性心功能不全表现，但无其他明确原因可解释，无心血管疾病危险因素，无明确冠状动脉病变，均需要疑诊心肌炎。病因（原）学相关检查及心内膜心肌活检可能有助于进一步明确诊断。心内膜心肌活检能从病理学、组织学和病因（原）学提供诊断依据，是诊断的金标准，但因其为有创操作，目前临床应用较少，活检阴性不能排除心肌炎诊断。心肌核磁钆增强延迟显像可见心肌片状强化，提示心肌水肿和心肌炎症，具有较大的诊断价值。

欧洲心脏病学会（ESC）2013 年提出心肌炎的临床拟诊新标准，符合下述临床表现的 1 种或 1 种以上，并伴有辅助检查中的 1 种或 1 种以上异常者，可临床拟诊为心肌炎，符合条目越多越支持诊断。总结相关标准如下：①临床表现：急性出现的胸痛；气促、疲乏，伴或不伴心力衰竭症状（小于 3 个月为急性，大于 3 个月为亚急性或者慢性）；心悸，无确切原因的心律失常、晕厥或者心脏性猝死；无确切原因的心源性休克。②辅助检查：心电图异常；肌钙蛋白升高；超声心动图或者心室造影提示左心室和（或）右心室结构和功能异常；心肌磁共振证实心肌组织学的特征性改变。如患者无明显临床症状，则需具备辅助检查中 2 项或 2 项以上异常。诊断心肌炎需要除外急性心肌梗死等明确病因导致的心肌损伤。

心肌炎治疗上应注意休息和营养支持，对于原发病毒感染，抗病毒治疗及 α 干扰素可能抑制病毒的繁殖，但目前并未广泛应用；对于风湿性心肌炎，则需要抗链球菌治疗；心肌炎患者如出现左心室功能不全，可酌情应用利尿剂、血管扩张剂和 ACEI/ARB 等；对于心律失常，可酌情应用抗心律失常药物及电复律，其中高度房室传导阻滞需要借助临时起搏器渡过急性期；对于重症心肌炎，糖皮质激素应用争议较大，理论上它可以抑制心肌的炎症反应和减轻心肌水肿，帮助患者度过危险期，为抢救赢得时间，但该治疗可造成病灶扩散加重病情，并使病程迁延变为慢性，多数学者不主张在起病两周内应用；其他治疗还包括促进心肌细胞代谢的治疗，如腺苷三磷酸、辅酶 A、肌苷、细胞色素 C、极化液、维生素 C、辅酶 Q10 等[3]。病毒性心肌炎大多数为自限性，部分迁延遗留各种心律失常及心功能不全，爆发性心肌炎和重症心肌炎进展快、死亡率高。

分析病情：患者中年男性，急性病程，主要表现为腹胀及不明原因的反复晕厥；既往无明确心血管疾病危险因素；入院主要异常体征：心率慢、血压偏低、咽部轻微充血、心尖部有收缩期杂音、肝大、双下肢轻度水肿；化验检查提示：心肌酶升高、心力衰竭指标 BNP 显著升高、转氨酶显著升高；心电图提示三度房室传导阻滞；超声心动图提示射血分数显著降低、左心室室壁运动减弱。根据患者病史及辅助检查，住院诊断相对明确：急性心肌损伤、三度房室传导阻滞、心功能不全、急性肝损伤（心源性肝损伤可能大）、胃肠道淤血及功能不良。但患者心肌损伤原因不明，感染因素及非感染因素均需要考虑。其中感染因素首先考虑病毒性心肌炎，但患者无前驱感染病史、病原学检查无阳性发现，仅有咽部轻微充血这一体征，病毒性心肌炎不能确诊；其次还应考虑细菌性感染，但患者体温不高，血象轻微异常，ESR 及 C 反应蛋白等炎症指标不高，病原学检查不支持。非感染因素包括免疫因素、药物及毒物因素等，本病例也进行了初步的筛查，并无明显阳性证据。因而在诊断上只能做出心肌炎这一病理层面的诊断，病因诊断不能明确，推测病毒性心肌炎可能性大。

在该患者的病情演变方面，影响预后的主要因素是心力衰竭和心律失常，特别是心律失常。该患者在住院期间，心力衰竭症状阵发性加重，以及在装有临时起搏器的情况下仍然反复出现三度房室传导阻滞，同时还有室速、心室扑动、心室颤动等恶性室性心律失常出现，进而继发多脏器功能衰竭（除肝及胃肠道外，还有肾、胰腺及呼吸系统功能衰竭；本文观点尚不除外某种未知病因同时直接影响多个脏器），并最终导致患者走向不可逆转的临床终点。分析患者心力衰竭症状阵发性加重，可以看到经过控制出入量、利尿、强心等初步治疗后，症状体征、心肌酶及转氨酶一度有好转迹象，提示治疗措施总体是合理的，患者心功能下降本质上与心肌炎病因的直接作用及其引发的后续严重病理过程造成心肌细胞大量死亡有关；至于为何在安装临时起搏器的情况下，仍有三度房室传导阻滞，考虑可能与心肌炎引起的心肌水肿导致起搏器感知不良有关；患者心肌细胞大量坏死，是恶性心律失常反复发作

的内在因素，而恶性心律失常是影响该患者临床结局的最主要因素。

经验与教训

总结和反思本病例，临床上心肌炎的症状谱很广，轻症患者可以没有明显症状，而重症患者病程中可出现严重的心力衰竭、恶性心律失常，并可伴发全身多器官、系统损害，危及生命；治疗上没有特效措施，主要以对症、支持治疗为主。对于本患者，没有尝试两个治疗措施，一个是目前争议较大的激素治疗，另一个是心力衰竭的器械治疗，如主动脉球囊反搏和体外膜肺氧合治疗。对于激素治疗，可能会帮助此类重症心肌炎患者渡过急性期；而器械治疗可能在心力衰竭的急性期有利于患者的救治、缓解症状。重症心肌炎患者继发的各种恶性心律失常，往往无法预测其发生，只能采取对症处理。

（刘锐锋　赵树梅）

参考文献

[1] Caforio AL，Pankuweit S，Arbustini E，et al. Current state of knowledge on aetiology，diagnosis，management，and therapy of myocarditis：a position statement of the European Society of Cardiology Working Group on Myocardial and Pericardial Diseases. Eur Heart J，2013，34（33）：2636-2648.

[2] Fung G，Luo H，Qiu Y，et al. Myocarditis. Circ Res，2016，118（3）：496-514.

[3] Sinagra G，Anzini M，Pereira NL，et al. Myocarditis in Clinical Practice. Mayo Clin Proc，2016，91（9）：1256-1266.

病例 14 反复低血糖诱发急性心肌损伤患者 1 例

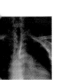

患者男性，82 岁，离休，于 2009 年 10 月入院。

病史陈述

主因发热伴咳嗽 1 天入院。

患者入院前 1 天受凉后出现发热，体温最高达 38.4℃，伴咳嗽、咳少量白痰，有畏寒、鼻塞，无明显流涕、咽痛，无寒战。自服阿奇霉素、热炎宁、"白加黑"等药物后体温降至 37.4℃，但仍有咳嗽、咳白痰，为进一步诊治收入院。既往高血压病 40 年，目前口服阿替洛尔早 12.5 mg，晚 6.25 mg，血压控制良好。冠心病 28 年，三支病变（累及 LAD、LCX、RCA），冠状动脉旁路移植术后 20 年。2009 年 4 月 14 日冠状动脉造影结果提示：左右冠状动脉走行区均可见明显钙化，左主干无明显狭窄，左前降支发出后即 100%闭塞，左回旋支中远端较细（直径 2 mm）可见 60%～80%弥漫性狭窄，回旋支远端及其分支血流 TIMI 3 级，左冠至右冠远端有侧支逆灌注显影，右冠状动脉近中段 100%闭塞；桥血管造影显示：主动脉至前降支桥血管通畅，近端吻合口无异常；主动脉至右冠状动脉桥血管近端吻合口发出后即 100%闭塞，前向血流 TIMI 0 级。经多名心血管专家会诊，考虑冠状动脉血管病变严重，不具备继续干预条件，目前口服阿司匹林、依折麦布、阿托伐他汀等冠心病二级预防治疗，间断有胸闷、胸痛发作。阵发性心房颤动，口服阿替洛尔、盐酸地尔硫䓬控制心率。血脂代谢异常 10 年，口服阿托伐他汀、依折麦布。2 型糖尿病 5 年，口服瑞格列奈 1 mg 三餐前、阿卡波糖 50 mg 三餐时控制血糖。同时患有慢性肾功能不全、反流性食管炎、老年痴呆、陈旧性脑梗死、陈旧性肺结核、腹主动脉附壁血栓。

体格检查：体温 36.4℃，血压 120/60 mmHg，神清，双肺呼吸音粗，双下肺可闻及少量湿啰音，未闻及干鸣音，心率 72 次/分，律齐，各瓣膜听诊区未闻及杂音。腹软，无压痛，双下肢不肿。

入院后完善相关检查：

血常规（2009-10-23）：WBC 5.05×10^9/L，GR 80%，RBC 3.57×10^{12}/L↓，Hb 112 g/L↓，PLT 108×10^9/L。

生化（2009-10-23）：GLU 6.76 mmol/L，K^+ 4.39 mmol/L，Na^+ 134.0 mmol/L，Cr 94.0 μmol/L，ALT 25 U/L，AST 27 U/L，CK 131 U/L，CK-MB 9 U/L。

TnT（2009-10-23）：0.01 ng/ml（参考值 0.00～0.10）。

心电图（2009-10-23）：心房颤动，V_4～V_6 导联 T 波低平（图 14-1）。

床旁胸片（2009-10-23）：左下肺炎可能性大，左侧少量胸腔积液不除外，心影增大。

根据上述病史、症状及辅助检查结果，患者入院诊断：左下肺炎，冠心病，三支病变（累及 LAD、LCX、RCA），陈旧下壁心肌梗死，不稳定型心绞痛，冠状动脉旁路移植术后，心功能 III 级（NYNA 分级）；高血压病 2 级（很高危）；阵发性心房颤动；血脂代谢异常；2 型糖尿病；慢性肾功能不全；轻度贫血；反流性食管炎；老年痴呆；陈旧性脑梗死；陈旧性肺结核；腹主动脉附壁血栓。

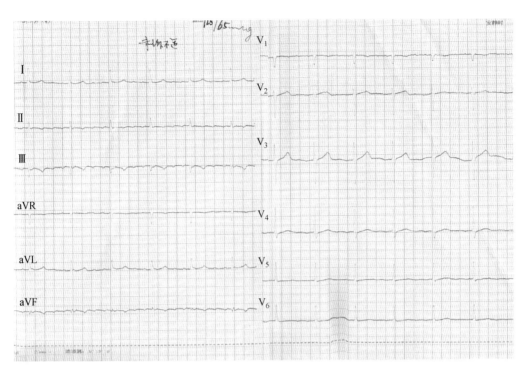

图 14-1　入院心电图（2009-10-23）：窦性心律，V₄～V₆ 导联 T 波低平

诊治及病情演变经过

入院后先后予盐酸莫西沙星、头孢呋辛静点抗感染，同时祛痰平喘治疗。入院第二天（2009-10-24），患者静息状态下突然出现心率明显增快，心前区不适，心电监护提示心率 120～135 次/分，律不齐，血压 120/70 mmHg，血氧饱和度 97%～99%。查体：神清，体温 37.4℃，双肺呼吸音粗，双下肺可闻及少量湿啰音，心率 125 次/分，律绝对不齐，各瓣膜听诊区未闻及杂音。双下肢不肿。

床旁心电图提示快速心房颤动，Ⅰ、Ⅱ、aVL、V₄～V₆ 导联 ST-T 压低（图 14-2）。完善血液检查，肌红蛋白（MYO）242 ng/ml↑、TnI 0.61 ng/ml↑；BNP 188 ng/ml↑；GLU 3.98 mmol/L↓，K⁺ 4.17 mmol/L，Na⁺ 130.0 mmol/L↓，Cr 100.0 μmol/L，ALT 25 U/L，AST 42 U/L↑，CK 209 U/L↑，CK-MB 21 U/L，TnT 0.27 ng/ml↑。考虑存在急性冠脉综合征，不除外急性非 ST 段抬高型心肌梗死，心房颤动心率增快与感染、低血糖、基础心脏疾病有

关。予吸氧、纠正低血糖、增加阿替洛尔用量等治疗并密切观察症状体征、监测心肌损伤标志物变化。经上述治疗，患者心率逐渐降至 70～80 次/分，复测血糖 5.0 mmol/L，复查心电图提示Ⅰ、Ⅱ、aVL、V₄～V₆ 导联 ST-T 改变无明显动态演变，心肌酶恢复正常。

经积极抗感染等治疗，患者于 2009 年 10 月 25 日体温恢复正常，咳痰症状明显缓解。进一步完善检查结果提示：糖化血红蛋白 6.2%，甲状腺功能正常，超声心动图提示左心房内径增大（38 mm），室间隔运动欠协调，左心室射血分数 66%。继续予冠心病二级预防治疗。血糖控制方面，为避免低血糖引起急性心肌损伤等心血管不良事件，予生活方式指导并调整降糖治疗方案，将瑞格列奈减量至 0.5 mg 三餐前口服控制血糖，调整糖化血红蛋白控制目标至 7%，空腹血糖控制目标 6～8 mmol/L，餐后 2 h 血糖控制目标 8～10 mmol/L。

转归及随访

经调整降糖治疗方案、合理饮食、减少低血糖发生，住院期间患者未再发生低血糖性心肌损

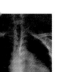
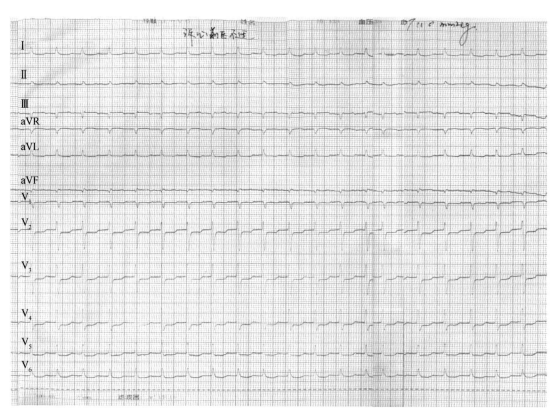

图 14-2　床旁心电图（2009-10-24）：快速心房颤动，Ⅰ、Ⅱ、aVL、V₄～V₆ 导联 ST-T 压低

害，复查心肌酶、TnT 在正常水平，心室率静息状态下保持在 60～70 次/分。心电图提示心房颤动，V₁～V₆ 导联 ST-T 逐渐恢复至基线水平（图 14-3），于住院 111 天后顺利出院。

讨论

患者为老年男性，2 型糖尿病病史 10 年，慢性肾功能不全（CKD3 期），肾储备功能差，合并感染及多脏器功能不全，应用胰岛素促泌剂控制血糖，因此存在较高的低血糖风险。而低血糖与感染、耗氧量增加、低灌注等情况叠加，加速急性心肌损伤的发生。总结该病例特点：①高龄，基础疾病较多，脏器储备功能差；②合并感染，心肌耗氧量增加；③低血糖引起急性心肌损伤，并导致心律失常及心功能不全急性加重；④纠正低血糖后，未再发生低血糖性心肌损伤。

多项临床研究报道，无论对于新确诊或是具有长期病史的老年糖尿病患者，过于严格的强化

降糖均可能增加低血糖风险，进而诱发心力衰竭、心律失常（房性早搏、室性早搏、心房颤动或者心动过速）或者急性心肌损伤等心血管事件。严重的急性低血糖可伴发具有典型心电图和酶学变化的急性冠脉综合征[1]。Nusca 等[2] 对急性心肌梗死患者的研究报道提示，不良预后（再次心肌梗死和死亡）与入院时的血糖水平存在 U 型曲线关系，血糖水平小于 4.2 mmol/L 的患者不良预后事件发生率最高（10.5%）。

有关低血糖引起急性心肌损伤的病理生理机制目前尚未明确。基础研究提示血糖降低可引起炎症应激、血管内皮功能损伤及凝血和纤溶障碍，还可引发心肌电生理的改变以及自主神经病变，以上反应对心血管疾病的发病率和死亡率存在潜在不利影响。低血糖可引起交感神经系统激活，大量儿茶酚胺及血管活性物质分泌可导致血管痉挛、诱发心律失常、心肌耗氧量增加。葡萄糖代谢障碍导致细胞凋亡是近年来研究重点关注的领域之一。细胞凋亡途径

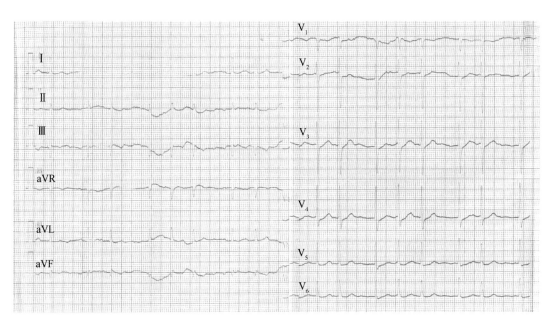

图 14-3 复查心电图（2010-2-10）：心房颤动，$V_1 \sim V_6$ 导联 ST-T 逐渐恢复至基线水平

主要有线粒体通路、死亡受体通路和内质网通路。其中，内质网通路是新近研究发现的区别于其他两条通路的凋亡途径，引起了国内外学者的重视，其确切机制尚需进一步研究[3]。患有糖尿病同时存在心肌功能受损的患者，更容易出现病理基础上的心肌损伤，病情严重者可导致心肌梗死。糖尿病低血糖患者发生心肌损伤可导致多种生化标志物异常包括心肌酶谱、肌钙蛋白等异常，此外多种炎症因子也对诊断心肌损害具有提示作用[4]。

现有研究结果有关低血糖对心血管疾病患者死亡率的作用仍存在争议，差异源于治疗方案的选择、低血糖界定标准、低血糖防护措施的有无、检测人员的训练水平以及患者人群的选定。目前 TECOS、CANVAS、EXSCEL 等十几项研究还在继续探索这一问题，所用药物主要包括二肽基肽酶-4（DPP-4）抑制剂、胰高血糖素样肽-1（GLP-1）以及钠-葡萄糖协同转运蛋白-2（SGLT-2）抑制剂，这些研究结果的揭晓将有助于进一步阐明降糖治疗对糖尿病患者心脑血管终点结局的影响。2 型糖尿病的强化治疗仍存在诸多值得思考的问题，如何进行个体化治疗、如何

在合理调控血糖与减少最终并发症风险方面进行权衡，尤其是面对合并症较多、预期寿命短的老年患者时，临床医生如何把控治疗标准，均是值得我们进一步探讨的方向[5]。

经验与教训

本例患者是临床中常见的高龄、合并多种疾病及多重用药的老年病例，问题的焦点在于如何权衡良好的血糖控制与减少不良反应之间的平衡点。在临床决策时，医生需要结合患者特点，才能为 2 型糖尿病患者、尤其是老年患者制订出最佳的个体化血糖管理方案。

（赵真）

参考文献

[1] 杨帆，蒋小波，陈应辉. 糖尿病强化治疗对心脑血管疾病预防效果及安全性的 Meta 分析. 疑难病杂志，2015，14（9）：902-905.

[2] Nusca A，Patti G，Marino F，et al. Prognostic role of preprocedural glucose levels on short-and long-term outcome in patients undergoing percutaneous coronary revascularization. Catheter Cardiovasc Interv，2012，

80（3）：377-384.

［3］潘国忠，杨士伟，周玉杰，等. 低血糖对急性心肌梗死后内质网应激介导心肌细胞凋亡的作用和机制研究. 中华老年心脑血管病杂志，2015，17（4）：407-411.

［4］吴伟华，孙振杰，孙丽芳，等. 降糖过程中 2 型糖尿病患者心肌肌钙蛋白 I 及超敏 C 反应蛋白水平的变化. 中华内分泌代谢杂志，2011，27（10）：800-804.

［5］中华医学会内分泌学分会. 中国糖尿病患者低血糖管理的专家共识. 中华内分泌代谢杂志，2012，28（8）：619-623.

病例 15　心脏再同步化治疗扩张型心肌病患者 1 例

患者女性，63 岁，退休，2015 年 12 月入院。

病史陈述

主因间断喘憋 10 年，加重 6 天入院。

患者入院前 10 年（2005 年 5 月）感冒后出现喘憋，无心悸、大汗，不能平卧，外院超声心动图示二尖瓣狭窄（未见报告），治疗后好转。近 10 年来患者多在活动后出现喘憋，次数逐渐增多，喘憋症状加重。2015 年 7 月患者因肺炎至我院就诊，伴气喘、夜间端坐呼吸，双下肢稍有水肿，予抗感染、化痰、平喘等治疗后好转。6 天前患者再次因感冒后出现气促，至我院呼吸科查胸片示双下肺可见条索影和斑点影，心影增大，予"莫西沙星、乙酰半胱氨酸胶囊"治疗，患者喘憋症状无明显改善，夜间端坐呼吸，咳少量粉红色泡沫痰伴血丝（现无咳痰），双下肢水肿较前加重，于 2015 年 12 月 26 日至我院急诊，胸片示双下肺炎；BNP 274 pg/ml，血常规、肝肾功能、D-二聚体、电解质未见明显异常，TnI 0.117 ng/ml，心电图示完全性左束支传导阻滞，超声心动图 LVEF 22%，左心房、左心室增大，左心室室壁运动明显减弱，肺动脉高压（轻度）；予利尿、平喘、莫西沙星抗感染等治疗，患者喘憋缓解后收入我科。既往高血压 30 余年，收缩压最高 190 mmHg，规律服用"降压 0 号"治疗，自述血压控制尚可。2 型糖尿病病史 5 年，口服格列喹酮，未监测血糖。对头孢类药物过敏。无嗜酒，无心脏病家族史。

体格检查：BMI 27.5 kg/m²；体温 36.5℃，脉搏 95 次/分，血压 160/86 mmHg；双肺呼吸音粗，双肺可闻及湿啰音，未闻及胸膜摩擦音。心尖搏动位于胸骨左侧第 5 肋间锁骨中线外侧 0.5 cm，各瓣膜听诊区未触及震颤，心界增大，心率 95 次/分，律齐，心音低钝，未闻及心音分裂，各瓣膜听诊区未闻及杂音、额外心音，未闻及心包摩擦音。双下肢非凹陷性水肿，左侧腿围 37 cm，右侧腿围 36.7 cm，双足背动脉搏动可。

辅助检查：血常规 WBC 7.0×10^9/L，GR 63.1%，RBC 4.4×10^{12}/L，Hb 128 g/L，PLT 233×10^9/L；生化 ALT 20 U/L，AST 18.6 U/L，Cr 51.9 μmol/L，GLU 11.58 mmol/L，K^+ 3.89 mmol/L；心脏标志物 CK 95 U/L，CK-MB 2.6 ng/ml，TnI 0.117 ng/ml、0.116 ng/ml、0.090 ng/ml，TnT 0.011 ng/ml、0.011 ng/ml；NT-proBNP 274 pg/ml。

血气分析：pH 7.37，PaO_2 82.5 mmHg，$PaCO_2$ 45.8 mmHg，HCO_3^- 26.1 mmol/L，BE 0.9 mmol/L。

心电图：窦性心律、电轴左偏、完全性左束支传导阻滞。

胸片：与 2015-12-22 胸片比较，双肺可见条索影、斑点影，左下肺心影后似见斑片密度增高影，右肺门影增大，双肺病变未见显著改变，心影增大，右肺门增强，未见显著改变（图 15-1）。

超声心动图：左心房、左心室增大；左心室射血分数减低（22%）；左心室整体室壁运动明显减弱；肺动脉高压（轻度）；二尖瓣略增厚。

初步诊断：慢性心功能不全急性加重，心功能Ⅳ级（NYHA 分级）；心脏扩大原因待查，缺

75

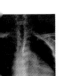

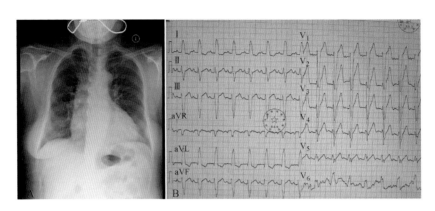

图 15-1　A. 双肺可见条索影、斑点影，左下肺心影后似见斑片密度增高影，右肺门影增大，心影增大；B. 完全性左束支传导阻滞（QRS 波时限 160 ms，PR 间期 210 ms）

血性心脏病？扩张型心肌病？高血压性心脏病？心律失常，完全性左束支传导阻滞；高血压 3 级（很高危）；2 型糖尿病；肺部感染。

诊治及病情演变经过

入院时的症状体征、超声心动图和胸片、血常规等辅助检查提示患者为慢性心功能不全合并急性加重，也同时合并有肺部感染这一促使心力衰竭急性加重的诱因，一方面给予呋塞米（速尿）利尿减轻心脏前负荷，ACEI 类（培哚普利）和螺内酯等药物减缓心室重构；另一方面，应用抗生素抗感染控制肺部炎症，纠正引起心力衰竭急性加重的诱因。由于患者此时尚处于心力衰竭急性加重期，故未使用 β 受体阻滞剂，避免加重肺水肿、恶化心力衰竭症状。

患者心脏扩大的原因：①缺血性心脏病？患者绝经期女性，有高血压、糖尿病等冠心病危险因素，心电图提示为完全性左束支传导阻滞，心脏标志物 TnI 和 TnT 轻微升高，不能排除缺血性心脏病导致的心脏扩大。②高血压性心脏病？患者有 30 余年的高血压病史，自诉血压控制尚可，仍需除外长期高血压所致的心脏扩大。③患者入院前的超声心动图提示左心房、左心室增大，左心室整体运动减弱，在排除瓣膜性心脏病和酒精性心肌病的情况下，需要考虑扩张型心肌病的可能。

基于上述分析，在经过抗感染、利尿等治疗

后，患者的心力衰竭症状明显缓解，在入院后第 7 天行冠状动脉造影术。造影结果显示：双支病变，累及 LAD 和 RCA，LAD 近段和 RCA 中段均为 40%～50% 局限狭窄，血流 TIMI 3 级。冠状动脉造影结果排除了缺血性心脏病引起的心脏扩大的可能。

患者经过短期的利尿、平喘、抗感染治疗后心力衰竭症状明显缓解，下一步将是慢性期的治疗，根据 2013 ESC 指南和 2012 美国心脏病学会基金会（ACCF）/美国心脏协会（AHA）/美国心律学会（HRS）指南：窦性心律，QRS 间期≥150 ms，QRS 波呈左束支传导阻滞（LBBB）形态，尽管接受最佳药物治疗但 LVEF≤35% 是心脏再同步化治疗（cardiac resynchronization therapy，CRT）的Ⅰ类推荐，A 级证据。该患者 LVEF 22%，窦性心律，QRS 间期 160 ms，完全符合 CRT 植入的Ⅰ类适应证。术前超声心动图评估心室收缩同步性结果，室间不同步情况：主动脉、肺动脉时间差（IVMD）70 ms；室内不同步情况：室间隔、左心室后壁延迟（SP-WMD）60 ms。

基于上述分析，决定植入 CRT。于入院后第 13 天行 CRT 植入术，术后 CRT 在超声指导下优化 AV 间期和 VV 间期，心房起搏 AV 间期/心房自身感知 AV 间期优化至 130～180 ms/110～150 ms，VV 间期优化至 15～40 ms，优化后复测超声心动图评估心室收缩同步性。结果显示室间不同步情况：主动脉、肺动脉时间差（IVMD）缩短至 24 ms；室内不同步情况：室间隔、左心室后壁延迟（SPWMD）缩短至 25 ms（表 15-1）。术后胸片及心电图见图 15-2。术后随访 1 年，患者心功能逐渐恢复至 NYHA Ⅰ 级，超声心动图 LVEDD 缩小至 52.7 mm，LVEF 升至 66%（表 15-2）。

讨论

CRT 经过 20 多年的发展，已成为心力衰竭非药物治疗的重要有效手段，一系列临床研究已证实，CRT 改善心力衰竭患者生活质量的同时，明显降低死亡率[1-2]。

从 1998 年 Daubert 完成了植入左心室电极的首例 CRT 开始，随后 MUSTIC-SR、MUSTIC-AF、MIRACLE、MIRACLE-ICD 等大量设计严谨的临床试验证实 CRT 可以改善合并心脏收缩不同步的慢性心力衰竭患者的预后，包括缓解心力衰竭症状，增加患者运动耐量，减少心力衰竭相关严重事件，降低心力衰竭总死亡率及心律失常性猝死发生率和总死亡率。临床中有 30% 的患者植入 CRT 后病情无改善，CRT 术后无应答的原因包括患者选择不当、CRT 参数设置不当、术者经验以及患者血管解剖特点等原因所致的左心室电极位置不佳等多种原因，其中适应证把握是 CRT 是否获益的最主要原因之一[3]。

表 15-1　患者术前及术后超声心动图评估心室收缩不同步性结果

	IVMD	SPWMD
术前	70 ms	60 ms
术后	24 ms	25 ms

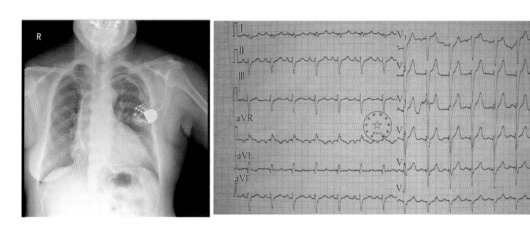

图 15-2　术后胸片心影缩小；心电图提示 QRS 波时限从术前 160 ms 缩短至 130 ms，PR 间期从术前 210 ms 缩短至 160 ms

表 15-2　患者术前及术后随访 1 年期间的超声心动图结果

日期	左心房内径（mm）	左心室舒张末内径（mm）	左心室收缩末内径（mm）	左心室射血分数
2015-12-22	43.2	78.0	69.9	22.0%
2016-01-06	38.6	70.4	60.5	29.0%
2016-01-15（术后 4 天）	40.8	70.4	60.1	30.0%
2016-04-22（术后 3 个月）	40.4	64.5	50.2	44.0%
2016-06-28（术后 6 个月）	39.8	59.6	46.2	45.0%
2017-01-16（术后 12 个月）	36.4	52.7	33.5	66.0%

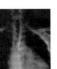

CRT 的经典适应证为：标准药物治疗后心功能Ⅲ级或Ⅳ级，LVEF≤35%，QRS≥130 ms，窦性心律。符合这几个条件的患者应该积极考虑 CRT，可能多数患者心律失常性猝死风险也很高，应积极考虑 CRT-D（心脏再同步化治疗-除颤器）。其依据主要为 COMPANION 试验、CARE-HF 试验等国际多中心、随机双盲、大样本、临床试验结果[4]。

CRT 从诞生以来，在心力衰竭中的适应证不断变化（图 15-3）。2016 年 ESC 心力衰竭指南对 CRT 适应证更新要点包括：

- 符合下列条件的症状性心力衰竭患者，建议植入 CRT 以改善症状、降低发病率和死亡率：窦性心律，QRS 间期≥150 ms，QRS 波呈左束支传导阻滞（LBBB）形态，尽管接受最佳药物治疗但 LVEF≤35%（Ⅰ 类推荐，A 级证据）。

- 符合下列条件的症状性心力衰竭患者，建议植入 CRT 以改善症状、降低发病率和死亡率：窦性心律，QRS 间期 130～149 ms，QRS 波呈 LBBB 形态，尽管接受最佳药物治疗但 LVEF≤35%（Ⅰ 类推荐，B 级证据）。

- 对于射血分数下降的心力衰竭（HFrEF）患者，无论 NYHA 分级如何，若存在心

室起搏适应证和高度房室传导阻滞，建议植入 CRT 而不是进行右心室起搏，以降低发病率，包括心房颤动患者（Ⅰ 类推荐，A 级证据）。

- QRS 间期＜130 ms 的患者禁用 CRT（Ⅲ类推荐，A 级证据）。

- 非 LBBB 图形患者 CRT 是否获益目前没有充分的循证医学证据，2016 年 ESC 心力衰竭指南沿用了 2012 年美国指南的标准：QRS 间期≥150 ms（Ⅱa 类推荐，B级证据）；QRS 间期 130～149 ms（Ⅱb 类推荐，B 级证据）。因此，建议非 LBBB 图形患者，应保守谨慎选择 CRT（除非有埋藏式心脏复律除颤器或起搏器植入指征的患者）。

2013 年 ECS 的 CRT 指南认为，对女性心力衰竭患者而言，CRT 在病死率和因心力衰竭再住院率中的获益均高于男性[5]。2014 年 Zusterzeel 等[6]的 meta 分析也显示这一点，该研究汇总 MADIT-CRT、RAFT 和 REVERSE 研究中共 4096 例轻中度心力衰竭合并 LBBB 的患者，其中女性患者在 QRS 间期延长的较大范围内接受 CRT 治疗后的生存率优于男性患者。在亚组分析中，对于合并 LBBB 且 QRS 间期在 130～149 ms 的患者中，CRT 治疗显著降低女

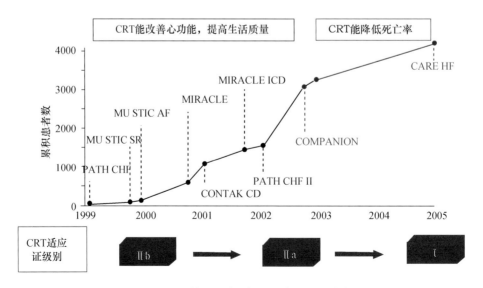

图 15-3 CRT 循证医学证据及适应证的历史变迁

性患者心力衰竭再入院率和死亡率。本例患者女性、LBBB 且 QRS 间期 160 ms，因此对 CRT 的治疗反应相当理想，也与以往的循证医学研究结论相一致。

经验与教训

CRT 是心力衰竭的重要治疗措施，保证患者获益的关键在于选择合适的患者，是否适合 CRT 最主要的因素是看是否有左心室收缩功能下降合并左心室收缩不同步。临床研究证据显示，真正 LBBB 患者 CRT 获益显著；QRS 轻度增宽的患者，CRT 获益有限；非 LBBB 患者，CRT 可能不获益；心力衰竭合并房室传导阻滞患者，积极选择 CRT；心力衰竭合并心房颤动患者，CRT 指征需要个体化判断。

（孙志军）

参考文献

[1] 张澍，黄德嘉，华伟，等. 心脏再同步治疗慢性心力衰竭的建议（2013 年修订版）. 中华心律失常学杂志，2013，17（4）：247-261.

[2] 中华医学会心血管病学分会，中华心血管病杂志编辑委员会. 中国心力衰竭诊断和治疗指南 2014. 中华心血管病杂志，2014，42（2）：98-122.

[3] Tang AS，Wells GA，Talajic M，et al. Cardiac-resynchronization therapy for mild-to-moderate heart failure. N Engl J Med，2010，363（25）：2385-2395.

[4] Dickstein K，Vardas PE，Auricchio A，et al. 2010 focused update of ESC guidelines on device therapy in heart failure：an update of the 2008 ESC guidelines for the diagnosis and treatment of acute and chronic heart failure and the 2007 ESC guidelines for cardiac and resynchronization therapy. Developed with the special contribution of the heart failure association and the European heart rhythm association. Europace，2010，12（11）：1526-1536.

[5] Brignole M，Auricchio A，Baron-Esquivias G，et al. 2013 ESC guidelines on cardiac pacing and cardiac resynchronization therapy：the task force on cardiac pacing and resynchronization therapy of the European Society of Cardiology（ESC）. Developed in collaboration with the European Heart Rhythm Association（EHRA）. Eur Heart J，2013，34（29）：2281-2329.

[6] Zusterzeel R，Selzman KA，Sanders WE，et al. Cardiac resynchronization therapy in women：US food and drug administration meta-analysis of patient-level data. JAMA Intern Med，2014，174（8）：1340-1348.

病例 16　致心律失常性右心室心肌病患者 1 例

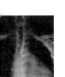

患者女性，60 岁，退休，2017 年 2 月入院。

病史陈述

主因胸闷伴下肢水肿 47 年，加重 10 天入院。

患者 47 年前（13 岁时）劳累后出现喘憋，停止活动后可缓解，伴体力下降、乏力，夜间可平卧，双下肢轻度水肿，无发热、咳嗽、咳痰、无心慌、大汗，无明显胸痛、咯血，无意识模糊、记忆力减退、焦虑、失眠，无食欲减退、恶心、呕吐，无夜尿增多等不适，就诊于我院，诊断为"家族性心肌病"，给予普罗帕酮（心律平）等药物治疗后症状缓解。此后上述症状间断发作，活动耐量逐渐下降。21 年前（39 岁时），患者因"室性心动过速"于外院行射频消融治疗后，上述症状较前好转，出院诊断为"肥厚型心肌病"（具体诊疗经过不详）。10 天前停用利尿剂后上述症状加重，轻微活动即可出现，休息后能缓解，夜间不能平卧，双下肢及背部凹陷性水肿，伴腹胀，停止排便排气 2 天。无咳嗽、咳痰，伴胸闷，无明显胸痛、咯血，无畏寒、寒战、发热，无意识模糊、记忆力减退，无食欲减退、恶心、呕吐，现为进一步治疗收入我科。既往甲状腺结节切除 10 年，因上消化道出血行胃镜下钛夹治疗 2 周。食管溃疡 20 天。否认高血压，否认糖尿病病史。26 岁结婚，育有 1 女，女儿体健。家族史：父母已逝，为近亲结婚（表兄妹），兄弟姐妹 9 人，4 人患"心脏病"。一个哥哥于 20 世纪 50 年代确诊为"梗阻性肥厚型心肌病"，1972 年因"大面积心肌梗死"去世。一个

姐姐于 20 世纪 60 年代诊断为"梗阻性肥厚型心肌病"，1984 年因"心力衰竭"去世。另一个哥哥于 1989 年确诊为"梗阻性肥厚型心肌病"，1994 年猝死（图 16-1）。

入院体检：血压 106/70 mmHg，体重 63.4 kg，身高 150 cm，BMI 28.1 kg/m²，腹围 101 cm。颈静脉怒张，双肺呼吸音粗，无湿啰音。心尖搏动位于胸骨左侧第 5 肋间锁骨中线内 0.5 cm，心界不大，心率 69 次/分，律齐，各瓣膜听诊区未闻及杂音。腹软，无压痛及反跳痛，肝剑突下 4 指可触及，移动性浊音（＋），肠鸣音 2 次/分。双下肢及背部凹陷性水肿。

辅助检查：血常规 WBC 5.30×10^9/L，RBC 3.80×10^{12}/L，GR 83.0%，Hb 117 g/L，PLT 184×10^9/L；生化白蛋白 30.5 g/L，GLU 7.48 mmol/L，Cr 90.3 μmol/L，BUN 7.45 mmol/L，TG 5.12 mmol/L，TC 2.00 mmol/L，Na⁺ 132.2 mmol/L，NT-proBNP 2727 pg/ml。心脏标志物 CK 59 U/L，CK-MBmass 1.10 ng/ml，TnI 0.013 ng/ml。心电图示心房颤动，室内传导阻滞（图 16-2）。胸片示右肺中野条索影，考虑陈旧病变；心影增大（图 16-3）。

初步诊断：慢性心功能不全急性加重，心功能 IV 级（NYHA 分级）；心脏扩大原因待查，肥厚型心肌病？扩张型心肌病？

诊治及病情演变经过

入院后诊疗思路包括以下几方面：

（1）患者入院时的乏力、胸闷症状以及颈静脉怒张、肝大、双下肢水肿等体征提示患者为右

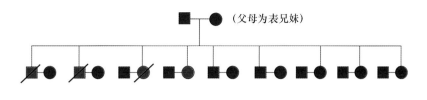

图 16-1　患者家族谱

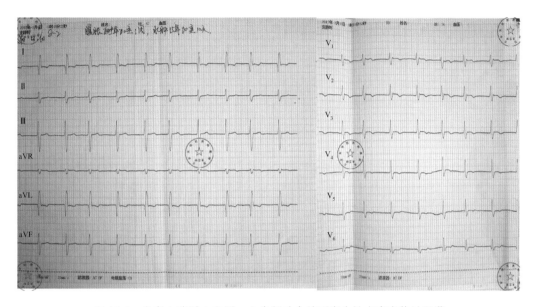

图 16-2　患者入院时心电图：心房颤动合并不完全性右束支传导阻滞

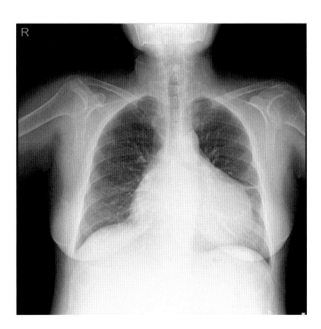

图 16-3　患者入院时胸片：心影增大，心胸比大于 0.5，右肺中野条索影，考虑陈旧病变

心功能不全，本次病情加重的原因与患者自行停用利尿剂有关，因此一方面给予托拉塞米利尿维持出入量负平衡以减轻心脏前负荷，另一方面，予以螺内酯拮抗醛固酮，逆转心室重构。

（2）患者入院胸片提示心影扩大，既往有"肥厚型心肌病"史，此次超声心动图检查结果提示：双心房右心室增大，右心室射血分数减低，右心室整体室壁运动减弱，三尖瓣关闭不全（图 16-4）。根据患者的病史、体征、超声心动图等结果可以排除扩张型心肌病、肥厚型心肌病以及缺血性心脏病等疾病，结合 1995 年心电图（图 16-5）和超声心动图的连续记录结果（表 16-1）考虑患者为致心律失常性右心室心肌病（ARVC），由于患者本次入院前 2 周因上消化道出血在外院行胃镜下钛夹治疗，因此无法行心脏磁共振检查。

81

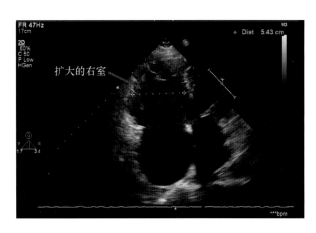

图 16-4　入院后的超声心动图（心尖四腔图）：红色箭头处为扩大的右心室

讨论

　　1977 年 Fontaine 等最早命名了致心律失常性右心室发育不良（ARVC），曾被称为羊皮纸心、右心室发育不良、右心室脂肪浸润、右心室脂肪过多症等。1996 年世界卫生组织（WHO）和国际心脏病联合会（ISFC）认为这是一种心肌病，即致心律失常性右心室心肌病，是一种常染色体显性遗传性疾病，有家族史者占 30%～50%[1-2]。

　　右心室心肌病的病理特点：右心室正常心肌逐渐被纤维脂肪组织替代，这种替代常始于心外膜下或中膜，逐渐发展至心内膜下。病变多位于右心室流出道、漏斗部及心尖（"病变三角"），也可累及室间隔甚至左心室[3]。

　　临床可表现为右心室扩大、心力衰竭、室性心动过速（室速）甚至猝死，猝死尤其好发于年轻患者，由于 ARVC 导致的猝死占运动员猝死的 4%，是常染色体显性遗传性疾病。右心室心肌病的患病率目前尚不清楚，不同的国家、地区及种族之间有差别，估计为 0.02%～0.1%，高发地区可达 0.8%。日本人平均发病年龄为（47±11）岁；北美人为（36±14）岁。

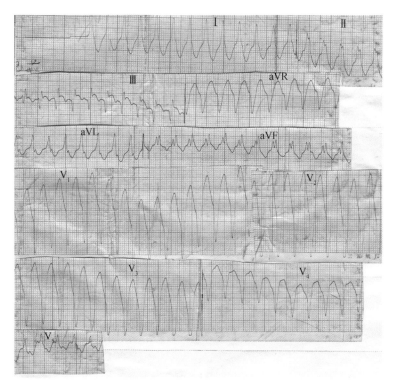

图 16-5　患者 1995 年 39 岁时在我院住院期间发作室性心动过速时的心电图，室性心动过速的 QRS 波形态特点为 I、II、aVL、aVF 导联直立 R 波，V₁ 导联为 QS 型，提示室性心动过速起源部位靠近右心室流出道较低部位、偏游离壁侧

日期	左心室舒张末期内径 (EDD, mm)	左心室收缩末期内径 (ESD, mm)	射血分数 (EF，%)	右心室内径 (RVD, mm)	左心房内径 (LA, mm)	其他
1981-03	44	26	71	13	29	未见异常，作扇形扫描
1981-08	48	30	72	9	28	未见异常
1986-07	41	31	71	17	31	扇形扫描：室间隔 18 mm，左心室后壁 9 mm，左心房内径 32 mm，左心室舒张末径 47 mm，各瓣膜活动完好，室壁运动好
1987-12	42	26	70	17	31	与 1986-07 变化不大
1995-03	45	26	71	27	32	右心室内径大
1995-08	43	25	70	27	32	
2003-04	48	32	62	27	34	右心增大，室间隔偏厚
2004-08	44		66	37	33	右心房右心增大，心包积液（极少量）
2005-01	48	37	48	34	38	右心房右心室大，下腔静脉增宽左心房略大，左心室射血分数略低
2007-11	44		65	39	37	右心房右心室扩大
2008-01	44		59	32	41	右心房右心室内径增大
2017-02	42		61	27	44	双心房、右心室增大，右心室射血分数减低，右心室整体室壁运动减弱，三尖瓣关闭不全

表 16-1　历年超声心动图结果

病例 16　致心律失常性右心室心肌病患者 1 例

ARVC 的年死亡率为 2.3%，主要表现为猝死和进展性心力衰竭，病程通常分为 4 期：

- 隐匿期：此期右心室结构仅有轻微改变，室性心律失常可以存在或不存在，心脏性猝死偶尔可以是该期的首发表现，且多发生于从事剧烈活动或竞争性体育比赛的年轻人群。

- 心律失常期：此期表现为症状性右心室心律失常，这种心律失常可以导致猝死，同时伴有明显的右心室功能结构异常。

- 心功能不全期：由于进行性及迁延心肌病变导致症状进一步加重，但此期左心室功能相对正常。

- 终末期：由于累及左心室导致双心室泵功能衰竭，处于此期的患者较易与双心室扩张的心肌病相混淆。左心室受累与年龄、心律失常事件及临床出现的心力衰竭相关，病理研究证实大多数患者均存在不同程度左心室内脂质纤维的浸润现象。

ARVC 过去先后发表过三个标准，分别为 1994 年 ESC 关于 ARVC 的诊断标准，2002 年 Hamid 等发表在美国心脏病学会杂志（JACC）的《家族性 ARVC 的诊断标准》，2006 年 Peter 等发表在国际心脏杂志的《ARVC 诊断标准》[1]。

1994 年标准着重关注右心室表现，且规定无左心室受累或仅有轻微异常才能诊断，旨在排除其他常见疾病（如缺血性心脏病和扩张型心肌病）。该标准还强调了致心律失常性右心室心肌病/发育不良（ARVC/D）典型病例的临床表现和心脏性猝死的临床经验，即严重和晚期疾病类型。因此，1994 年标准诊断 ARVC/D 的特异性较高，但敏感性偏低，不易发现早期或无症状患者，尤其是低估了家族性 ARVC/D 的发生率。

2002 年 Hamid 等修订的家族性 ARVC 诊断

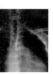

标准是对临床表现不明显的一级家族成员，只要家族中有临床上确诊的 ARVC 成员，其他家族成员满足以下 1 条就可以诊断家族性 ARVC：①右胸导联 $V_1 \sim V_3$ T 波倒置，年龄 14 岁以上。②晚电位阳性（平均信号心电图）。③左束支传导阻滞型室性心动过速或室性早搏（24 h 大于 200 个）。④轻度整体性右心室扩张或射血分数降低而左心室正常；或右心室轻度节段性扩张或右心室局部运动异常。

过去的 10 多年间，随着分子遗传学、影像学成像技术不断提高，2010 年 2 月 ESC 公布了新修订的诊断标准。新的标准提高敏感性，确保特异性[5]。2010 年标准依据新的 ECG 指标、量化的心脏影像学和形态学标准等，增加了"临界诊断"和"可疑诊断"。早期出现和敏感性较高的复极异常，以及典型的左束支传导阻滞型室性心动过速均被升级为主要条件。基因突变的指标也被加入到次要条件中，进一步肯定了遗传学检查的诊断地位。2010 年标准涵盖了更多新知识和新技术，从而提高了诊断敏感性，但为了确保诊断特异性，该标准保留了 1994 年标准中的量化指标，尤其是成像技术研究。此外，该标准还延续了主要条件和次要条件的标准制定方法。

经验教训

从 1977 年 Fontaine 等最早发现了致心律失常性右心室心肌病到 1996 年世界卫生组织（WHO）最终明确并命名一种心肌病的近 20 年时间中，本例患者从 1975 年开始多次在我院及外院住院治疗，限于对疾病认识的局限性，未能在早期明确诊断。因此，临床医师要熟悉最新的医学进展，了解新的疾病诊断标准，提高鉴别意识，才能减少漏诊和误诊的发生。

（孙志军）

参考文献

[1] Marcus F，Jettrey A，Towbin MD，et al. Arrhythmogenc right ventricular dysplasia/cardiomyopathy（ARVD/C）：a multridiscipinary study：design and protool. Circulation，2003，107（23）：2975-2978.

[2] Merner ND，Hodgkinson KA，Haywood AF，et al. Arrhythmogenic right ventricular cardiomyopathy type 5 is a fully penetrant，lethal arrhythmic disorder caused by a missense mutation in the TMEM43gene. Am J Hum Genet，2008，82（4）：809.

[3] McKoy G，Protonotarios N，Crosby A，et al. Identification of a deletion in plakoglobin in arrhythmogenic right ventricular cardiomyopathy with palmoplantar keratoderma and woolly hair（Naxos disease）. Lancet，2000，355（9221）：2119.

[4] SenChowdhry S，McKenna WJ. The utility of magnetic resonance imaging in the evaluation of arrhythmogenic right ventricular cardiomyopathy. Curr Opin Cardiol，2008，23（1）：38-45.

[5] Marcus FI，McKenna WJ，Sherrill D，et al. Diagnosis of arrhythmogenic right ventricular cardiomyopathy/dysplasia：Proposed Modification of the Task Force Criteria. Eur Heart J，2010，31：806-814.

第二篇

冠状动脉相关疾病

病例17　右冠状动脉-右心室瘘修补术后继发右冠状动脉瘤样扩张合并血栓形成患者1例

患者男性，61岁，个体经营者，于2014年6月入院。

病史陈述

患者因发现心脏杂音30余年，反复胸痛1年入院。

患者于1993年因"发现心脏杂音30余年，间断发热6年余"至我院就诊。入院查体（1993年）：脉搏80次/分，血压130/80 mmHg，呼吸20次/分，体温37℃，神志清楚，发育正常，自主体位，口唇无发绀，颈静脉未见怒张，双肺查体无异常，心脏查体胸骨左右缘3、4肋间至5、6肋间可闻及双期粗糙杂音，4/6级。腹部查体无异常。双下肢无水肿。入院后经超声心动图检查诊断为：右冠状动脉-右心室瘘，超声测量左心房内径44 mm，左心室舒张末期内径62.9 mm，收缩末期内径41 mm，右心室内径33.9 mm，左心室射血分数63%。行主动脉根部非选择性造影结果：主动脉三个窦无明显扩张，右冠状动脉自起始部开始增粗、迂曲，呈瘤样扩张，可见右冠状动脉血流流入右心室，造影明确诊断：右冠状动脉瘤样扩张，右冠状动脉-右心室瘘。于心外科行右冠状动脉-右心室瘘修补术。手术过程：右冠状动脉增粗，直径12 mm，于房室沟处曲折呈瘤样，房室支、右室支、锐缘支及后降支尚正常，在分出后降支前10 mm与右心室后壁沟通（图17-1）。切开右心室探查，见右心室后壁瘘口15 mm×20 mm，与右冠状动脉相通，瘘口位于后瓣与乳头肌之间，以补片缝合瘘口，术后出现频发房性早搏，未用药物。出院诊

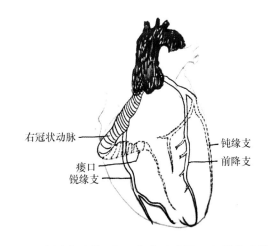

图17-1　右冠状动脉-右心室瘘示意图：右冠状动脉增粗，直径12 mm，于房室沟处曲折呈瘤样，锐缘支及后降支尚正常，在分出后降支前10 mm与右心室后壁沟通

断为：右冠状动脉-右心室瘘修补术后。患者近20年来可从事一般体力活动，无特殊症状。

此次因"反复胸痛1年"再次至我院住院治疗，患者胸痛为胸骨后疼痛，为闷痛，未向其他部位放射，于夜间发作，每次发作约持续10 min，同时伴有乏力，下床活动后可好转，日常体力活动不受限。

体格检查：体温36.5℃，呼吸18次/分，脉搏70次/分，血压120/70 mmHg。神清、状可。未见颈静脉怒张及颈动脉异常搏动，未闻及颈部血管杂音。双肺呼吸音清，右下肺可及少量湿啰音，未闻及胸膜摩擦音。心界向左下扩大，心率70次/分，律齐，心音可，各瓣膜听诊区未闻及病理性杂音及心包摩擦音。腹软，无压痛、反跳痛、肌紧张，肝脾肋下未触及，肠鸣音3次/分。双下肢无水肿，双下肢可见静脉曲张。

入院后完善相关检查：

血常规、生化结果正常，心肌损伤标志物阴性。

心电图：窦性心律，频发房性早搏，未见ST-T改变。

超声心动图：右冠状动脉起始段明显增宽20.5 mm，未见异常分流束，右心房外侧心包内可见一占位性团状回声，大小56 mm×51.5 mm，内部回声呈中等偏强。左心室舒张末期内径63 mm，左心室收缩末期内径46 mm，右心室内径33 mm，左心室射血分数43%（图17-2）。

根据上述病史、症状、体征及辅助检查结果初步诊断为：心包内肿物原因待查；右冠状动脉-右心室瘘修补术后；频发房性早搏。

诊治及病情演变经过

为明确患者心包内肿物性质，完善冠状动脉CT血管造影（CTA）检查结果示：右冠状动脉起始段明显扩张，右冠状动脉近段闭塞，于右心房的右后方可见一类圆形肿物，大小约75 mm×57 mm，占位内可见散在钙化影，右冠状动脉闭塞残端位于肿物中，但未见血流与肿物相通（图17-3）。行冠状动脉造影检查结果示：右冠状脉起始段明显扩张，右冠状动脉近段闭塞，右冠状动脉及左冠状动脉造影后未见血流与右心房外肿物相通。右冠状动脉在闭塞前可见一分支，供应右心范围，右室支、锐缘支及后降支均闭塞。左冠状动脉回旋支形成左向右的侧支循环供应右侧心脏（图17-4）。右心导管检查：测量右心室压力为0～30 mmHg，右心房压力为10～20 mmHg。

结合患者病史和目前症状、体征和辅助检查，分析右心房外心包内占位的性质。20年前冠状动脉造影和右冠状动脉-右心室瘘修补术均可见右冠状动脉迂曲、瘤样扩张走行于右房室沟

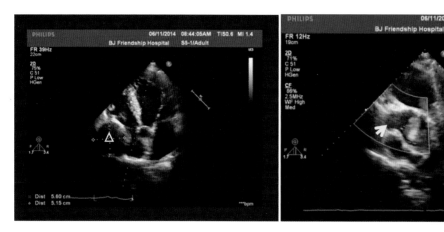

图 17-2　超声心动图，黄色三角为右心房外侧肿物，黄色箭头为扩张的右冠状动脉

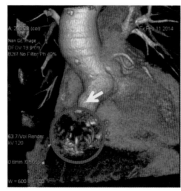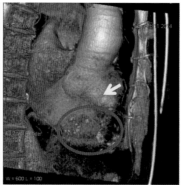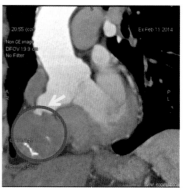

图 17-3　冠状动脉CTA，红色圆圈内为右心房外侧肿物，黄色箭头为扩张的右冠状动脉

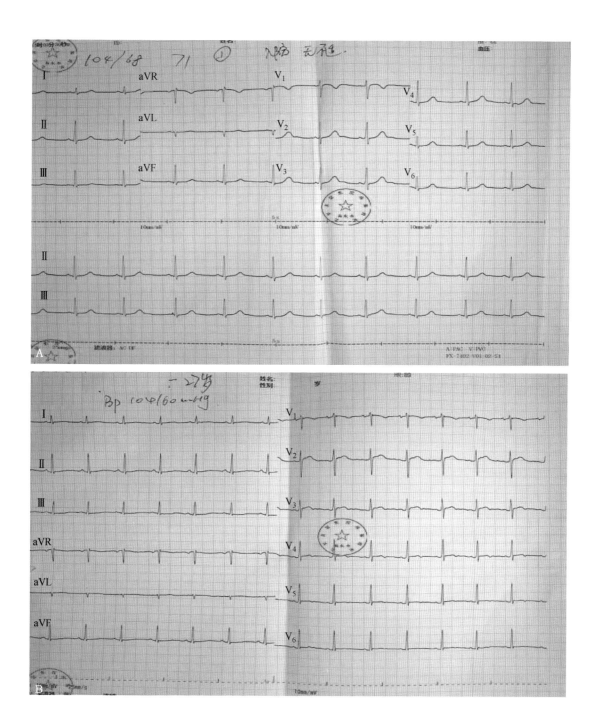

图 18-2　**A**. 无症状时心电图未见明显异常；**B**. 胸痛发作时多个导联 T 波低平、双向

例，且患者比较年轻，病史已有 10 年。患者无动脉粥样硬化的危险因素，入院后检查颈动脉超声、双侧锁骨下动脉超声、双上肢动脉超声、双下肢动脉超声及双肾动脉超声均未见明显异常。升主动脉造影头臂干、左颈总动脉、左锁骨下动脉未见明显狭窄，LIMA 未见明显狭窄，且动脉粥样硬化一般为先狭窄后扩张，而本例患者 10

年前冠状动脉造影 LAD 及 RCA 除瘤样扩张外，均无狭窄表现，而 10 年后的冠状动脉造影显示 LAD 及 RCA 除巨大瘤样扩张外均合并瘤前的重度狭窄，因此冠状动脉病变的发展也不符合动脉粥样硬化的表现。虽然行冠状动脉造影时因为冠状动脉病变狭窄太重未行血管内超声（IVUS）检查，但目前不考虑动脉粥样硬化引起的冠状动脉病变。

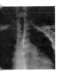

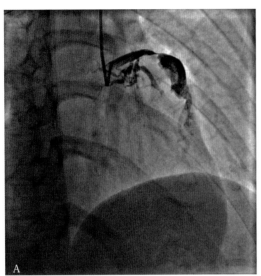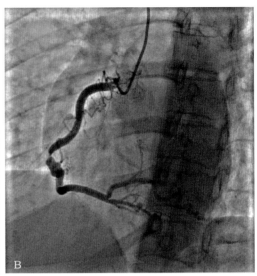

图 18-3 **A**. LAD 近段 95％局限性狭窄，狭窄后可见巨大瘤样扩张，LCX 近段 100％闭塞；**B**. RCA 中段 90％局限性狭窄，狭窄后可见巨大瘤样扩张

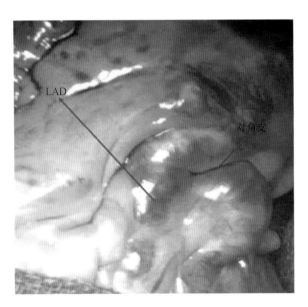

图 18-4 手术中见到 LAD 及对角支的巨大瘤样扩张

本患者年轻，合并冠状动脉的巨大瘤样扩张、严重狭窄及闭塞，目前首先考虑川崎病（Kawasaki disease，KD）。KD 亦称皮肤黏膜淋巴结综合征，是影响全身血管的自身免疫性疾病，主要病理改变为全身性非特异性血管炎。儿童的发病率是 69/10 万。15％～25％未经治疗的 KD 患者会出现冠状动脉瘤，即使经过积极治疗也有 3％～5％发生率。冠状动脉瘤不断塑型，逐渐出现内膜增厚、钙化及血栓形成，最终导致冠

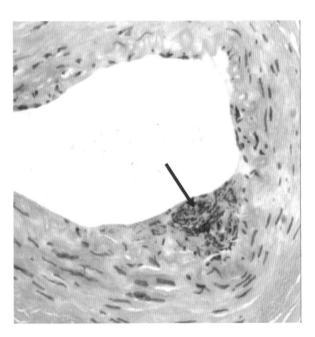

图 18-5 LIMA 血管可见小灶血管内膜炎，血管壁周围纤维增生性变性

状动脉狭窄甚至闭塞，是导致儿童心肌缺血的主要原因，也是成年后发展为缺血性心肌病的潜在危险因素[1]。迄今为止，KD 的诊断缺乏特异性实验室检查项目，主要依据临床表现[2]：①不明原因发热持续 5 天以上，抗生素治疗无效；②双眼球结膜弥漫性充血，无脓性分泌物；③口唇潮红、皲裂，口腔黏膜充血，杨梅舌；④急性期手

足指趾肿胀，掌跖潮红，恢复期出现指趾端膜状脱屑或肛周脱屑；⑤躯干、四肢多形性充血性红斑；⑥颈部淋巴结非化脓性肿大，直径达 1.5 cm 或更大。经典的 KD 诊断要求满足发热至少 5 天以上，符合以上主要临床表现 5 条中的至少 4 条。然而，即使典型 KD，其所有临床表现也不会在同一时间出现，因此，在做出诊断前需要仔细观察等待。具备发热 5 天或 5 天以上，仅有 4 条以上主要临床表现者，如果二维超声心动图或冠状动脉造影提示冠状动脉病变，也可诊断为 KD。本例患者只有冠状动脉巨大瘤样扩张、严重狭窄及闭塞，以及 4～5 岁时持续 1 周左右的发热，其余诊断标准目前无从考证，但根据该患者的病例特点，仍考虑为 KD。

KD 致冠状动脉病变内科介入难度大并且再干预率高，CABG 是治疗的有效方案。由于患者多为年幼儿童或青少年，尽可能全动脉再血管化已为大多学者的共识，本例患者使用的也均为动脉血管。另外是否同期处理冠状动脉瘤仍存在争议，同期处理冠状动脉瘤的理由是防止其破裂，但冠状动脉瘤破裂的概率很小，多发生在 KD 急性期，目前多数学者建议不处理冠状动脉瘤，他们认为这可能导致来自冠状动脉瘤内重要侧支血管的急性闭塞，从而出现严重的心功能不全[3]。中国医学科学院阜外医院分析了 13 例 KD 患者的临床资料及治疗效果，结果显示 CABG 是治疗 KD 致冠状动脉病变的有效方法，无需同期处理冠状动脉瘤[4]。

本例患者腹部超声发现了肝动脉瘤，术后病理发现 LIMA 的小灶血管内膜炎及血管壁纤维增生性变性，由于 KD 是影响全身血管的自身免疫性疾病，因此考虑肝动脉瘤也可能为 KD 的表现之一。今后也会对肝动脉瘤进行进一步的随访观察。

经验与教训

临床工作中对于年轻女性出现胸骨后疼痛症状，我们很少考虑冠状动脉疾病引起，通过本病例的诊断及治疗，我们也要想到 KD 引起的可能性。另外，本病例在 10 年前已经考虑诊断为 KD，KD 的冠状动脉瘤是成年后发展为心肌缺血的潜在危险因素，因此对 KD 的随访观察非常重要。本病例在入院 1 年前行冠状动脉 CTA 时已经发现了严重的冠状动脉狭窄，为避免发展为急性心肌梗死，当时应该及时行冠状动脉造影及 CABG 术。

（高红丽）

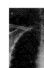

参考文献

[1] Onouchi Z，Hamaoka K，Sakata K，et al. Long-term changes in coronary artery aneurysms in patients with Kawasaki disease：comparison of therapeutic regimens. Circ J，2005，69（3）：265-272.

[2] Newburger JW，Takahashi M，Gerber MA，et al. Diagnosis，treatment，and long-term management of Kawasaki disease：a statement for health professionals from the Committee on Rheumatic Fever，Endocarditis，and Kawasaki Disease，Council on Cardiovascular Disease in the Young，American Heart Association. Pediatrics，2004，114（6）：1708-1733.

[3] Kitamura S，Tsuda E，Kobayashi J，et al. Twenty-five-year outcome of pediatric coronary artery bypass surgery for Kawasaki disease. Circulation，2009，120（1）：60-68.

[4] 尹朝华，李巅远，闫军，等. 川崎病致冠状动脉病变外科治疗的效果分析. 心脏杂志，2014，26（6）：717-719.

病例 18　巨大冠状动脉瘤合并严重狭窄患者 1 例

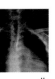
病例 19　未绝经妇女发作 Wellens 综合征 1 例

患者女性，42 岁，售货员，2011 年 10 月入院。

病史陈述

主因间断活动后背痛 1 个月，加重 3 天入院。

患者入院前 1 个月来多于快步行走时出现背痛，无明显胸闷、胸痛、心悸等不适，休息约 5 min 可自行缓解，未予重视。近 3 天来症状发作较前频繁，含服速效救心丸 5 粒约 3 min 可缓解。门诊行心电图检查为窦性心律，胸前 V_1～V_6 导联广泛 T 波倒置，尤以 V_2、V_3 导联为著。既往体健。否认高血压、糖尿病、血脂代谢异常等。个人及家族史：无烟酒嗜好。无长期口服避孕药史。否认冠心病家族史。婚育史：月经规律。已婚，爱人及女儿体健。

体格检查：体温 36.6℃，脉搏 68 次/分，呼吸 20 次/分，血压 130/82 mmHg；神清状可，自主体位。体型正常，BMI 26.1 kg/m²。口唇无发绀，颈动脉未闻及血管杂音。听诊双肺呼吸音清，未闻及干湿啰音。叩诊心界不大，心率 68 次/分，律齐，心音有力，各瓣膜听诊区未闻及病理性杂音。腹饱满，全腹软，无压痛，肝脾肋下未触及。双下肢不肿，两侧足背动脉搏动有力。

入院后完善相关检查：

心电图：窦性心律，胸前 V_1～V_6 导联广泛 T 波倒置（图 19-1）。

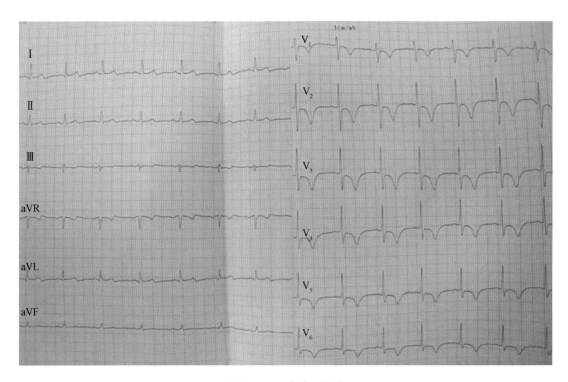

图 19-1　入院时心电图

超声心动图：左心房略大（LA 内径 36.9 mm），余房室内径正常，左心室射血分数正常（LVEF 69％），各瓣膜无异常，室壁运动协调。彩色多普勒示：二、三尖瓣轻度反流束。

血脂：甘油三酯（TG）4.02 mmol/L，总胆固醇（TC）7.08 mmol/L，低密度脂蛋白胆固醇（LDL-C）4.03 mmol/L，高密度脂蛋白胆固醇（HDL-C）1.20 mmol/L。

糖化血红蛋白 5.1％。

心肌酶：CK、CK-MB、TnT、TnI 均正常。

腹部超声：脂肪肝。

根据上述病史、症状及辅助检查结果，患者入院初步诊断：背痛待查，不稳定型心绞痛？高脂血症、脂肪肝。

诊治及病情演变经过

患者为未绝经妇女，无高血压、糖尿病、吸烟、早发冠心病家族史及长期避孕药用药史，仅具有血脂代谢异常一项冠心病危险因素，根据 Framingham 危险评分为 6 分，其十年冠心病发病风险仅为 2％，本身就是冠心病发病的低危人群；但此次以活动后背痛为主要表现，心电图提示胸前导联广泛 T 波倒置，因此我们就 T 波倒置，除心肌缺血外的其他可能原因进行了鉴别：①生理性因素：神经官能症、体型、体位、呼吸、性别、运动、饮食、妊娠等；该患者进行了氯化钾试验，发现 T 波并未恢复，氯化钾试验阴性；患者静息心率在 70 次/分以下，无交感神经异常兴奋的表现，故未进行普萘洛尔（心得安）试验；②药物的影响：洋地黄制剂、抗心律失常药（奎尼丁及胺碘酮）、抗精神病药（酚噻嗪）、其他（如抗肿瘤药物）等也可引起 T 波倒置；但该患者既往体健，否认用药史，可排除药物影响；③电解质紊乱：源自 K^+、Ca^{2+}、Mg^{2+} 的异常，但本患者化验电解质均正常，无离子紊乱依据；④其他类型心脏病：心肌肥厚及心腔扩大、心包炎、心肌炎、二尖瓣脱垂综合征、室内传导异常、心室起搏后 T 波电张性调整、心尖肥厚型心肌病、肺源性心脏病等亦可出现 T 波倒置，而通过超声心动图等一

系列检查，基本排除了上述心脏结构改变所致 T 波倒置的可能；⑤其他疾病：脑血管疾病（脑血管意外、脑外伤、脑肿瘤、脑膜炎等）、急腹症（急性阑尾炎、胰腺炎、胆囊炎、腹膜炎等）、内分泌疾病（甲状腺功能减退、嗜铬细胞瘤等）、神经肌肉疾病、血管炎症性病变、人工或意外低温，通过入院查体及化验结果可排除上述原因。

此后，患者接受了冠状动脉造影检查，结果为单支血管病变，累及前降支（LAD），前降支近段存在一处 90％以上的重度局限性狭窄，前向血流为 TIMI 3 级；其余血管均无明显斑块及狭窄病变（图 19-2，图 19-3）。遂于前降支近段置入 3.5 mm×15 mm 药物涂层支架 1 枚，过程顺利（图 19-4）。

转归及随访

该患者明确诊断为冠状动脉粥样硬化性心脏病、不稳定型心绞痛（初发劳力型）、单支血管病变（累及 LAD）、高脂血症；术后予阿司匹林、氯吡格雷双联抗血小板，阿托伐他汀钙 40 mg 每晚 1 次强化降脂的冠心病二级预防治疗方案，出院前复查心电图见胸前导联 T 波倒置程度较术前明显减轻（图 19-5）。

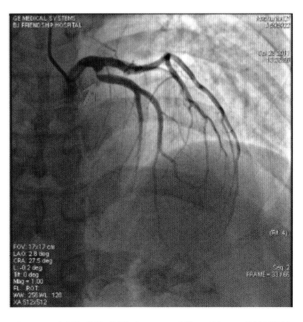

图 19-2 冠状动脉造影示 LAD 近段 90％～95％局限性狭窄

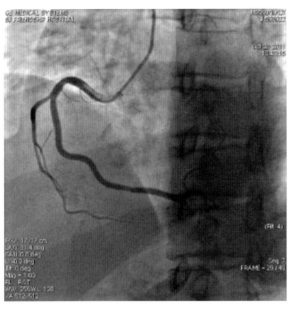

图 19-3　冠状动脉造影示 RCA 未见明显狭窄

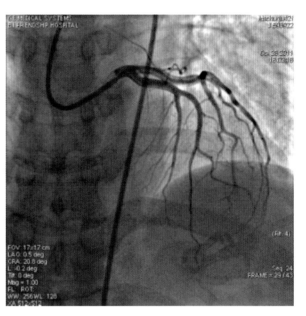

图 19-4　LAD 近段置入 3.5 mm×15 mm 支架 1 枚

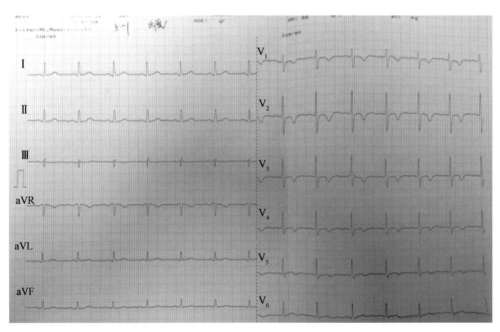

图 19-5　出院时心电图

随访至今已 6 年，期间患者未再发作背痛等不适，活动耐量不受限，正常上班工作，定期复查 LDL-C 控制在 1.7～2.0 mmol/L 之间，目前用药方案为阿司匹林 100 mg 每日 1 次及阿托伐他汀钙 20 mg 每晚 1 次。

讨论

回顾整个诊疗经过，我们还是感到心有余悸，因为将本患者的临床表现、心电图以及冠脉造影结果三者结合，才明确诊断是一例潜在高风险的 Wellens 综合征患者。Wellens 综合征是由 J. Wellens 医生于 1982 年首先提出的[1]，是以一部分不稳定型心绞痛患者心电图胸前导联 T 波的特征性改变为特点，病情进展较快，易发生广泛前壁心肌梗死，此类特征性 T 波改变的病理基础为前降支近段的高度狭窄，故也被称为"前降支 T 波综合征"（LAD coronary T-wave syndrome）。该病临床上并不少见，美国报道发生率占不稳定型心绞痛患者的 14%～18%，占因急性心肌缺血行冠状动脉介入治疗患者的 13%～20%[2]；如果不及时处理，从发病到出现大面积前壁心肌梗死的平均时间是 8.5 天，所以需尽早行经皮冠状动脉介入（percutaneous coronary intervention，PCI）治疗。

Wellens 综合征的临床特点包括：①见于不稳定型心绞痛患者；②在胸痛缓解之后，心肌损伤标志物正常或轻度增高；③部分患者超声心动图示左心室前壁运动减弱，可以在数天或数周内逐渐恢复正常；④冠状动脉造影示前降支冠状动脉近段狭窄程度＞50%，大部分为严重狭窄，甚至表现为次全闭塞，或完全闭塞伴有侧支循环；⑤有 T 波倒置持续时间越长，病变越严重的倾向。

Wellens 综合征患者通常近期有心绞痛发作的病史，大部分患者心绞痛发作时心电图在原有 T 波倒置或低平状态下呈假性正常化，少数表现为原有 T 波倒置或双向，但心绞痛缓解后反而进一步加深；T 波改变出现在胸痛缓解期，与心绞痛的症状不一致，容易被忽视。T 波特征性改变包括：①主要出现在胸前导联，以 V₂～V₃ 导联为主，有时可以扩展到 V₁～V₅ 导联，少数可见于 Ⅱ、Ⅲ、aVF 导联；②无异常 Q 波或 R 波振幅下降或消失；③无 ST 段移位或轻度抬高；④心绞痛缓解后出现 T 波对称性深倒置或正负双向，以后逐渐转为直立的动态演变过程，持续时间数小时至数周不等；⑤T 波特征性改变于心绞痛再次发作之后可以重复。根据心电图的表现，Wellens 综合征又可以分为两型[2]：Ⅰ型为胸前导联 T 波深的对称性倒置，占 75%；Ⅱ型为胸前导联 T 波呈双向改变，占 25%。

2009 年美国心脏协会（AHA）/美国心脏病学会（ACC）/美国心律学会（HRS）《心电图标准化与解析》和 2010 年《国际动态心电图及无创心电学会共识建议》，将 Wellens 综合征的 T 波改变归为非 ST 段抬高型急性冠脉综合征中的缺血后 T 波改变（不伴 QRS 波及 ST 段改变），

其中部分患者心肌损伤标志物升高，属于急性非 ST 段抬高型心肌梗死。

目前 Wellens 综合征特征性 T 波产生的确切机制尚不十分清楚，可能与心肌顿抑及心肌冬眠有关。多数学者认为[3]，当左心室前壁心肌缺血严重时，可引起 T 波特征性改变，而 T 波的演变则反映了缺血区顿抑或冬眠心肌功能的恢复情况。随着心肌缺血的改善，T 波倒置程度逐渐变浅，室壁运动障碍得到改善，心功能逐渐恢复。部分患者可以出现心肌损伤标志物轻度增高，说明心肌有损伤坏死，这种损伤、坏死因深度浅（较心内膜下心肌梗死还要浅），不足以引起 QRS 波及 ST 段像 ST 段抬高型心肌梗死那样的动态演变过程，只能够引起 T 波的特征性演变，是心肌梗死的一种特殊类型。此种看法尚有待进一步研究证实。

Wellens 综合征的诊断标准包括：①既往有胸痛病史；②胸痛发作时心电图正常；③心肌酶正常或轻度升高；④无病理性 Q 波或 R 波振幅下降或消失；⑤V₂～V₃ 导联 ST 段在等电位线或轻度抬高（＜0.1 mV）呈凹面或水平型；⑥在胸痛消失期间，心电图 V₂～V₅ 导联 T 波呈对称性倒置或双向；⑦冠状动脉造影见前降支近段严重狭窄。

因 Wellens 综合征的临床表现与心电图表现之间的特殊性，容易导致在临床工作中对该综合征认识不足，存在的问题包括：对心电图的变化特征不熟悉；给此类患者做运动负荷试验，引起大面积心肌梗死；低估此类患者病情变化的严重性及风险而未能给予及时有效的血运重建。

经验与教训

该例患者为未绝经女性，仅发作背痛 1 个月，且不合并较多危险因素，因此对诊断更具有迷惑性；好在我们在完善了超声心动图及氯化钾试验后及时对其进行了早期 PCI 治疗，才避免了前壁心肌梗死的发生，改善了患者预后。对于此类患者，临床工作中一定要提高警惕，不要先入为主，早期进行识别，尽快进行介入干预，一旦确诊为 Wellens 综合征，应在 48 h 内行 PCI 治疗[4]。

附：Wellens 综合征Ⅱ型心电图表现一例

患者女性，52 岁，职员，2016 年 11 月 30 日入院。

病史陈述

主诉：间断胸痛 2 个月余。

现病史：近 2 个月来劳累后出现心前区疼痛，呈压榨样，向左上肢及颈部放射，每次持续约 5～10 min，休息 10 min 后可缓解。10 天前于当地医院行心电图示胸前导联 T 波正负双向，冠脉 CTA 检查发现前降支重度狭窄，遂来我院治疗。危险因素有高血压、高脂血症、肥胖，否认糖尿病、长期大量吸烟史及早发冠心病家族史，已绝经 6 年。

体格检查：体温 36.0℃，脉搏 82 次/分，呼吸 18 次/分，血压 166/90 mmHg，BMI 29 kg/m²；神清状可，听诊双肺呼吸音清，未闻及干湿啰音。叩诊心界不大，心率 82 次/分，律齐，心音有力，各瓣膜听诊区未闻及病理性杂音。腹膨隆，肝脾肋下未及，无压痛。双下肢不肿。

入院后完善相关检查：

心电图：窦性心律，V₃～V₆ 导联 T 波呈正负双向（图 19-6）。

超声心动图：左心房增大（内径 38.8 mm），余各房室内径正常，左心室射血分数正常（LVEF 69%），各瓣膜无异常，室间隔基底段增厚 15.9 mm，室壁运动协调。彩色多普勒示二、三尖瓣轻度反流束。

入院诊断：冠状动脉粥样硬化性心脏病；不稳定型心绞痛（劳力恶化型）；高血压 3 级（很高危）；高脂血症。

诊治及病情演变经过

入院后行冠状动脉造影检查，示单支血管病变，前降支近-中段可见 90%～95% 的节段性狭

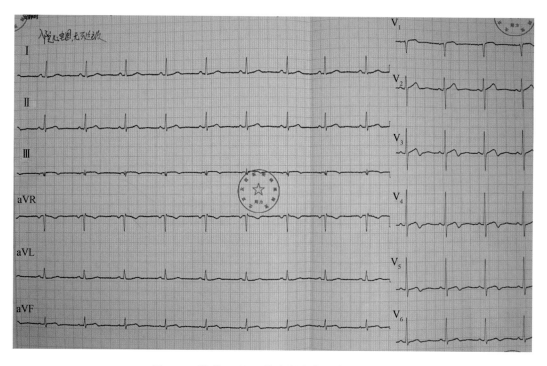

图 19-6 Ⅱ型 Wellens 综合征患者入院时心电图

窄，前向血流 TIMI 3 级（图 19-7）；回旋支及右冠状动脉未见明显狭窄；于 LAD 近-中段置入 3.5 mm×29 mm 药物涂层支架 1 枚，过程顺利（图 19-8）。术后予双联抗血小板等冠心病二级预防治疗。患者未再发作胸痛，出院时复查心电图见胸前导联 T 波均已恢复直立（图 19-9）。

该患者发病后心电图为胸前导联 T 波正负双向，造影见前降支近中段重度狭窄，符合 Wellens 综合征 Ⅱ 型心电图的表现；经早期 PCI 治疗后，胸前导联 T 波恢复直立，随访至今未再发作胸痛。

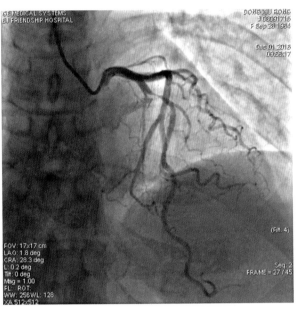

图 19-7　冠状动脉造影示 LAD 近-中段重度狭窄

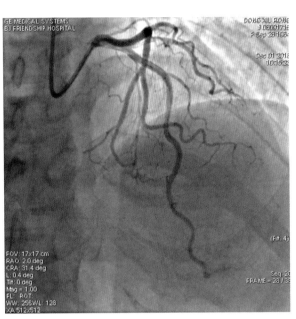

图 19-8　LAD 近-中段置入 3.5 mm×29 mm 支架 1 枚

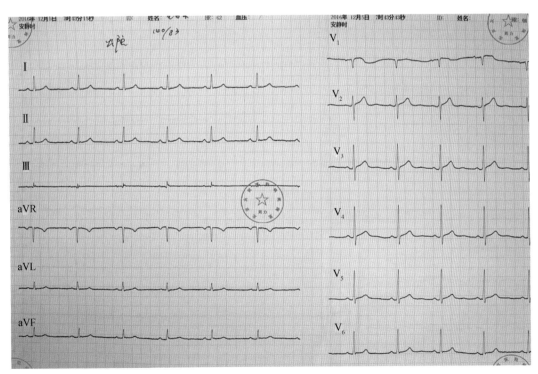

图 19-9　Ⅱ 型 Wellens 综合征患者出院时心电图

（周力）

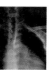

参考文献

［1］ De Zwann C，Bar FW，Wellens HJ. Characteristic electrocardiographic pattern indicating a critical stenosis high in left anterior descending coronary artery in patients admitted because of impending myocardial infarction. Am Heart J，1982，103（4）：730-736.

［2］ Sobnosky S，Kohli R，Bleibe S. Wellens' Syndrome. Intern J Cardiol，2006，3（1）：1-4.

［3］ Nisbet BC，Zlupko G. Repeat Wellens' syndrome：case report of critical proximal left anterior descending artery restenosis. J Emerg Med，2010，39（3）：305-308.

［4］ Parikh KS，Agarwal R，Mehrotra AK，et al. Wellens syndrome：a life-saving diagnosis. Am J Emerg Med，2012，30（1）：3-5.

北京友谊医院 心血管病例荟萃

病例 20　变异型心绞痛患者 1 例

患者男性，60 岁，退休，2016 年 8 月 18 日入院。

病史陈述

主因间断胸闷 2 天，加重伴胸痛 1 h 入院。

患者入院前 2 日于晨起时出现胸闷，伴大汗，持续约 20～30 min 可自行缓解，未就诊。入院前 1 h 晨起后突发剧烈胸骨后钝痛，伴胸闷、心悸、大汗、头晕、乏力，来我院急诊测血压 66/41 mmHg，心率 54 次/分，心电图为窦性心律，Ⅱ、Ⅲ、aVF 导联 ST 段抬高 0.7～0.9 mV，$V_2～V_5$ 导联 ST 段压低 0.3～0.9 mV（图 20-1）；考虑"急性下壁心肌梗死"，建议行急诊冠状动脉介入治疗。患者到急诊约 30 min 后症状自行缓解，复测血压 92/57 mmHg，心率 68 次/分，复查心电图 Ⅱ、Ⅲ、aVF 导联 ST 段较前回落，T 波倒置。化验 CK、CK-MB 均正常，TnT/TnI 略高。既往高血压、高脂血症、高尿酸血症及长期大量吸烟史，否认糖尿病；长期服用阿司匹林 100 mg 每日 1 次、美托洛尔 25 mg 每日 2 次、氯沙坦氢氯噻嗪 1 片每日 1 次、硝苯地平控释片 30 mg 每日 1 次治疗。

体格检查：体温 36.0℃，脉搏 86 次/分，呼吸 17 次/分，神清状可，血压 128/80 mmHg（左上肢），118/70 mmHg（右上肢）；双侧颈静脉无怒张；听诊双肺呼吸音粗，双侧肺底可闻及少许湿啰音；心界无扩大，心率 86 次/分，心律齐，各瓣膜听诊区未闻及病理性杂音；全腹软，肝脾未触及肿大；双下肢不肿。

入院后完善相关检查：

心电图（缓解后，图 20-2）：窦性心律，未见明显 ST-T 改变。

超声心动图：各房室内径正常，左心室射血分数正常（LVEF 54%），主动脉瓣增厚，余瓣膜无异常，室间隔基底段增厚，为 131 mm，左心室壁运动协调，肺动脉内径正常。

心肌损伤标志物：TnT 0.037 ng/ml（略高）（参考值<0.017 ng/ml），TnI 0.117 ng/ml（略高）（参考值<0.03 ng/ml），CK-MB 2.3 ng/ml（参考值 0～6.6 ng/ml），CK 73 U/L（参考值

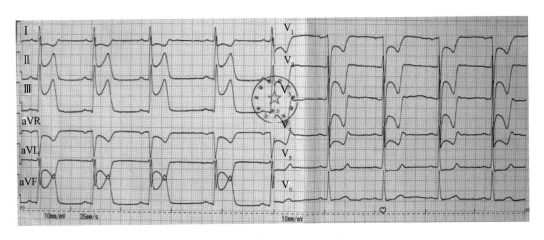

图 20-1　发作胸痛时心电图

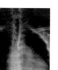

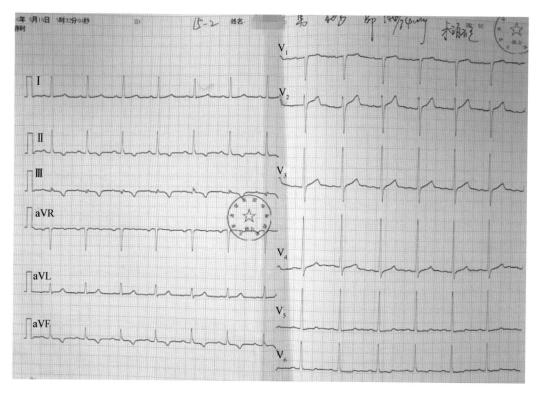

图 20-2 胸痛缓解时心电图

$50 \sim 310$ U/L）。后复查心肌酶始终正常，TnT/TnI 于入院第二天后转阴。

化验血常规、肝肾功能、糖化血红蛋白均正常。尿酸 511.5 μmol/L，血脂 TG 4.09 mmol/L，HDL-C 1.08 mmol/L，LDL-C 2.59 mmol/L。

诊治及病情演变经过

入院当天行急诊冠状动脉造影检查：为双支血管病变，累及前降支（LAD）及右冠状动脉（RCA）；LAD 中段可见 $50\% \sim 60\%$ 的节段性狭窄，RCA 近-中段 $40\% \sim 50\%$ 的节段性狭窄，LCX 未见明显狭窄，前向血流均为 TIMI 3 级（图 20-3 至图 20-5）；术中对三支血管分别进行光学相干断层成像（OCT）检查，LAD 中段处病变及 RCA 近-中段处病变均为纤维斑块，狭窄程度均在 60% 以下（图 20-6），LCX 未见明显斑块形成；遂未进行介入干预。

根据患者临床表现、发病时心电图变化及辅助检查结果，诊断：冠状动脉粥样硬化性心脏病、变异型心绞痛、双支血管病变（累及 LAD

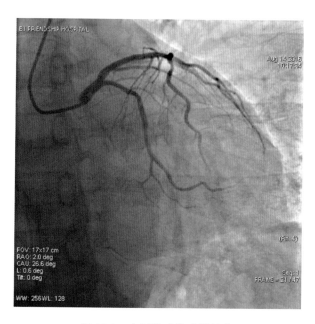

图 20-3 左冠状动脉造影足位

及 RCA）、心功能 I 级（NYHA 分级）；高血压 3 级（很高危）；血脂代谢异常；高尿酸血症。嘱患者严格戒烟戒酒，将药物调整为阿司匹林 100 mg 每日 1 次，地尔硫䓬缓释胶囊（非二氢吡

第三篇

冠状动脉介入治疗后相关问题

病例 21　急性心肌梗死介入治疗后反复胸痛患者 1 例

患者女性，55 岁，工人，住院日期：2016 年 11 月。

病史陈述

患者因间断胸痛 3 年，加重 1 h 入院。患者于入院前 3 年无明显诱因出现活动后胸痛，为心前区闷痛，不伴有放射，无出汗等，持续 5 min 可自行缓解，患者未诊治；后因夜间胸痛突发加重，睡眠中疼醒，伴大汗，胸痛持续约 1 h 后缓解，来我院诊治。当时体格检查：血压 120/70 mmHg，心率 76 次/分，律齐，心音有力，无杂音。双肺无啰音。心电图：窦性心律，$V_1 \sim V_5$ 导联 ST 段抬高、T 波双向、倒置（图 21-1）。心肌酶：CK 升高，CK-MB 升高，TnI 升高。诊断为急性前壁心肌梗死，遂行急诊冠状动脉介入治疗（PCI）。冠状动脉造影显示前降支（LAD）中段闭塞（图 21-2）。应用吸栓导管吸栓后，冠状动脉仍有狭窄。应用 2.0/12 mm 球囊预扩张后（图 21-3）仍可

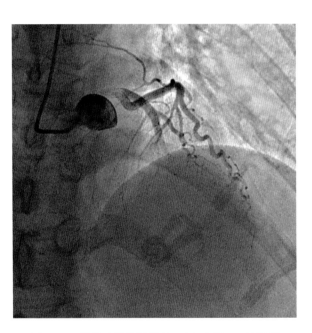

图 21-2　冠状动脉造影显示 LAD 中段 100％闭塞

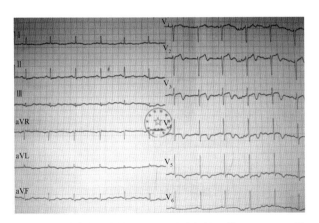

图 21-1　胸痛症状缓解，心电图示窦性心律，$V_1 \sim V_5$ 导联 ST 段抬高、T 波双向、倒置

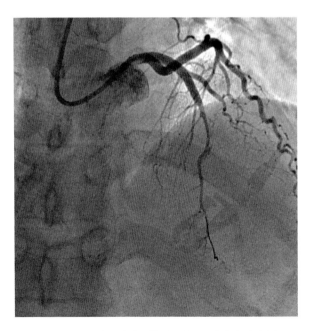

图 21-3　吸栓及球囊预扩张后仍可见狭窄及夹层

111

见狭窄及夹层。随后，于 LAD 中段置入 2.5/30 mm 支架（图 21-4）。住院期间未再有胸痛发作。超声心动图：LVEDD 48 mm，LVEF 73%，心尖部运动减弱。住院期间药物治疗：阿司匹林 100 mg 每日 1 次，氯吡格雷 75 mg 每日 1 次，阿托伐他汀钙 20 mg 每日 1 次，福辛普利 10 mg 每日 1 次，美托洛尔缓释片 23.75 mg 每日 1 次。术后患者每 4 周一次规律门诊随访：无症状，生活方式良好，药物依从性好，血脂、血压控制良好；1 年前因眼底出血、皮肤瘀斑改为阿司匹林 80 mg/d。

患者于入院前 1 h 再次突发胸痛，静息时出现，无任何诱发因素，无先兆症状，胸痛持续不缓解。心电图示窦性心律，Ⅱ、Ⅲ、aVF、V$_2$～V$_6$ 导联 ST 段压低，aVR、aVL 导联 ST 段抬高（图 21-5），诊断为急性非 ST 段抬高型心肌梗死。

诊治及病情演变经过

因症状持续不能缓解，具有急诊介入治疗指证。遂给予急诊 PCI 治疗。冠状动脉造影显示 LAD 近段闭塞，左回旋支（LCX）严重痉挛（图 21-6），遂球囊扩张、吸栓（图 21-7）、置入支架 1

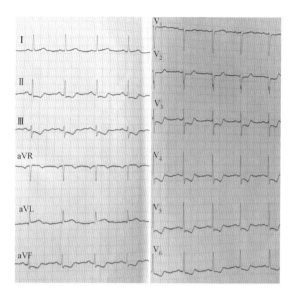

图 21-5 胸痛发作时心电图：窦性心律，Ⅱ、Ⅲ、aVF、V$_2$～V$_6$ 导联 ST 段压低，aVR、aVL 导联 ST 段抬高

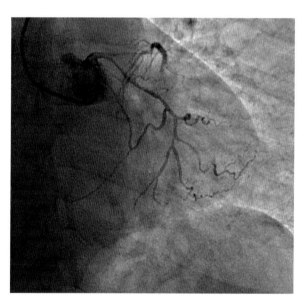

图 21-6 冠状动脉造影显示 LAD 近段闭塞，LCX 严重痉挛

枚（图 21-8），冠状动脉内给予药物（替罗非班、硝普钠、地尔硫䓬），缓解不明显，置入主动脉内球囊反搏（IABP）后回 CCU。术后症状缓解，心电图 ST 段回落（图 21-9）。

入 CCU 第 4 天开始反复出现静息状态下胸痛，每次发作心电图 aVR 导联 ST 段抬高（图 21-10，图 21-11），余压低。伴随：心率增快，血压高于静息时 20 mmHg。治疗调整：加用地尔硫䓬缓释胶囊、尼可地尔并不断调整剂量，1 周后不再

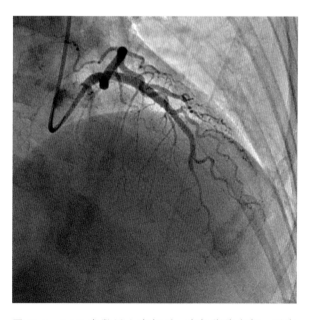

图 21-4 LAD 中段置入支架后，支架膨胀良好，无夹层，TIMI 血流 3 级

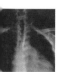

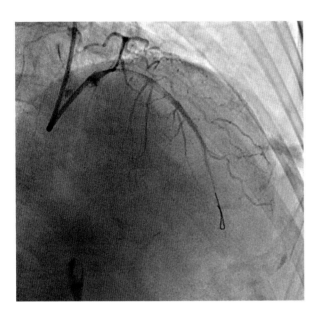

图 21-7 球囊扩张、吸栓后

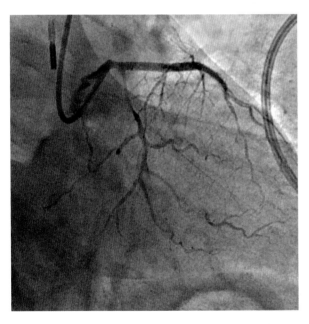

图 21-8 LAD 置入支架后，仍见 LCX 严重痉挛

发作（表 21-1）。住院期间查血栓弹力图（TEG）显示花生四烯酸（AA）抑制率正常，91.8%；二磷酸腺苷（ADP）抑制率正常，84.5%。免疫学指标均为阴性。

转归和随访

出院后 1 个月内发作胸痛 2 次，均含服硝酸甘油后缓解，口服硝酸异山梨酯片、地尔硫䓬片、

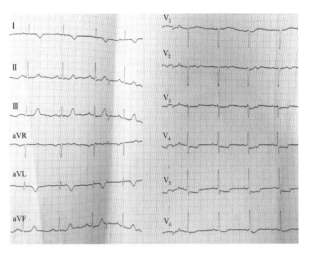

图 21-9 PCI 术后、胸痛症状缓解，心电图显示抬高的 ST 段回落，T 波倒置，胸前导联 ST 段压低减轻

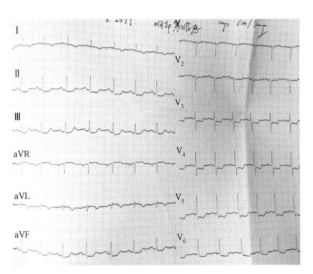

图 21-10 胸痛发作时 aVR 导联 ST 段抬高，其他导联 ST 段压低

尼可地尔片等。之后未再发作。药物剂量逐渐调整。2 个月后复查冠状动脉 CTA（图 21-12，图 21-13）显示冠状动脉痉挛恢复。

讨论

该患者第二次住院期间反复胸痛原因考虑为冠状动脉痉挛。依据：①静息状态下胸痛：多数冠状动脉痉挛引起的胸痛为静息状态下发生，与运动无关。②胸痛时可见心电图 ST-T 改变：说明胸痛时有明显的心肌缺血，同时也可以排除其他原因引起的胸痛。③冠状动脉造影结果：对比

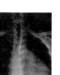
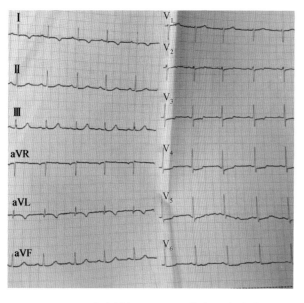

图 21-11 胸痛缓解后，ST 段抬高/压低恢复

2013 年与 2016 年两次冠状动脉造影，右冠状动脉（RCA）无明显变化，而 2016 年冠状动脉造影时 LCX、LAD 明显整体变细，考虑为左侧冠状动脉严重痉挛引起。尽管冠状动脉介入治疗时冠状动脉内应用了硝酸甘油、地尔硫䓬、硝普钠等药物，冠状动脉痉挛仍然缓解不明显，说明此次为较为严重的弥漫性痉挛。直到住院后 1 周，

经过静脉、口服多种缓解冠状动脉痉挛的药物后，才得以缓解。出院后复查的冠状动脉 CTA 显示了 LCX、LAD 直径恢复到原有状态，证实了第二次造影时的弥漫痉挛。

冠状动脉痉挛的原因[1]：常见的引起冠状动脉痉挛的危险因素包括吸烟、年龄、高敏 CRP。诱发痉挛的因素通常包括体力/精神应激、酶缺乏、酗酒、冷加压试验、高通气、Valsalva 动作、残余脂蛋白、某些药物（可卡因、β 受体阻滞剂、拟交感神经制剂、麦角新碱等）[2]。通过激活血小板从而释放血管收缩物质来触发冠状动脉痉挛。

冠状动脉痉挛可能的机制包括：自主神经功能失调、炎症、内皮功能不全、平滑肌细胞高反应性、氧化应激、遗传等多方面。然而，平滑肌细胞高反应性似乎是冠状动脉痉挛的基质[3]。

目前，冠状动脉痉挛无特效治疗。首先，避免加重冠状动脉痉挛的因素。药物治疗方面，钙通道阻滞剂起很重要的作用。当冠状动脉痉挛反复发作时，应该在夜间应用长效钙通道阻滞剂。大剂量的长效钙通道阻滞剂可以作为首选治疗，应该个体化滴定治疗，避免药物的副作用。部分

表 21-1 患者 PCI 后胸痛发作时间及治疗调整				
	第 4 天	第 7 天	第 8 天	第 9 天
胸痛时间	7:40	11:10 15:30	8:11 12:00 15:06	7:30 9:42 11:30
心电图	aVR 导联 ST 段抬高，其他导联 ST 段压低；不伴有心律失常等	aVR 导联 ST 段抬高，其他导联 ST 段压低；不伴有心律失常等	aVR 导联 ST 段抬高，其他导联 ST 段压低；不伴有心律失常等	aVR 导联 ST 段抬高，其他导联 ST 段压低；不伴有心律失常等
持续时间及缓解方式	数分钟；硝酸甘油含化	每次均数分钟；硝酸甘油含化	每次均数分钟；硝酸甘油含化	每次均数分钟；硝酸甘油含化
治疗调整	单硝酸异山梨酯静脉注射 替罗非班 地尔硫䓬 15 mg 口服每日 3 次 （血压偏低）	单硝酸异山梨酯静脉注射，间断地尔硫䓬静脉注射泵入 多巴胺	单硝酸异山梨酯静脉注射，间断地尔硫䓬 30 mg 口服每 6 h 1 次 地尔硫䓬静脉注射泵入 多巴胺	单硝酸异山梨酯静脉注射 间断地尔硫䓬 30 mg 口服每 6 h 1 次 地尔硫䓬静脉注射泵入 尼可地尔
辅助检查		LVEDD 4.7 LVEF 60%，室壁运动协调		

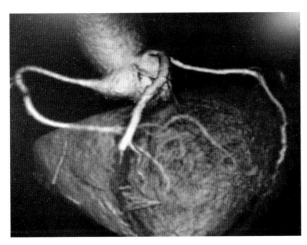

图 21-12 冠状动脉 CTA：冠状动脉三支血管情况

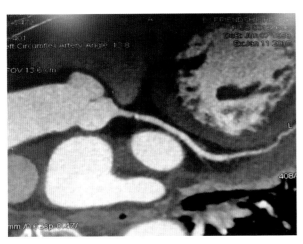

图 21-13 LCX 未见明显狭窄

严重的患者可以合并应用两种钙通道阻滞剂（二氢吡啶类和非二氢吡啶类）[4]。硝酸酯类药物，由于长期应用容易耐药，因此不作为一线长期应用。钾通道开放剂尼可地尔，能够抑制冠状动脉痉挛的发作。酶剂、抗氧化制剂、法苏地尔、他汀类可能对冠状动脉痉挛有作用。β受体阻滞剂，特别是非选择性β受体阻滞剂能够加重冠状动脉痉挛，应该避免应用。

药物抵抗的冠状动脉痉挛，即冠状动脉痉挛对两种钙通道阻滞剂和一种长效硝酸酯类药物无反应，占所有冠状动脉痉挛的 20％。对于这类患者，部分报道显示冠状动脉支架可能有效。

经验与教训

急性心肌梗死患者，不仅会在急性期合并冠状动脉痉挛，而且可以相对长时间合并广泛血管的冠状动脉痉挛，需要多种抗痉挛药物治疗。遇到冠状动脉痉挛，应寻找可逆性原因，但并非所有患者都能找到明确的原因。

（姚道阔）

参考文献

[1] Takaoka K，Yoshimura M，Ogawa H，et al. Comparison of the risk factors for coronary artery spasm with those for organic stenosis in a Japanese population：role of cigarette smoking. Int J Cardiol，2000，72：121-126.

[2] Teragawa H，Kato M，Yamagata T，et al. The preventive effect of magnesium on coronary spasm in patients with vasospastic angina. Chest，2000，118：1690-1695.

[3] Yasue H，Nakagawa H，Itoh T，et al. Coronary artery spasm—clinical features，diagnosis，pathogenesis，and treatment. J Cardiol，2008，51：2-17.

[4] de Lemons JA，O'Rourke RA. Unstable angina and non-ST-segment elevation myocardial infarction. In：Fuster V，Eds. Hurst's The Heart. 12th ed. New York：McGraw-Hill，2008：1371-1372.

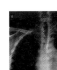

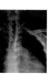

病例22 心肌梗死后反复冠状动脉痉挛患者1例

男性，62岁，文职，入院日期：2013年2月14日。

病史陈述

主因突发呼吸困难2h入院。

患者入院前2h睡眠中突发呼吸困难，可平卧，伴后背部胀痛，头晕、大汗、恶心，无咳嗽、咳痰、咯血，无呕吐、腹痛、腹泻，无黑矇，自服中药10粒（具体不详）症状无缓解。急呼"120"，急救车上做心电图，心电图示Ⅱ、Ⅲ、aVF导联ST段抬高0.1～0.2 mV，三度房室传导阻滞，送至我院急诊，诊断为急性下壁心肌梗死，启动急诊冠状动脉造影绿色通道。

既往史及个人史：2型糖尿病病史5年，目前瑞格列奈0.5 mg三餐前口服，空腹血糖维持在5～7 mmol/L，餐后2h血糖维持在8～13 mmol/L；入院前3年根据皮肤活检诊断为环状肉芽肿；入院前2年胃镜检查提示十二指肠溃疡、反流性食管炎，曾服用质子泵抑制剂治疗后复查胃镜，十二指肠溃疡愈合；高血压病史1年，间断口服降压药，因血压正常停用降压药；慢性鼻窦炎、支气管哮喘史1年，对症治疗。对尘螨、甲醛过敏。吸烟40余年，每日20支，戒烟8月余。

入院查体：

脉搏74次/分，血压123/62 mmHg，BMI 22.04 kg/m²。双上肢及肩部皮肤可见环状红色皮疹，如图22-1（皮肤外观）、图22-2（皮肤活检病理）所示，无破溃及脱屑。无颈静脉怒张，颈部未闻及血管杂音，双肺未闻及干湿啰音及胸

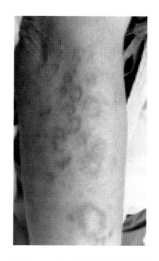

图22-1 上肢环状红色皮疹

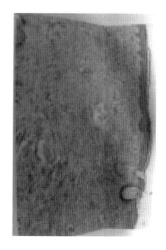

图22-2 上肢环状红色皮疹处取皮肤组织病理活检，诊断为环状肉芽肿

膜摩擦音。心界无扩大，心率74次/分，律齐，A2＝P2，心音无分裂，各瓣膜听诊区未闻及杂音、额外心音及心包摩擦音，腹软，全腹无压痛、反跳痛及肌紧张，肝、脾肋下未触及，双下

肢无水肿，双足背动脉搏动可触及。

辅助检查：急诊心电图，Ⅱ、Ⅲ、aVF导联 ST 段抬高 0.1～0.2 mV，三度房室传导阻滞；行急诊 PCI 后心电图正常；超声心动图示各房室内径正常，无室壁运动异常；急诊 TnI 0.132 ng/ml↑。

诊治及病情演变经过

第一次急性下壁心肌梗死（2013-02-14）：急诊冠状动脉造影结果为 LAD 中段 70%～80% 弥漫性狭窄，前向血流 TIMI 3 级，LCX 中-远段 60%～70% 弥漫性狭窄，RCA 中段 80%～90% 节段性狭窄，于 RCA 中段置入支架 1 枚。术后呼吸困难缓解。给予规范的冠心病二级预防治疗。患者术后第 4 天（2013-02-17）在监护室住院过程中剑突下疼痛，心率 30～40 次/分，血压 60～70/30～50 mmHg，心电图（图 22-3）表现

为一度房室传导阻滞，Ⅱ、Ⅲ、aVF、V$_7$～V$_9$ 导联 ST 段抬高 0.1～0.3 mV，予阿托品 0.5 mg、多巴胺静脉滴注 10 min 后心率恢复为 121 次/分，血压升高至 94/55 mmHg，心电图（图 22-4）恢复正常。停用酒石酸美托洛尔，加用地尔硫䓬 30 mg 每日 3 次口服治疗。未再发生缺血事件出院。

第二次急性心肌梗死（2013-04-01）：患者睡眠中再次突发胸闷，伴大汗、头晕、黑矇，自测血压为 60/50 mmHg，持续 15～20 min 症状缓解，就诊于急诊查心电图大致正常，查心肌损伤标志物升高（TnT 0.27 ng/ml，TnI 4.496 ng/ml，CK-MB 8.1 ng/ml）。诊断为急性心肌梗死收入心内科。考虑此次心肌梗死和冠状动脉痉挛有关，予以静脉泵入地尔硫䓬，后改为口服地尔硫䓬 30 mg 每日 4 次联合尼可地尔 5 mg 每日 3 次。

病例22 心肌梗死后反复冠状动脉痉挛患者1例

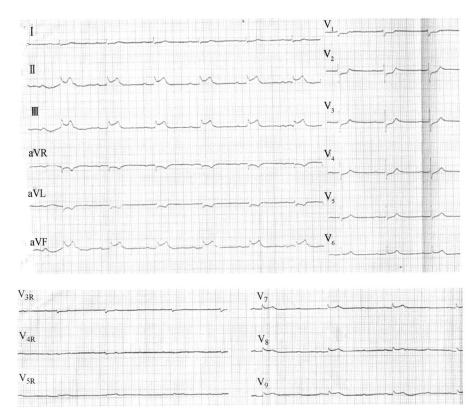

图 22-3 患者在心肌梗死后第一次发作冠状动脉痉挛时的心电图，Ⅱ、Ⅲ、aVF、V$_7$～V$_9$ 导联 ST 段抬高 0.1～0.3 mV，Ⅰ、aVL、V$_1$～V$_5$ 导联 ST 段压低 0.1 mV，一度房室传导阻滞

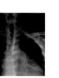

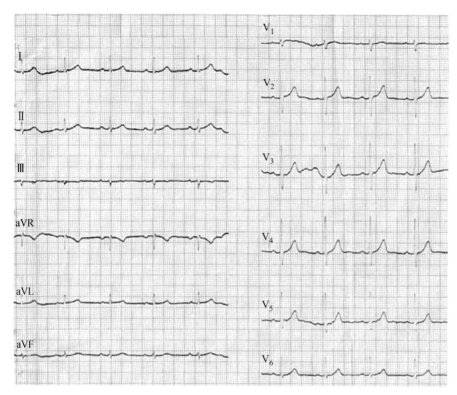

图 22-4 患者在心肌梗死后第一次发作冠状动脉痉挛缓解时的心电图，各导联 ST 段回到等电位线，房室传导恢复正常

第三次急性心肌梗死（2013-06-16）：症状与以往发作心肌梗死时一致，心肌损伤标志物升高。此次住院期间凌晨发作两次喘憋，当时测血压 60/40 mmHg，心率 40 次/分，心电图表现（图 22-5）为三度房室传导阻滞，下壁导联 ST 段抬高。10 余分钟后冠状动脉痉挛缓解心电图见图 22-6。复

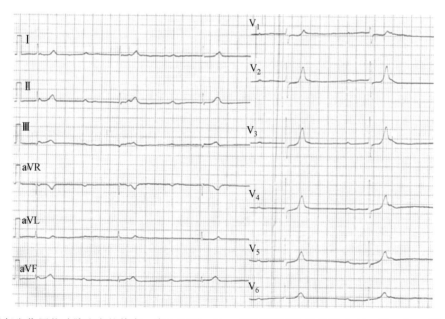

图 22-5 患者反复发作冠状动脉痉挛的其中一次心电图，Ⅲ、aVF 导联 ST 段抬高 0.01 mV，Ⅰ、aVL、V₁～V₅ 导联 ST 段压低 0.1 mV，三度房室传导阻滞

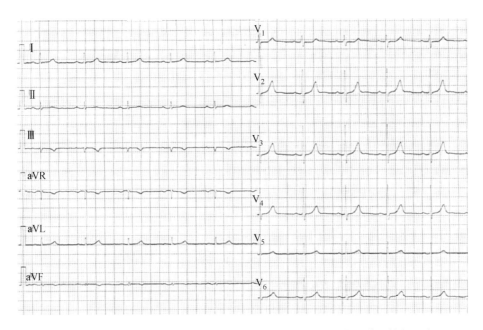

图 22-6 患者痉挛缓解心电图，各导联 ST 段恢复正常，房室传导恢复正常

查冠状动脉造影：LAD 中-远段 70％ 狭窄，RCA 原支架通畅。骨髓活检示：嗜酸性粒细胞浸润。血清总 IgE 717 ku/L（参考值 0～60 ku/L）。P-ANCA、c-ANCA 阴性，抗核抗体阴性，免疫印迹法抗 SSA 抗体＋52 KD，肺吸虫 IgG 抗体阴性，粪便寄生虫阴性。

患者 3 次住院首日及随访血常规中白细胞计数、嗜酸性粒细胞计数、嗜酸性粒细胞百分比见表 22-1，三次住院所查外周血嗜酸性粒细胞计数和百分比越来越高，经激素和免疫抑制剂治疗后外周血嗜酸性粒细胞计数和百分比恢复至正常水平。

表 22-1　患者 3 次住院首日及随访血常规中白细胞计数、嗜酸性粒细胞计数（EO）、嗜酸性粒细胞百分比（EO％）

	WBC	EO	EO％
2013-02-14	12.30×10^9/L	0.81×10^9/L	6.6％
2013-04-01	7.70×10^9/L	1.91×10^9/L	24.8％
2013-06-16	10.30×10^9/L	2.58×10^9/L	25.0％
2017-03-13	12.05×10^9/L	0.06×10^9/L	0.5％

随访及转归

经多科及多院会诊、再次阅皮肤组织活检病理、胃镜下取活检病理、骨髓活检病理，最终诊断为"变应性肉芽肿性血管炎"。自 2013 年 8 月服醋酸泼尼松龙（每片 4 mg）12 片（1 片/10 千克体重）每日 1 次、环磷酰胺 100 mg 每日 1 次。醋酸泼尼松龙每 2 周减半片。2014 年 8 月醋酸泼尼松龙隔日 1 片、环磷酰胺 1 片每日 1 次时再次发作哮喘，皮肤出现环形红斑，冠状动脉痉挛发作，醋酸泼尼松龙改为 4 片每日 1 次，每个月减半片。2015 年 4 月及 2016 年 4 月时都因醋酸泼尼松龙 1 片每日 1 次口服时再次出现皮肤环形红斑、哮喘发作，醋酸泼尼松龙再次改为 4 片每日 1 次，每 2 个月减半片。2015 年 4 月停用环磷酰胺改为硫唑嘌呤 2 mg 每日 1 次，自 2016 年 4 月硫唑嘌呤 1 mg 每日 1 次。随访至今，醋酸泼尼松龙 2 片每日 1 次口服。长期服用阿司匹林、他汀类药物。

讨论

此例患者急性心肌梗死后反复发生梗死相关

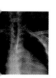

血管痉挛；其冠状动脉粥样硬化性心脏病的危险因素较多（老年男性、高血压、糖尿病、吸烟史），冠状动脉造影证实存在冠状动脉粥样硬化及狭窄；同时，该患者合并多器官疾病，包括：皮肤环形红斑、支气管哮喘、十二指肠溃疡且对多种物质过敏；血常规中嗜酸性粒细胞进行性升高、骨髓嗜酸性粒细胞浸润；血清 IgE 明显升高，诊断为变应性肉芽肿性血管炎；规范的冠状动脉粥样硬化性心脏病二级预防及抗冠状动脉痉挛治疗不能控制冠状动脉痉挛的反复发作。足够剂量的激素联合免疫抑制剂治疗能够控制冠状动脉痉挛的发作。

变应性肉芽肿性血管炎，又称为嗜酸性肉芽肿性血管炎、Churg-Strauss 综合征（CSS），是系统性血管炎的少见类型，主要累及中、小动脉，分为 ANCA 阳性 CSS 和 ANCA 阴性 CSS，主要的病理组织学特点为坏死性血管炎、组织嗜酸性粒细胞浸润、血管外肉芽肿。常见多器官受累，包括心、肺、胃肠道、肾、肝、脾、皮肤及周围神经，ANCA 阴性 CSS 常累及心脏[1]。CSS 累及心脏时可引起心肌缺血和心力衰竭，冠状动脉痉挛引起的心肌梗死是 CSS 的少见临床表现[2]，其预后较差。活化的嗜酸性粒细胞是 CSS 病理反应的主要效应细胞，嗜酸性粒细胞对冠状动脉的浸润引起的冠状动脉高反应是 CSS 患者冠状动脉痉挛的主要原因。CSS 患者的冠状动脉痉挛对钙通道阻滞剂和血管扩张剂反应性较差，糖皮质激素可缓解 CSS 患者的血管炎症及改善嗜酸性粒细胞对组织器官的浸润[3]，从而抑制冠状动脉痉挛的发生。糖皮质激素治疗效果不佳时，应尽早加用细胞毒性药物，如环磷酰胺或硫唑嘌呤[4]。

美国 1990 年确定 CSS 的诊断标准为：①支气管哮喘；②白细胞分类中血嗜酸性粒细胞＞10%；③单发性或多发性单神经病变或多神经病变；④游走性或一过性肺浸润；⑤鼻窦病变；⑥血管外嗜酸性粒细胞浸润。凡具备上述 4 条或 4 条以上者可考虑本病的诊断。此例患者具备 4 条，且 ANCA 阴性，故诊断为 ANCA 阴性 CSS。

该患者存在多项冠状动脉粥样硬化性心脏病的危险因素，冠状动脉造影见冠状动脉粥样硬化斑块，故冠状动脉粥样硬化性心脏病诊断明确。因此，此例患者反复发生冠状动脉事件是冠状动脉粥样硬化及 CSS 共同作用的结果。诊治之初，由于心内科医生仅以冠状动脉粥样硬化性心脏病的二级预防及缓解冠状动脉痉挛为治疗靶点，且对 CSS 的认识不足，使治疗陷入绝境。患者短期内三次因急性心肌梗死住院，且在住院期间反复发生冠状动脉痉挛，这引起心内科医生的警觉。反复冠状动脉痉挛用单纯冠状动脉性疾病不能解释，且此患者合并多器官（肺、鼻窦、消化道、皮肤）疾病、外周血嗜酸性粒细胞进行性升高、骨髓嗜酸性粒细胞浸润、血清 IgE 水平显著升高。经多科会诊最终确诊为 CSS，并且开始激素联合免疫抑制剂治疗，足够剂量的激素联合免疫抑制剂治疗有效地控制了冠状动脉痉挛的发作。

经验与教训

人体十分复杂，医学博大精深，在对患者的诊治过程中如果"只见树木，不见森林"会误诊或漏诊，心内科医生在诊治心脏病的过程中应该把患者的各器官情况进行充分的评价和分析。遇到反复发生的冠状动脉痉挛，除了考虑常见的冠状动脉局部的神经因素（交感神经与迷走神经激活状态的失衡）、体液因素（血栓素 A_2 与前列环素之间、内皮素-1 与内皮源舒张因子的失衡）外，还应该考虑到免疫性疾病，如 CSS。

（王萍）

参考文献

[1] Sablé-Fourtassou R，Cohen P，Mahr A，et al. Antineutrophil cytoplasmic antibodies and the Churg-Strauss syndrome. Ann Intern Med，2005，143（9）：632-638.

[2] Buhaescu I，Williams A，Yood R. Rare manifesta-

tions of Churg-Strauss syndrome: coronary artery vasospasm, temporal artery vasculitis, and reversible monocular blindness-a case report. Clin Rheumatol, 2009, 28 (2): 231-233.

［3］ Suzuki Y, Nishiyama O, Sakai T, et al. Acute coronary syndrome caused by coronary vasospasms associated with Churg-Strauss syndrome: effects of betamethasone therapy. Intern Med, 2014, 53 (7): 717-720.

［4］ Stone JH, Merkel PA, Spiera R, et al. Rituximab versus cyclophosphamide for ANCA-associated vasculitis, N Engl J Med, 2010, 363 (3): 221-232.

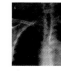

病例22 心肌梗死后反复冠状动脉痉挛患者1例

121

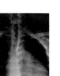
病例 23　急性心肌梗死 PCI 术后左主干反复闭塞患者 1 例

患者男性，57 岁，出租车司机，入院时间：2016 年 4 月 4 日。

病史陈述

主因突发胸痛 6 h，加重 1 h 入院。

患者入院 6 h 前无明显诱因出现胸痛，为胸骨后压榨样疼痛，向后背部及后颈部放射，伴咽部紧缩感，自服速效救心丸 20 粒持续不缓解；入院 1 h 前患者胸痛程度进一步加重，伴胸闷、大汗、恶心、呕吐，呕吐胃内容物约 300 g，无呕血，无喘憋，无反酸、烧心，无黑矇、晕厥，症状持续不缓解。就诊于我院急诊，测血压 80/40 mmHg，查心电图（图 23-1A）：Ⅰ、aVL 及 aVR 导联 ST 段抬高 0.05~0.1 mV，V_1~V_4 导联呈 QS 型或 rS 型，ST 段抬高 0.05~0.2 mV，

初步诊断：急性广泛前壁高侧壁心肌梗死，心源性休克，予多巴胺升压、706 代血浆扩容等治疗后，患者血压升至 95/50 mmHg，立即给予阿司匹林 300 mg、氯吡格雷 600 mg 顿服，为行急诊介入治疗收入院。既往血脂代谢异常病史 1 年，未服降脂药物。否认外伤、手术、输血史。否认食物、药物过敏史。出生并久居于北京，否认疫水、疫区接触史，否认其他放射性物质及毒物接触史。吸烟 40 年，每天 20 支。少量饮酒 40 年。26 岁结婚，育有 1 女，妻子、女儿均体健。父母已故，父亲死于"肺部疾病"，母亲 80 岁死于"急性心肌梗死"，1 弟患"糖尿病"。否认遗传病史。

入院查体：体温 36.5℃，脉搏 68 次/分，呼吸 18 次/分，血压 95/50 mmHg。发育正常，营养

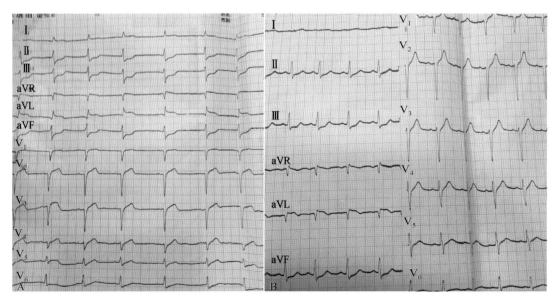

图 23-1　**A.** 急诊入院时心电图；**B.** PCI 术后心电图

中等。神志清楚，痛苦病容，自主体位，查体配合。体重 80 kg，身高 168 cm，BMI 28.34 kg/m²，腹围 95 cm。全身皮肤黏膜无黄染，全身浅表淋巴结无肿大。颈软无抵抗，未见颈静脉怒张及颈动脉异常搏动，气管居中，双颈动脉未闻及杂音。两侧胸廓对称，呼吸运动对等，节律规整，两侧胸廓扩张度对称。双下肺可闻及湿啰音。心前区无异常隆起及凹陷，心尖搏动位于胸骨左侧第 5 肋间锁骨中线内 0.3 cm，各瓣膜区未触及震颤，叩诊心界不大，心率 68 次/分，律齐，第一心音正常，各瓣膜听诊区未闻及杂音，无心包摩擦音。腹膨隆，无压痛、反跳痛及肌紧张，肝脾未触及，墨菲（Murphy）征（－），腹部叩诊鼓音，肠鸣音 3 次/分。双下肢无水肿，双足背动脉搏动正常。

诊治及病情演变经过

入院诊断为：冠状动脉粥样硬化性心脏病，急性广泛前壁、高侧壁心肌梗死，心功能Ⅳ级（Killip 分级）；血脂代谢异常。立即进行急诊冠状动脉造影检查。结果（图 23-2）示：LM 开口次全闭塞，全程可见血栓影，累及中间支开口及 LCX 开口，LAD 开口–近段 60%～70% 节段性狭窄，前向血流 TIMI 2 级，中间支开口次全闭塞，可见血栓影，前向血流 TIMI 1 级；LCX 开口 100% 闭塞，可见血栓影，前向血流 TIMI 0 级；RCA（－），前向血流 TIMI 3 级。立即置入 IABP 辅助循环，对 LM、LAD、LCX 病变进行干预，送吸栓导管于 LM、LAD、LCX 反复抽吸，血栓影消失，LAD、中间支、LCX 前向血流 TIMI 3 级（图 23-3A）；对 LM 及 LAD 开口–近段、LCX、中间支行 OCT 检查，可见 LM 开口附壁血栓（图 23-3B），LAD 开口–近段最小面积 4.12 mm²，余血管未见异常，未进一步介入干预，结束手术。入院 CRUSADE 评分：28 分低危；TIMI 危险评分：8 分；eGFR 为 84.99 ml/(min·1.73 m²)。术后给予阿司匹林 100 mg 每日 1 次、氯吡格雷 75 mg 每日 1 次、替罗非班注射液：12 ml/h [0.15 μg/(kg·min)] 静脉泵入，拟持续 48 h；术后 28 h（4 月 5 日）：患者突发喘憋、躁动无法控制，脉氧下降，立即面罩吸氧，给予二羟丙茶碱（喘定），连接无创呼吸机；血气分析示Ⅰ型呼吸衰竭，心电图示胸前导联及Ⅰ、aVL、aVR 导联 ST 段抬高，与急诊入院心电图表现一致。立即予替罗非班注射液 10 ml（500 μg），并继续持续静脉泵入；气管插管机械通气；加用低分子肝

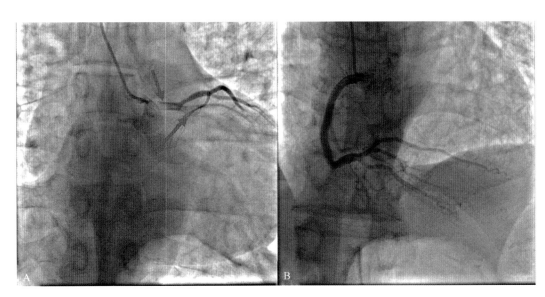

图 23-2　**A**. 冠状动脉造影可见 LM 次全闭塞血栓影，LCX、中间支开口完全闭塞，也可见血栓影（箭头所指）；**B**. 右冠状动脉造影正常

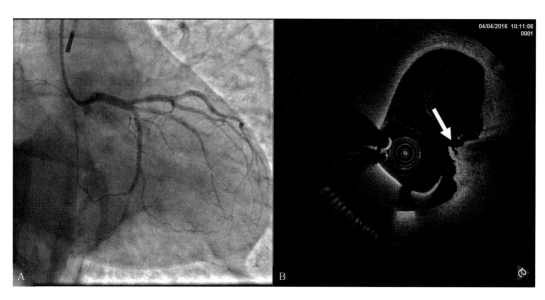

图 23-3 **A.** 吸栓后造影，可见血栓影消失，LAD、LCX、中间支血流 TIMI 3 级；**B.** OCT 可见 LM 开口附壁血栓（箭头所指处）

素 0.6 ml 每 12 h 1 次皮下注射，四联抗栓。术后 38 h（4 月 5 日）患者再发躁动，心电图示胸前导联及 I、aVL、aVR 导联 ST 段再度抬高（图 23-4A），与前述心电图表现相同；拟用重组组织型纤溶酶原激活剂（rt-PA）溶栓，但 ST 段很快回落（图 23-4B）。之后未再发作，持续予四联抗栓治疗；同时给予多巴胺升压；丙泊酚、咪达唑仑（力月西）镇静，及抗感染治疗等。患者血压稳定后，多巴胺逐渐减量，替罗非班也逐渐减

量。4 月 6 日查血栓弹力图示：AA 抑制率 15.8%，ADP 抑制率 94.6%，曲线最宽距离（MA）20.8 mm，考虑 ADP 抑制率较高，且正在使用替罗非班及低分子肝素，未更换抗血小板药物。4 月 12 日替罗非班继续减量，拟停用，遂停用口服氯吡格雷，改用替格瑞洛 180 mg 即刻，继以 90 mg 每日 2 次。4 月 13 日患者因感染加重、痰液较多不易吸出再次出现呼吸衰竭，血压、心率、脉氧下降，心电监护示：心率 50 次/分，

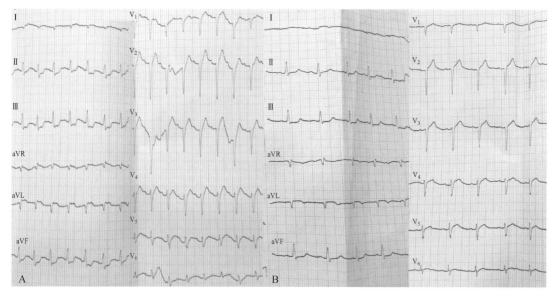

图 23-4 **A.** 术后再次出现胸前导联及 I、aVL、aVR 导联 ST 段抬高心电图；**B.** 上述导联 ST 段回落

血压 45/29 mmHg，脉氧饱和度 67%，予 706 代血浆扩容，予肾上腺素 1 mg 静脉推注，多巴胺泵升至 20 μg/(kg·min)，加用去甲肾上腺素静脉泵升压，碳酸氢钠快速静脉滴注纠酸。立即重新行气管插管，同时给予患者吸痰，调整呼吸机模式为压力型同步间歇指令通气（P-SIMV），吸氧浓度 100%，呼气末正压通气（PEEP）5 cmH₂O，压力支持（PS）16 cmH₂O，呼吸 16 次/分。患者血压、心率、氧饱和度逐渐恢复。但肾功能逐渐恶化。于 4 月 15 日转至重症监护治疗病房（ICU）。

入院查肝功能、肾功能正常。TC 4.28 mmol/L，LDL 2.54 mmol/L，TG 1.64 mmol/L。血常规示白细胞总数明显升高，嗜酸性粒细胞不高。抗链 O+类风湿（−），ANA、ENA（−），免疫球蛋白+补体（−），肿瘤标志物（−）。吸出血栓组织病理结果（图 23-5）：镜下为纤维素、中性粒细胞及血细胞，结合临床部位符合白色血栓。超声心动图结果见表 23-1。

转归及随访

转入 ICU 后，继续抗感染，营养支持治疗，持续机械通气、血液滤过治疗，尝试脱机未能成功，且自主意识不能完全恢复，最终家属放弃进一步治疗。患者死亡。

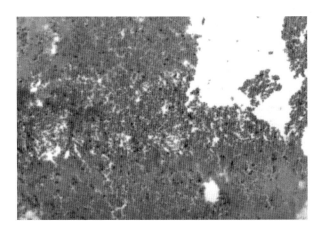

图 23-5 吸栓导管吸出的血栓 HE 染色，为灰白-灰褐色破碎组织，直径 1.2 cm。镜下：为纤维素、中性粒细胞及血细胞，结合临床部位符合白色血栓

表 23-1　患者超声心动图结果

日期	射血分数（EF,%）	左心室舒张末内径（mm）	室壁运动
2016-04-05	61	57	前壁运动减弱
2016-04-06	48	49	左心室前壁及侧壁运动减弱，以左心室心尖部运动减弱显著
2016-04-18	47	54	室间隔、左心室前壁运动减弱，心尖部无运动
2016-04-28	36	67	室间隔及左心室前壁、侧壁运动减弱，左心室心尖部圆隆，运动明显减弱

讨论

该患者发病急骤，胸痛症状较为典型；急诊心电图也显示胸前导联和 I、aVL 导联 ST 段抬高；因此，急性 ST 段抬高型心肌梗死（STEMI）诊断明确，且发病在 6 h 以内，血流动力学不稳定，血压 80/40 mmHg，依据我国 PCI 指南和急性心肌梗死指南，有行直接 PCI 指征。在明确诊断后在 90 min 内完成了血运重建。术中冠状动脉造影显示血栓负荷极重，LM 次全闭塞、LCX 及中间支开口完全闭塞。立即置入 IABP 辅助循环，同时进行血栓抽吸，依次对 LM、LAD、LCX、中间支进行了血栓抽吸，效果明显，达到 TIMI3 级的血流。为明确病因术中进行了 OCT 检查，未见斑块破裂征象。考虑到未见明显的残余狭窄及斑块破裂，所以未进一步置入支架。因此，该患者诊断明确，治疗及时，策略正确。

抗血栓治疗方面，术前给予常规阿司匹林 300 mg、氯吡格雷 600 mg 顿服，术中给予常规剂量的普通肝素抗凝，PCI 中先后于冠状动脉内共注射替罗非班 30 ml（1500 μg）。考虑到患者血栓负荷重，术后继续以常规剂量静脉泵入替罗非班。期间患者再次出现 ST 段抬高，不排除再次血栓形成可能，且患者年轻，CRUSADE 出血评分为 28 分，属低危，因此加用了低分子肝素抗凝，共四联抗血栓治疗，包括了抗血小板（环氧

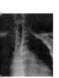

化酶抑制剂、ADP 抑制剂、血小板膜糖蛋白 Ⅱb/Ⅲa 受体拮抗剂）、抗凝血两个方面。之后患者未再出现 ST 段抬高。在冠状动脉疾病稳定后，替罗非班逐渐减量，最终停用，同时将氯吡格雷换为替格瑞洛。

Ⅰ型急性心肌梗死的病因大多是在动脉粥样硬化的基础上发生斑块破裂、溃疡、夹层等，再继发血栓形成，极少数患者冠状动脉粥样硬化病变较轻或无粥样硬化病变，原因可能是痉挛、直接血栓形成等。本例患者可见多支冠状动脉血栓闭塞，而无明显的动脉粥样硬化斑块破裂，较为罕见。

对于血栓来源，在我科内和国内多次会议上进行了讨论。一种可能是栓塞，但栓塞的来源在哪里？不清楚。入院后我们进行了详细的检查，包括炎症、过敏、肿瘤、结缔组织病方面的检查，患者凝血功能正常，嗜酸性、嗜碱性粒细胞不高，仅白细胞总数和中性粒细胞升高，肿瘤标志物阴性，风湿及免疫系列检查结果均阴性，传染病系列检查无异常（乙型肝炎＋丙型肝炎＋艾滋病病毒＋梅毒）。超声心动图也未见心腔内血栓。而且血栓病理学检查也提示为白色血栓，并无特殊成分。因此其他部位血栓形成导致冠状动脉栓塞的可能性小。另一种原因是冠状动脉内原位血栓形成。但形成的部位在哪里？有专家认为可能在中间支或回旋支近段，逐渐蔓延到左主干，有专家认为在左主干，因为 OCT 发现左主干开口仍残留有血栓，而且中间支、回旋支、前降支行 OCT 检查均未见斑块破裂及血栓。我们也较为倾向这个观点。但另一个问题出现了，那就是血栓是怎样形成的？斑块破裂？内皮损伤或功能异常？继发于痉挛？OCT 和造影均未见左主干有明显的动脉硬化斑块或狭窄，所以不支持斑块破裂；是否继发于痉挛，文献报道左主干痉挛发生率为 0.3%～2.9%，大多是在术中导管刺激所致，很少有自发性[1-2]。该患者发病前也无大量嗜酒、吸烟、熬夜、情绪应激及使用特殊药物或毒品史，结合术后两次再发 ST 段抬高，痉挛尚不能完全排除；但 OCT 结果似乎更支持内皮损伤或异常后继发血栓形成。不论是痉挛诱发血栓还是内皮损伤诱发，首次发病应为原位血栓形成导致冠状动脉闭塞。PCI 术后患者再发两次 ST 段抬高，提示左主干闭塞，原因考虑为再发血栓形成或痉挛。

左主干病变在所有冠状动脉造影病例中的发生率为 3%～5%。左主干急性闭塞等同于前降支＋回旋支闭塞，左主干急性闭塞导致的 ST 段抬高型心肌梗死（STEMI）心源性休克和心搏骤停的发生率明显增高，院内和长期的死亡率也较非左主干病例明显增加[3-4]。患者病情往往十分凶险，多死于院外，从而造成其占急性心肌梗死病例的真实比例难以确定，不同研究报道在 1.1%～5.2%，但实际上发生率可能高于此数值[4-6]。本例患者左主干发生血栓闭塞，血流动力学不稳定，情况也较危急。对此类患者，即使是心源性休克者，直接 PCI 也能显著提高生存率[4]，虽然使用 IABP 不能提高生存率[7]，但可以改善血流动力学，使患者有机会接受血运重建。本例患者在 IABP 支持下，迅速完成了 PCI，实现了血运重建。但术后反复发生左主干闭塞，导致心肌缺血坏死面积加大，心功能迅速恶化；后来出现严重呼吸衰竭，并继发肾衰竭，最终死亡。

经验及教训

该患者 STEMI 诊断明确，有直接 PCI 指征，冠状动脉造影显示血栓负荷重，吸栓效果较好，未进一步置入支架，处理策略正确。该患者血栓抽吸后未见明显动脉粥样硬化及残余狭窄，血栓来源不明，对待此类患者应行血管腔内影像检查，如 OCT、IVUS、血管镜等，以明确病因；同时住院期间应努力查找血栓形成原因，包括肿瘤、炎症、过敏反应、结缔组织疾病等。PCI 术后反复发作 ST 段抬高，应加强抗血栓治疗，避免再次血栓形成或栓塞可能；另外，需警惕冠状动脉痉挛可能，可给予适当抗痉挛治疗。

（赵慧强）

参考文献

[1] Ilia R，Shimony A，Cafri C，et al. Angiographic characteristics of catheter-induced spasm of the left main coronary artery. Am J Cardiol，2016，117（4）：571-573.

[2] Kosuge M，Kimura K，Ishikawa T，et al. Predictors of left main or three-vessel disease in patients who have acute coronary syndromes with non-ST-segment elevation. Am J Cardiol，2005，95（11）：1366-1369.

[3] Trzeciak P，Gierlotka M，Gasior M，et al. Mortality of patients with ST-segment elevation myocardial infarction and cardiogenic shock treated by PCI is correlated to the infarct-related artery—results from the PL-ACS Registry. Int J Cardiol，2013，166（1）：193-197.

[4] Pedrazzini GB，Radovanovic D，Vassalli G，et al. AMIS Plus Investigators. Primary percutaneous coronary intervention for unprotected left main disease in patients with acute ST-segment elevation myocardial infarction the AMIS（Acute Myocardial Infarction in Switzerland）plus registry experience. JACC Cardiovasc Interv，2011，4（6）：627-633.

[5] Shihara M，Tsutsui H，Tsuchihashi M，et al；Japanese Coronary Invention Study（JCIS）Group. In-hospital and one-year outcomes for patients undergoing percutaneous coronary intervention for acute myocardial infarction. Am J Cardiol，2002，90（9）：932-936.

[6] Sadowski M，Gutkowski W，Janion-Sadowska A，et al. Acute myocardial infarction due to left main coronary artery disease：a large multicenter national registry. Cardiol J，2013，20（2）：190-196.

[7] Windecker S，Kolh P，Alfonso F，et al. 2014 ESC/EACTS Guidelines on myocardial revascularization：The Task Force on Myocardial Revascularization of the European Society of Cardiology（ESC）and the European Association for Cardio-Thoracic Surgery（EACTS）Developed with the special contribution of the European Association of Percutaneous Cardiovascular Interventions（EAPCI）. Eur Heart J，2014，35（37）：2541-2619.

病例23　急性心肌梗死PCI术后左主干反复闭塞患者1例

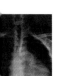

病例 24　血小板减少并冠状动脉支架内反复血栓形成患者 1 例

患者男性，59 岁，工人，于 2014 年 1 月入院。

病史陈述

主因间断胸痛 1 个月，加重 15 天入院。

入院前 1 个月开始，患者无诱因出现心前区疼痛、呈烧灼样，放射至咽部，持续 3～5 min 好转，未治疗。入院前 15 天因症状再发，程度加重，在我院急诊科诊为急性非 ST 段抬高型心肌梗死（NSTEMI），给予药物治疗，症状仍反复出现，收入院。既往高血压病史 1 年；血脂升高 10 余年；4 年前在我院于左髂动脉置入支架 1 枚，术后服用阿司匹林、氯吡格雷 1 年，此后长期服用阿司匹林。发现血小板减少 1 年，最低 $43 \times 10^9 / L$。

体格检查：体温 36.8℃，心率 78 次/分，血压 150/90 mmHg；双侧颈静脉无怒张；双肺呼吸音清，双侧肺底未闻及干湿啰音；心界无扩大，心律齐，未闻及病理性杂音；腹软，肝脾未触及肿大；双下肢无水肿。

入院后完善相关检查：

心电图：窦性心律 ST-T 改变（图 24-1）。

超声心动图：各房室内径正常，左心室壁运动协调，左心室射血分数正常（LVEF 75%）。

血常规：WBC $6.72 \times 10^9 / L$，RBC $5.38 \times 10^{12} / L$，Hb 164 g/L，PLT $87 \times 10^9 / L$。

心肌损伤标志物：TnI 7.294 ng/ml↑，CK-MB 正常，为 0.5 ng/ml。

根据上述病史、症状及辅助检查结果，患者入院诊断：冠心病，亚急性非 ST 段抬高型心肌

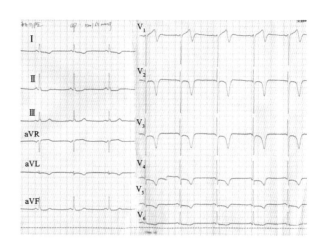

图 24-1　入院时心电图：胸导联 T 波倒置、双向

梗死，心功能 I 级（Killip 分级）；高血压 2 级（很高危）；血脂代谢异常；血小板减少症（原因待查）；左髂动脉支架置入术后。

诊治及病情演变经过

入院后治疗策略包括以下几方面：①冠心病的药物治疗，缓解缺血症状、改善预后，抗血小板药物使用阿司匹林 100 mg/d；②危险因素的处理，积极控制高血压和血脂代谢异常；③积极评估冠状动脉介入治疗的必要性和可能性；④评估血小板减少症的病因、程度和处理对策。

血小板减少病因方面主要排查三方面疾病：①血液系统疾病；②药物相关病因；③风湿性、免疫性疾病及甲状腺功能亢进。经一系列实验室检查，排除以上三方面疾病导致的血小板减少；同时严密监测血小板数值和临床出血倾向，并试验性将抗血小板药物加至双联：阿司匹林

100 mg/d，氯吡格雷 75 mg/d。在此过程中，患者经正规内科药物治疗仍有心肌缺血症状反复发作，且双联抗血小板治疗第 4 天时 PLT 为 $71\times10^9/L$，经讨论决定行冠状动脉造影术。

冠状动脉介入检查及治疗结果：冠状动脉造影结果显示三支血管病变，LAD 中段 100% 闭塞（图 24-2），RCA 中-远段 80% 狭窄；在 LAD 置入 2.75 mm×38 mm Xience Prime LL stent（8～9 atm 扩张释放支架）支架 1 枚，重复造影显示支架中段扩张欠充分；再以 16～20 atm 后扩张，重复造影，支架扩张充分，贴壁良好，前向血流 TIMI 3 级（图 24-3）；RCA 病变拟择期干预；手术过程顺利返回病房。

术后 1 h，患者休息中突然出现胸痛、咽部和下颌烧灼感，持续不能缓解；复查心电图，胸前导联 ST-T 较入院时心电图发生改变（图 24-4），考虑不能除外冠状动脉介入治疗相关的问题，急性支架内血栓形成可能。给予硝酸酯静脉泵入、吗啡皮下注射控制症状，以替罗非班 0.06 $\mu g/(kg\cdot min)$ 静脉泵入加强抗血小板治疗；并再次行急诊冠状动脉造影（图 24-5），结果显示：LAD 原支架内 100% 闭塞；给予 Zeek 导管吸栓，吸出较多细小血栓；重复造影显示支

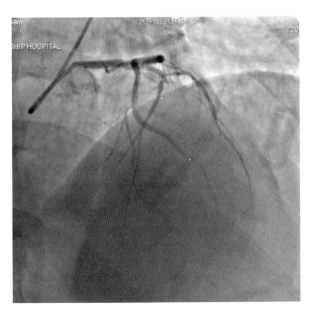

图 24-2　冠状动脉造影：LAD 中段闭塞

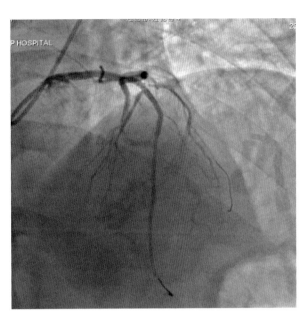

图 24-3　PCI 成功，于 LAD 置入支架 1 枚

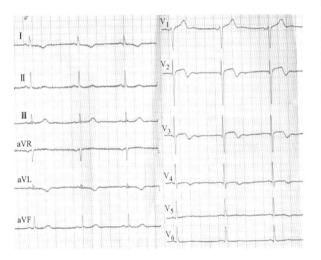

图 24-4　术后 1 h 胸痛发作时心电图

架内仍有小块血栓残留；再予 16～18 atm 压力球囊后扩张，重复造影显示支架扩张充分，贴壁良好。术后给予三联抗血小板药物治疗，阿司匹林 100 mg/d、氯吡格雷 75 mg/d、替罗非班静脉泵入；用药过程中监测血小板数值波动在 $61\times10^9/L$ 至 $78\times10^9/L$ 之间，血栓弹力图结果显示，血小板功能基本正常，ADP 抑制率 64.6%，AA 抑制率 76.2%。此后逐渐将替罗非班减量，并加用抗血小板药物西洛他唑 50 mg，每日 2 次口服。然而，停用替罗非班后 5 h，患者再次出现咽部和下颌紧缩感，急给予硝酸甘油含化、复用替罗非

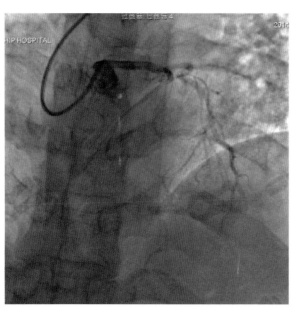

图 24-5　首次 PCI 术后急性支架内血栓形成

班静脉泵入，患者症状逐渐好转。

此后患者反复出现咽部、面颊及下颌酸痛，症状强度、持续时间不等，均在替罗非班减量或停用时出现，伴有心电图 ST-T 改变，有时呈 T 波"假性正常化"（图 24-6）；经对症处理及加用替罗非班后，症状缓解。针对反复发作的缺血症状，一方面加强控制心肌缺血、抗痉挛治疗，加用硝酸酯和非二氢吡啶类钙通道阻滞剂（地尔硫䓬）；另一方面积极调整抗栓药物的应用。具体措施是阿司匹林加量至 300 mg/d，加用低分子量肝素，停用西洛他唑。因此，治疗过程中，抗栓药

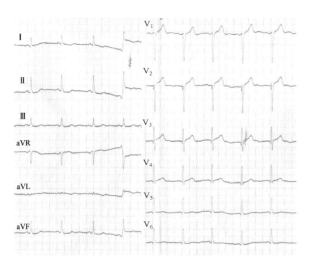

图 24-6　术后症状发作时心电图

物常应用四联：阿司匹林、氯吡格雷、低分子肝素、替罗非班；同时严密监测血小板数值、功能变化及临床出血倾向；此时，症状发作明显减少并消失。因需停用静脉和皮下抗栓用药，经专家联合会诊，逐渐停用低分子肝素和替罗非班，加用华法林；维持抗栓用药改为阿司匹林 300 mg/d、氯吡格雷 75 mg/d 与华法林（INR 维持在 2～2.5）联合应用。再次调整抗栓治疗方案后，患者无缺血症状发作，住院 31 天，平稳出院。

转归及随访

患者出院随访期间，已无胸闷及咽部不适等缺血症状发作；抗栓药物为阿司匹林 100 mg/d，氯吡格雷 75 mg/d、华法林（INR 维持于 2～2.5）口服，无临床出血问题，血小板计数波动于 8×10^9/L 至 10×10^9/L 之间。后停用阿司匹林，改为氯吡格雷 75 mg/d＋华法林口服，血小板维持在正常低限水平。出院 1 年后，抗栓药物改为阿司匹林 100 mg/d＋华法林，患者随访期间无心肌缺血事件发生。

讨论

冠状动脉支架置入术后支架内血栓形成的病例并不少见。本病例特征有以下几方面：①术前存在血小板减少，治疗之初担忧可能发生出血问题，抗栓药物的应用有所顾忌；②术后反复出现支架内血栓形成，反而呈现高凝状态；③应用多种抗血小板药物后，患者血小板计数并未出现进一步下降；调整抗血小板药物的组合后，患者缺血症状、支架内血栓的情况未再发生。

冠状动脉支架内血栓形成的原因包括多方面，如①介入治疗相关因素：未覆盖的夹层、支架贴壁不良等；②支架因素：支架的长度、合金类型、药物涂层等；③患者因素：基因多态性、LVEF 下降、急性冠脉综合征（ACS）、凝血机制异常如易栓症等因素；④药物因素：药物抵抗（如阿司匹林抵抗、氯吡格雷抵抗）及药物之间的相互作用、抗血小板药物疗程等因素，导致抗血小板药物疗效低于预期水平，引起血小板激活、聚集，在支

架内形成血栓；⑤血管反应：血管重构（血管正性重构引起的晚期支架贴壁不良）反应过度、延迟愈合等；⑥病变因素如血管直径、血栓病变，也是导致支架内血栓形成的主要原因[1]。

支架内血栓形成是介入治疗术后应尽力规避的问题，主要措施包括：

尽早识别和处理高危患者；避免介入操作相关问题，如残留撕裂/夹层、支架膨胀情况不满意、支架贴壁不良；避免支架相关问题导致的血栓形成，如长支架、分叉支架、支架重叠等；增加抗血小板治疗的有效性，高危患者评估抗血小板药物的反应性；于再狭窄低危患者中使用金属裸支架（BMS）。

针对本患者，支架置入术后短期内反复出现心肌缺血事件，重复造影的结果显示，曾有冠状动脉支架内血栓形成，支架置入局部无血管夹层、支架贴壁良好；因此术后治疗的重点在于调整抗血小板药物的应用。血栓弹力图检查虽不能完全作为评估和治疗的依据，但结果显示，患者血小板功能正常，AA 和 ADP 抑制率分别达到76.2% 和 64.6%；说明通过 TAX2 和 ADP 途径的血小板激活均得到比较满意的抑制；但是血小板可能通过其他途径激活和聚集，造成支架内血栓形成。强化抗血小板治疗，加用替罗非班在抑制本患者的支架内血栓形成中疗效明显；理由是，停用后反复发生血栓形成、心肌缺血事件，因果关系较明显。理论上替罗非班作用于血小板聚集的最终的唯一通路，提供强效和可靠的抗血小板作用；它是血小板膜糖蛋白（GP）Ⅱb/Ⅲa 受体拮抗剂，通过与受体结合、竞争性占据受体，阻止纤维蛋白原与受体的结合，从而直接、完全地抑制血小板的聚集；替罗非班对于支架置入术后的强力抗血小板作用已得到证实和广泛认可[2]。

本例患者加用华法林后，再次停用替罗非班时未再出现心肌缺血事件。上述现象引起我们的思考，仅仅是巧合，还是另有原因？检索文献后发现，上述情况也有类似报道；加用华法林后，支架内血栓形成的不良循环被终止。推测原因可能是华法林阻断了通过凝血途径激活的血小板聚集。因此，在后续的抗栓治疗方案中，应包括华法林；也凸显了支架置入术后，充分、恰当的抗栓治疗的重要性[3]。

本患者术前存在血小板减少，经过一系列检查，排除血液系统疾病及药物相关性血小板减少；实验室检查还排除了风湿性、免疫性疾病及甲状腺功能亢进。有专家推测，本患者的血小板减少可能与本身处于高凝状态，导致的消耗性血小板减少有关。追问病史，患者髂动脉支架置入术后已经 4年，血小板出现下降 1 年；病程中曾几次在停用阿司匹林时，出现左腿的疼痛，而恢复服用阿司匹林后症状好转。这一现象支持体内高凝状态的推测；而治疗过程中，加用四联抗栓药物并未见到血小板计数的进一步下降，这一现象得到较好的解释。

经验与教训

冠状动脉支架内血栓形成是冠状动脉介入治疗后需面对的问题；一旦出现这种情况，首先需排除介入操作和支架相关问题，其次还应考虑到抗血小板药物应用是否恰当。本病例的病程演变证实了调整抗血小板药物应用的重要性；同时提示，针对血小板减少应当仔细评估病因，并不一定是冠状动脉介入治疗的禁忌证。

（赵树梅）

参考文献

[1] Ferrari R，Campo G. Operator，drug or device：who will break down acute stent thrombosis? Cardiology，2017，137（4）：244-245.

[2] Kupó P，Aradi D，Tornyos A，et al. Assessment of platelet function in patients receiving tirofiban early after primary coronary intervention. Interv Med Appl Sci，2016，8（4）：135-140.

[3] Honda Y，Wakabayashi K，Suzuki T，et al. Does anticoagulation therapy prevent thrombosis in coronary stent grafts? Cardiovasc Interv Ther，2017，32（4）：405-408.

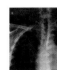

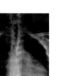

病例 25　急诊 PCI 术后合并消化道出血及支架内血栓形成患者 1 例

患者男性，75 岁，退休，入院时间 2016 年 2 月 13 日。

病史陈述

主因剑突下疼痛 7 天，加重 4 小时入院。

入院前 7 天患者无明显诱因开始出现剑突下疼痛，与进食及活动无明显关系，持续 10～30 min，可自行缓解，未就诊。入院前 4 h，症状再发，较前加重伴恶心、呕吐、大汗，就诊于我院急诊，查心电图（图 25-1A）：Ⅰ、aVL、$V_1 \sim V_6$ 导联 ST 段抬高，肌钙蛋白升高，诊断为急性广泛前壁、高侧壁心肌梗死，拟行急诊 PCI 收入院。

既往有高血压病史 5 年，最高 160/100 mmHg，平时控制可；血脂代谢异常 1 年，未治疗；6 个月前在我院行胃镜检查诊断为十二指肠溃疡及糜烂性胃炎，间断服用泮托拉唑；否认外伤、手术、输血史。否认食物、药物过敏史。出生并久居于北京，否认疫水、疫区接触史，否认其他放射性物质及毒物接触史。吸烟 40 年，既往 20～30 支/日，现 3～5 支/日。不饮酒。已婚，育有 1 子 1 女，妻子及儿女均体健。父母均死于"心脏病"，1 弟患冠心病，未行介入诊治。

入院后查体。体温 36.4℃，脉搏 80 次/分，呼吸 18 次/分，血压 96/60 mmHg。发育正常，营养中等。神志清楚，痛苦病容，自主体位，查体配合。身高 180 cm，体重 85 kg，BMI 26.23 kg/m²，腹围 90 cm。全身皮肤黏膜无黄染，全身浅表淋巴结无肿大。颈软无抵抗，未见

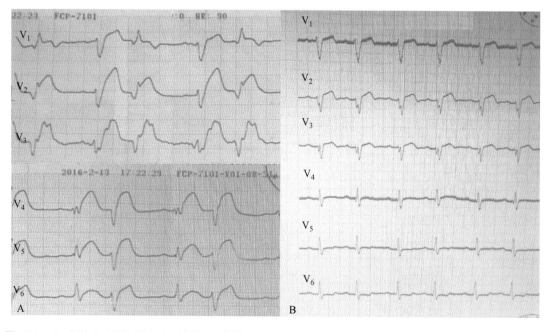

图 25-1　**A.** 急诊心电图（$V_1 \sim V_6$ 导联 ST 段抬高）；**B.** PCI 术后心电图（$V_1 \sim V_6$ 导联 ST 段较 A 图回落）

颈静脉怒张及颈动脉异常搏动，气管居中，双颈动脉未闻及杂音。双下肺未闻及干湿啰音。心前区无异常隆起及凹陷，心尖搏动位于胸骨左侧第5肋间锁骨中线内0.2 cm，各瓣膜区未触及震颤，叩诊心界不大，心率80次/分，律齐，第一心音低钝，各瓣膜听诊区未闻及杂音，无心包摩擦音。腹无压痛、反跳痛及肌紧张，肝脾未触及，Murphy征（一）。双下肢无水肿，双足背动脉搏动对称。

诊治及病情演变经过

入院诊断为：冠状动脉粥样硬化性心脏病，急性广泛前壁、高侧壁心肌梗死，心功能Ⅰ级（Killip分级）；血脂代谢异常；高血压病2级（很高危）；十二指肠溃疡；糜烂性胃炎。立即给予患者负荷阿司匹林300 mg、氯吡格雷600 mg后行急诊冠状动脉造影（图25-2），结果示：LAD近段100%闭塞，RCA近-中段60%～70%节段性狭窄，RCA远段50%局限性狭窄。立即对LAD行直接PCI（图25-3），冠状动脉内吸栓后置入支架1枚，最终LAD血流TIMI 2级（慢血流）。考虑到大面积前壁心肌梗死，术后血流未达到TIMI 3级，血压偏低，故置入IABP，并持续泵入GPⅡb/Ⅲa受体拮抗剂替罗

非班［0.15 μg/(kg·min)］，24 h后停用，改用低分子肝素皮下注射0.6 ml每12 h 1次，期间持续静脉使用质子泵抑制剂。术后心电图显示胸导联ST段逐渐回落（图25-1B）。术后第5日，患者出现消化道出血，表现为黑色柏油样便，1次，量200～300 ml；遂停用阿司匹林，保留氯吡格雷和低分子肝素；口服凝血酶，禁食水，之后患者未再有活动性出血。术后第8日拔出IABP；术后10日转出CCU。转出后继续服用氯吡格雷，停用低分子肝素。术后第12日，患者在楼道散步时，突发意识丧失，颈动脉搏动消失，立即予心肺复苏，后患者意识恢复，转入CCU。心电图表现为右束支传导阻滞，无明显ST段改变（图25-4A），转入CCU后意识恢复，无不适，心率、血压均正常，继续给予氯吡格雷、低分子肝素抗血栓。查D-二聚体升高，氧分压正常；TnT、CK-MB再度升高（图25-5）。立即再次复查冠状动脉造影结果示LAD支架内完全闭塞，血栓形成，再次行PCI，经反复吸栓和球囊扩张后，LAD前向血流TIMI 3级，无明显血栓及残余狭窄。此次PCI术后予替罗非班及低分子肝素抗血栓；停用氯吡格雷，口服替格瑞洛90 mg每日2次，阿司匹林40 mg（2天后因便潜血阳性停服）；

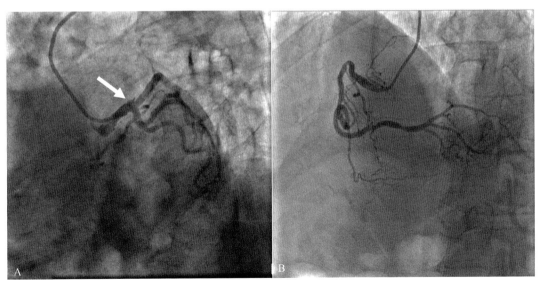

图25-2　**A**. 左冠状动脉造影可见LAD近段100%闭塞（箭头所指为LAD开口）；**B**. 右冠状动脉造影可见近-中段60%～70%节段性狭窄、远段50%局限性狭窄

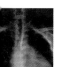
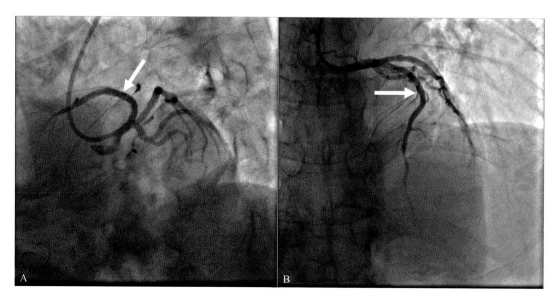

图 25-3 左冠状动脉 PCI 术后造影结果。**A.** 蜘蛛位可见 LAD 通畅；**B.** 头位可见 LAD 通畅（箭头所指为 LAD）

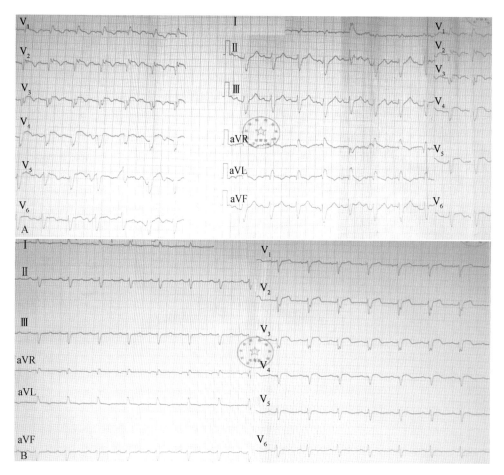

图 25-4 **A.** 心搏骤停后的心电图，为右束支传导阻滞，ST 段抬高不明显；**B.** 出院前心电图

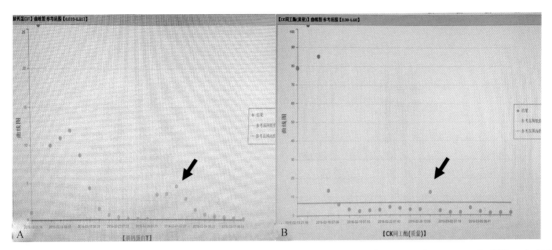

图 25-5 **A.** 入院后 TnT 变化趋势图；**B.** 心肌酶 CK-MB 变化趋势图，可见入院后 TnT 和 CK-MB 出现第二次高峰（箭头所指）

出院后口服替格瑞洛 90 mg，每日 2 次。

入院后超声心动图结果见表 25-1；血栓弹力图结果见表 25-2。

表 25-1	患者超声心动图结果		
日期	射血分数 (EF,%)	左心室舒张末内径（mm）	室壁运动
2016-02-14	46.0	56.0	前室间隔、前壁运动减弱；心尖部变薄、运动消失
2016-02-25	41.0	60.5	前室间隔、前壁运动减弱；心尖部变薄、运动消失
2016-02-29	37.0	60.0	前室间隔、前壁运动减弱；心尖部变薄、运动消失

表 25-2	血栓弹力图结果			
日期	AA 抑制率 (%)	ADP 抑制率 (%)	MA (mm)	用药情况
2016-02-16 （术后 3 天）	87.5	11.9	56.5	阿司匹林 100 mg 每日 1 次 氯吡格雷 75 mg 每日 1 次
2016-02-29 （心搏骤停后）	9.2	3.9	76.0	氯吡格雷 75 mg 每日 1 次
2016-03-06 （出院前）	14.0	80.0	31.5	替格瑞洛 90 mg 每日 2 次

转归及随访

该患者出院后 1 个月内仅服用替格瑞洛 90 mg 每日 2 次，未服用阿司匹林，1 个月后加用阿司匹林 40 mg 至今。现已随访 14 个月，患者无胸痛发作，无黑便、呕血等消化道出血表现。无心肌梗死、再入院及再次血运重建。目前服用药物为阿司匹林 40 mg 每日 1 次，阿托伐他汀 20 mg 每晚 1 次，单硝酸异山梨酯 20 mg 每日 2 次，曲美他嗪 20 mg 每日 3 次，替格瑞洛 90 mg 每日 2 次。

讨论

该患者发病急骤，症状典型；急诊心电图也显示胸导联和 Ⅰ、aVL 导联 ST 段抬高；因此，STEMI 诊断明确，且发病在 12 h 以内，依据我国 PCI 指南和急性心肌梗死指南，有行直接 PCI 指征。明确诊断后在 90 min 内完成了血运重建。术中冠状动脉造影显示 LAD 开口完全闭塞，PCI 后出现慢血流，立即置入 IABP 辅助循环。术后复查心电图 ST 段逐渐回落。因此，该患者诊断明确，治疗及时，策略正确。

抗血栓治疗方面，术前给予常规阿司匹林 300 mg、氯吡格雷 600 mg 顿服，术中给予常规剂量的普通肝素抗凝，PCI 中先后于冠状动脉内注射替罗非班 30 ml（1500 μg）。考虑到患者血栓负荷重，术后继续以常规剂量静脉泵入替罗非班

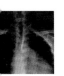

24 h，之后给予低分子肝素抗凝治疗。患者 ST 段逐渐回落。术后血栓弹力图显示 AA 抑制率满意，ADP 抑制率较低，但其间一直使用替罗非班或低分子肝素，考虑到出血风险，及正在使用三联抗栓，未更换为替格瑞洛。

在出血方面，患者为 75 岁高龄，CRUSADE 出血评分为 37 分，属中危，另外之前有十二指肠溃疡及糜烂性胃炎病史，在急性心肌梗死发病后由于应激、抗血栓治疗等因素，出血的风险仍较高。因此入院后给予静脉用质子泵抑制剂。尽管如此，术后 5 天患者仍出现消化道出血。经过停用阿司匹林和其他综合治疗后，患者出血停止，期间仅口服氯吡格雷和皮下注射低分子肝素，患者病情平稳。IABP 撤出后转至普通病房。患者在术后 12 天突发心搏骤停，抢救成功。结合心肌钙蛋白和 CK-MB 检查及冠状动脉造影，证实为亚急性支架内血栓形成，并再次 PCI 成功。原因分析：该患者血栓弹力图显示 AA 抑制率满意，而 ADP 抑制率较低，在消化道出血后及时停用了阿司匹林，消化道出血逐渐停止；但对抗血栓治疗来说是非常危险的，由于同时使用了低分子肝素，期间病情尚稳定，之后由于停用了低分子肝素，患者抗血栓治疗仅有氯吡格雷（ADP 抑制率仅为 11.9%），出现支架内血栓也不足为奇。研究显示，早期停用抗血小板治疗是支架内血栓的独立预测因子[1]；而氯吡格雷抵抗也是支架内血栓形成的危险因素[2-3]。之后更换为替格瑞洛，复查血栓弹力图 ADP 抑制率 80%，即使在不使用阿司匹林的情况下，患者也无急性血栓事件发生，随访 1 年病情平稳。提示在抗血小板治疗中，血栓弹力图结果可以用来参考；另外双联抗血小板药物要求至少一种抑制率达标（最好是两种都达标），否则不能达到很好的抗血栓效果，容易出现血栓事件。因此，充分评估和平衡 PCI 患者出血和缺血风险，采取个体化的抗血小板治疗尤为重要。

在心功能方面，患者第一次心肌梗死后出现慢血流，对心肌再灌注产生一定不良影响；之后再发前壁的心肌梗死，坏死心肌面积加大，射血分数明显下降，影响预后。

经验及教训

该患者 STEMI 诊断明确，有直接 PCI 指征，术中血栓抽吸，置入支架，并放置 IABP 辅助循环，处理策略正确。该患者高龄，既往消化道疾病病史，即使 CRUSADE 评分为中危，消化道出血风险仍较高，入院即给予质子泵抑制剂治疗，策略正确，但应同时给予其他胃黏膜保护剂，对预防出血可能也有一定作用。入院后的抗血栓治疗策略方面，患者消化道出血停止后应及时更换氯吡格雷为替格瑞洛，尤其是在停用低分子肝素之前，应能避免支架内血栓形成。此类患者发生心搏骤停后，复苏迅速成功，应立即进行急诊冠状动脉造影，明确血栓形成，及时给予再灌注。在双联抗血小板治疗中，血栓弹力图可以用来评价抗血小板药物的治疗效果及有无抗血小板抵抗，对调整抗血小板治疗有很好的指导作用；两种抗血小板药物应保持在有效的抑制率范围内，在出血高危的患者中，至少应有一种药物能达到有效、满意的抑制效果。

（赵慧强）

参考文献

[1] Iakovou I，Schmidt T，Bonizzoni E，et al. Incidence，predictors，and outcome of thrombosis after successful implantation of drug-eluting stents. JAMA，2005，293（17）：2126-2130.

[2] Buonamici P，Marcucci R，Migliorini A，et al. Impact of platelet reactivity after clopidogrel administration on drug-eluting stent thrombosis. J Am Coll Cardiol，2007，49（24）：2312-2317.

[3] Sibbing D，Braun S，Morath T，et al. Platelet reactivity after clopidogrel treatment assessed with point-of-care analysis and early drug-eluting stent thrombosis. J Am Coll Cardiol，2009，53（10）：849-856.

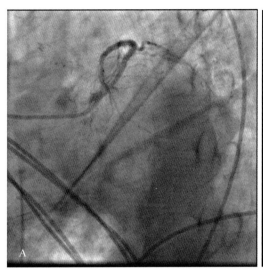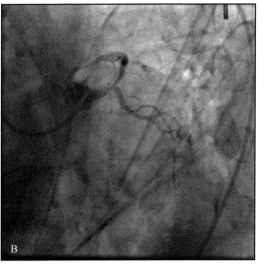

图 26-7　冠状动脉造影显示 LCX 闭塞（A），LCX 近端置入 1 枚支架（B）

表 26-1　冠状动脉造影 5 次前后血清肌酐变化及造影剂用量

	日期				
	2011-10	2012-01	2015-06	2016-12	2017-01
血肌酐（μmol/L）					
造影前	278	296	132	773	807
造影后	282	300	152	559*	828～587*
eGFR［ml/(min·1.73 m²)］	NA	NA	NA	7.88	NA
术中造影剂用量（ml）	150	130	120	80	150

*透析后；NA，数据不详

并凝血功能障碍，是消化道出血高危人群。我们的研究显示，ACS 合并尿毒症组住院期间 GP Ⅱ b/Ⅲa 受体拮抗剂应用相对较少，而预防消化道出血的质子泵抑制剂（PPI）药物相对较多[3]。我们近期的研究结果也支持 PPI 药物在这类高危消化道出血患者中的应用[4]。

ACS 合并尿毒症透析患者冠状动脉造影中，钙化病变、多支病变、弥漫性病变明显多。长期尿毒症、透析，电解质代谢紊乱，尽管临床上常出现低钙血症，但冠状动脉钙化有增多趋势，与既往研究结果类似。

与单纯药物治疗相比，PCI 与 CABG 均能够改善 ACS 患者死亡率和预后。与普通人群相比，无论 PCI 还是 CABG，预后均差[5]。尿毒症合并 ACS 患者，应尽可能采用早期介入治疗策略，研

究显示，早期介入治疗优于保守治疗[6]。

行 PCI 治疗后，住院期间死亡率及心脑血管疾病发生率与保守对照组相比差异无统计学意义，在一定程度上间接反映了 PCI 治疗的安全性和有效性。

PCI 中，尽量避免采用桡动脉入路，避免桡动脉损伤及闭塞，为以后患者血液透析做瘘提供备用条件。目前研究显示，药物洗脱支架（DES）在尿毒症患者远期再狭窄率、心脏不良事件等方面优于裸金属支架（BMS）。近期临床结果[7]显示，应用紫杉醇药物洗脱支架（PES）治疗尿毒症透析患者，效果与非透析患者无明显差异；而且不同类型药物洗脱支架之间效果无明显差异。

造影剂是导致或加重肾功能不全的重要因素

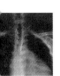

之一。肾功能不全患者，尽可能选用低渗造影剂，减少肾功能进一步恶化。我们的研究中尿毒症维持透析PCI患者全部采用威视派克，与对照组相比造影剂用量差异无统计学意义，尽管透析组患者中重度钙化病变多、PCI操作时间长。可能与PCI术者对透析患者术前充分评估，提前预料其操作难度及风险等有关，术中也尽可能减少造影剂用量，以减少可能出现的造影剂损害。另外，介入后尽可能在24 h内进行透析或床旁血滤1次，将造影剂排出。

经验与教训

冠心病合并尿毒症患者，动脉粥样硬化不断进展，冠状动脉钙化严重，容易形成血栓，也容易合并出血，短期与长期预后均差。PCI与CABG均能够改善ACS患者死亡率和预后。与普通人群相比，无论PCI还是CABG，不良心脏事件发生率均高，再次血运重建率增加。采取PCI还是CABG，需要综合评估患者情况、血管病变、合并症等决定。尿毒症合并ACS患者PCI中，尽量避免采用桡动脉入路，减少桡动脉损伤及闭塞，为以后患者血液透析做瘘提供备用条件。尽可能选用低渗造影剂，术前术后水化，尽量避免肾功能进一步恶化。

（姚道阔）

参考文献

［1］ Herzog CA. Kidney disease in cardiology. Nephrol Dial Transplant，2011，26：46-50.

［2］ Shroff GR，Frederick PD，Herzog CA. Renal failure and acute myocardial infarction：Clinical characteristics in patients with advanced chronic kidney disease，on dialysis，and without chronic kidney disease. A collaborative project of the united states renal data system/national institutes of health and the national registry of myocardial infarction. Am Heart J，2012，163：399-406.

［3］ 姚道阔，高翔宇，梁思文，等. 急性冠状动脉综合征合并尿毒症透析患者临床及介入治疗结果. 心肺血管病杂志，2016，35（2）：96-100.

［4］ Yao DK，Chen H，Wang L，et al. Comparison of intravenous plus oral pantoprazole therapy and oral pantoprazole alone for preventing gastrointestinal bleeding in acute coronary syndrome patients with high bleeding risk. Heart Lung Circ，2015，24（9）：885-890.

［5］ Otsuka Y，Ishiwata S，Inada T，et al. Comparison of haemodialysis patients and non-haemodialysis patients with respect to clinical characteristics and 3-year clinical outcomes after sirolimus-eluting stent implantation：Insights from the japan multi-centre post-marketing surveillance registry. Eur Heart J，2011，32：829-837.

［6］ Mehta SR，Cannon CP，Fox KA，et al. Routine vs selective invasive strategies in patients with acute coronary syndromes：A collaborative meta-analysis of randomized trials. JAMA，2005，293：2908-2917.

［7］ Kozuma K，Otsuka M，Ikari Y，et al. Clinical and angiographic outcomes of paclitaxel-eluting coronary stent implantation in hemodialysis patients：A prospective multicenter registry：The OUCH-TL study（outcome in hemodialysis of TAXUS Liberte）. J Cardiol，2015，66（6）：502-508.

第四篇

嗜铬细胞瘤与 Takotsubo 综合征

病例 27 Takotsubo 综合征患者心脏磁共振随访 1 例

患者女性，66 岁，退休职工，入院日期 2016 年 7 月。

病史陈述

主因突发晕厥 1 天入院。

患者因入院前 1 天与朋友聚会时情绪激动出现头晕、视物旋转，随后出现意识丧失，持续约 1～2 min 自行恢复，意识清醒后伴乏力，无胸痛、胸闷及出汗，无放射痛、心悸及其他伴随症状。既往 2 型糖尿病 1 年，饮食控制，血糖控制可。否认高血压、冠心病、脑血管疾病史。否认吸烟及饮酒嗜好。月经史：14 岁初潮，55 岁绝经，继往月经规律。家族中无类似疾病史。

体格检查：体温 36.5℃，呼吸 17 次/分，脉搏 55 次/分，血压 123/66 mmHg，BMI 22.3 kg/m²。神志清楚，未闻及颈动脉杂音。双肺呼吸音清，未闻及干湿啰音。心界不大，心率 55 次/分，律齐，心音略低，A2＞P2，各瓣膜听诊区未闻及杂音。双下肢无水肿。

入院后完善相关检查：

急诊查心电图示：Ⅱ、Ⅲ、aVF 及 V₁～V₆ 导联 T 波深倒，QT 间期延长（图 27-1A）。

心肌损伤标志物：急诊查 TnI 0.53 ng/ml↑，CK-MB 10.1 ng/ml↑。

NT-proBNP 2586 pg/ml↑。

急诊查头颅 CT 示：脑白质脱髓鞘改变。

根据上述病史、症状及辅助检查结果，患者入院初步诊断：冠心病、急性非 ST 段抬高型心肌梗死；窦性心动过缓；2 型糖尿病。

诊治及病情演变经过

入院后治疗策略包括以下几方面：①冠心病的药物治疗，缓解缺血症状、改善预后，抗血小板使用阿司匹林 100 mg/d、氯吡格雷 75 mg/d；②危险因素的处理，积极控制血糖和调脂治疗；③讨论评估早期冠状动脉介入治疗的必要性和可能性；④查找其他可能的疾病。

结合患者存在年龄等多种冠心病危险因素、心电图及心肌酶学改变，考虑患者冠心病、急性非 ST 段抬高型心肌梗死，予阿司匹林、氯吡格雷抗血小板，阿托伐他汀钙调脂、稳定斑块，低分子肝素抗凝治疗。入院第 2 天行超声心动图示 LA 32 mm，LVEDD 48 mm，LVEF 42%，左心室心尖部圆钝，心尖部各壁运动明显减弱（图 27-2A、B）。患者入院第 2 天行冠状动脉造影检查，结果显示第一对角支 60%～70% 狭窄，左回旋支 60%～70% 狭窄，右冠状动脉未见明显狭窄，前向血流均为 TIMI 3 级；左心室造影提示左心室前壁、心尖部、下壁运动均明显减弱，基底部收缩功能正常，收缩期呈典型 Takotsubo 综合征改变（图 27-3）。入院第 3 天行心脏磁共振检查，结果示：左心室中远段及心尖部无运动、室壁瘤形成，延迟增强中远段室间隔及外侧壁可见条形轻度稍高信号，考虑心肌损伤可能，心肌心功能减低，考虑"应激性心肌病"（图 27-4A、B）。住院第 4 天行心肌单光子发射计算机断层成像（single-photon emission computed tomography，SPECT）检查显示：左心室前壁近心尖处、心尖部及侧壁近心尖处放射性分布明显稀疏、相应部位运动明显减弱，考虑心尖部室壁瘤形成；负荷

145

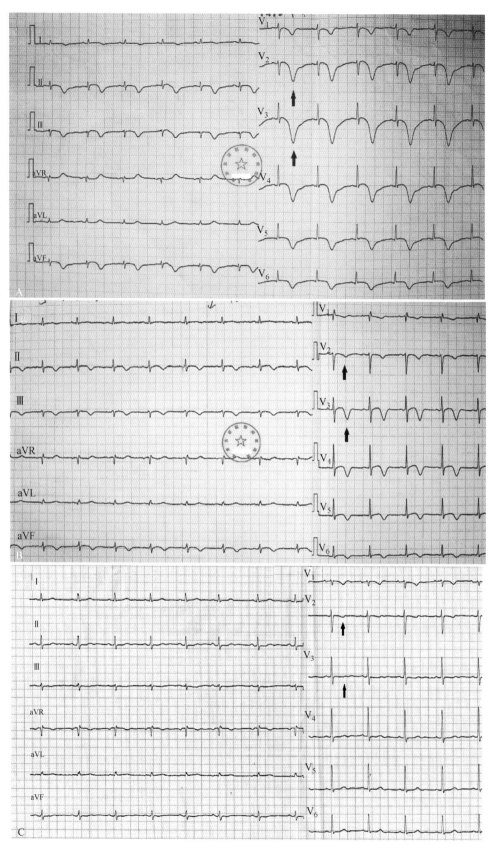

图 27-1 心电图变化。**A.** 入院时心电图，显示 II、III、aVF 及 V₁~V₆ 导联 T 波深倒，QT 间期延长（黑色箭头）；**B.** 出院时心电图，心电图异常较前明显恢复（黑色箭头）；**C.** 患者出院 10 个月复查心电图基本恢复正常范围（黑色箭头）

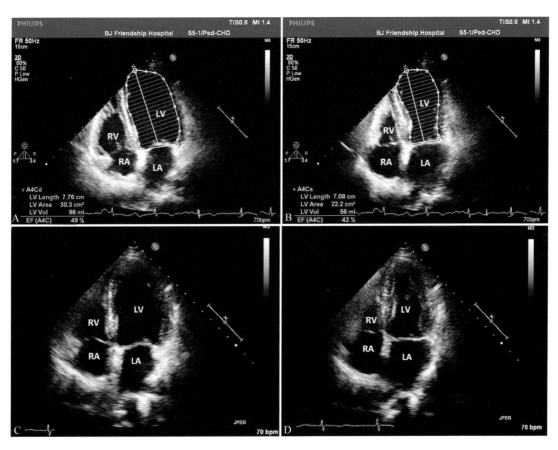

图 27-2　超声心动图变化。**A** 和 **B.** 分别为入院第 2 天时心尖四腔心左心室舒张期和收缩期改变，显示左心室心尖部圆钝、心尖部各壁运动明显减弱；**C** 和 **D.** 分别为发病 1 个月时心尖四腔心左心室舒张期和收缩期改变，显示左心室各室壁运动协调

状态下 LVEF 52%，静息状态下 LVEF 44%（图 27-5）。入院第 8 天复查超声心动图显示 LA 35 mm，LVEDD 48 mm，LVEF 72%，心尖部圆隆、运动较前好转，左心室侧壁、后壁及心尖部运动减弱。监测患者心肌酶学指标均轻度升高，且酶学峰值不符合心肌梗死特点。综合考虑患者符合 Takotsubo 综合征表现，且本例患者合并冠心病。患者经对症治疗病情好转出院，出院时心电图相应导联深倒的 T 波较前好转（图 27-1B）。

转归及随访

出院后予患者阿司匹林抗血小板，培哚普利改善心室重构，曲美他嗪改善心肌代谢，阿托伐他汀钙片调节血脂、稳定斑块治疗。出院 1 个月复查超声心动图显示：LA 30 mm，LVEDD 50 mm，LVEF 71%，左心室各室壁运动协调

（图 27-2C、D）。出院后 2 个月复查心脏磁共振显示：原左心室中远段及心尖部室壁瘤基本恢复，左心室中段前间壁、前壁、远段前壁运动似略减低；延迟增强中远段室间隔及外侧壁条形轻度稍高信号已消失；心肌功能较前明显恢复（图 27-4C、D）。目前冠心病二级预防治疗药物为：阿司匹林 100 mg/d，培哚普利 2 mg/d，阿托伐他汀 10 mg/d。随访至 2017 年 5 月 3 日，患者无明显胸痛、胸闷症状，无明显头晕及晕厥，心电图基本恢复正常（图 27-1C）。

讨论

Takotsubo 综合征（Takotsubo syndrome，TTS），于 1990 年由日本的 Sato 首先报道，临床表现类似于急性心肌梗死，随着心导管及新的影像学检查方法的开展，近年来本病的报道逐渐增

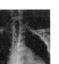
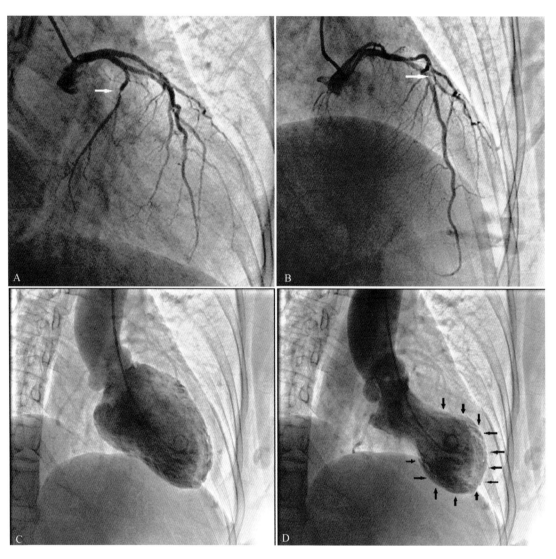

图 27-3 冠状动脉造影及左心室造影。**A.** 后前位＋足位，可见左回旋支 60％～70％狭窄（白色箭头）；**B.** 后前位＋头位，显示第一对角支可见 60％～70％狭窄（白色箭头）；**C.** 左心室造影舒张期；**D.** 左心室造影收缩期，呈"球形"样改变（黑色箭头）

加，但国内病例报道仍较少见[1]，对于本病 SPECT 及心脏磁共振影像学改变国内罕见报道。

　　Takotsubo 综合征为一种急性且通常是可逆性的心力衰竭综合征。多数患者发病前有情感或躯体等相关应激因素，最初的临床表现与急性心肌梗死相似，过去认为本病患者冠状动脉无器质性狭窄病变，但近年国际上关于本综合征定义中明确指出本病患者可以并发冠状动脉阻塞[2]。该综合征的特点是可逆性的心室壁运动障碍超过了某一支冠状动脉供血区域，因其左心室造影收缩期的形态显示底部圆形、颈部细窄呈球囊样改

变，故称为心尖球囊样综合征，因酷似日本用来捕捉章鱼的瓶子形状，所以又称为 Takotsubo 综合征，也称为应激性心肌病、一过性左心室功能不全综合征、球形心肌病及心碎综合征。因本综合征部分患者发病前并无明确应激因素，且至今未见基因及遗传学改变证据，2015 年 ESC 关于本综合征的声明中建议统一命名为"Takotsubo 综合征"[3]。本文作者亦呼吁国内学者采用"Takotsubo 综合征"来统一规范我国的命名，如此将极大地方便今后的科研及临床诊治工作。文献报道有 1％～2％的符合急性心肌梗死临床表现的

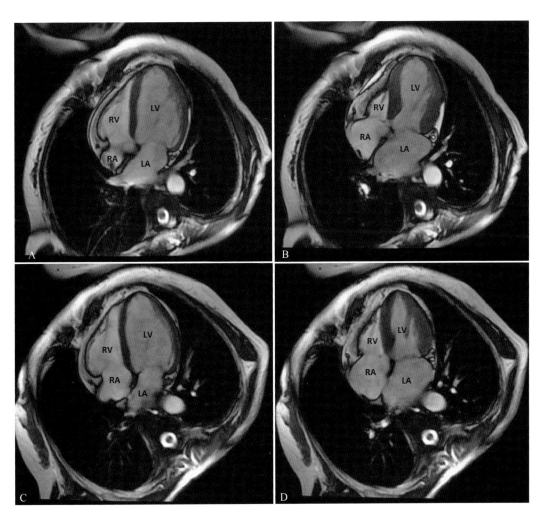

图 27-4 心脏磁共振变化。**A** 和 **B.** 分别为入院第 3 天时心尖四腔心左心室舒张期和收缩期改变，显示左心室中远段及心尖部无运动、室壁瘤形成；**C** 和 **D.** 分别为发病 2 个月时心尖四腔心左心室舒张期和收缩期改变，显示原左心室中远段及心尖部室壁瘤基本恢复，左心室中段前间壁、前壁、远段前壁室壁运动似略减低

患者最后被诊断为此病，占所有住院患者的 0.02%；而绝经后女性发病率明显升高，占所有 Takotsubo 综合征患者的 90% 左右[4]。目前本病诊断无统一标准，2015 年 ESC 申明[3] 中提出了 Takotsubo 综合征的诊断标准：①可逆性左心室或累及右心室的室壁运动异常，通常但并非一定是由情感或身体应激诱发；②室壁运动异常范围通常超过了单一冠状动脉的供血范围；③缺乏冠状动脉粥样硬化的罪犯病变证据，如斑块破裂、血栓形成、冠状动脉夹层，或者无其他可以解释的暂时性左心室功能障碍状态（如肥厚型心肌病、病毒性心肌炎）；④急性期内（通常为 3 个月）新出现但可逆性的心电图异常（ST 段抬高、

压低、左束支传导阻滞、T 波倒置、或者矫正的 QT 间期延长）；⑤急性期 BNP 及 NT-proBNP 显著升高；⑥肌钙蛋白轻度升高；⑦经影像随访左心功能障碍可以在 3～6 个月内恢复。

目前对于本病的治疗并无统一的规范，主要是对症治疗，药物包括抗血栓、血管紧张素转化酶抑制剂及 β 受体阻滞剂等。本病预后相对良好，大多数患者可在 6 周内完全恢复正常，但部分患者可出现多种并发症甚至死亡。本病具体病理生理机制尚不明确，可能原因有：由于应激引发心肌儿茶酚胺水平敏感性过度升高或异常的儿茶酚胺大量释放，导致心肌微血管功能障碍，包括心肌顿抑或血管痉挛；雌激素对交感神经轴和

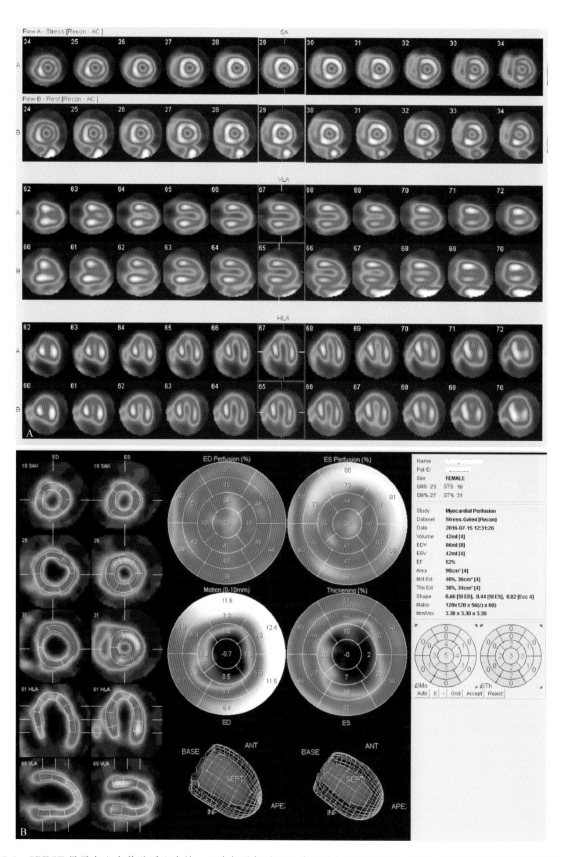

图 27-5 SPECT 显示左心室前壁近心尖处、心尖部及侧壁近心尖处放射性分布明显稀疏、相应部位运动明显减弱，考虑心尖部室壁瘤形成

冠状动脉的血管反应性使女性更易发生交感神经介导的心肌顿抑。

经验教训

本文患者为绝经后女性，发病前有较明确的情绪应激诱因，入院时心电图表现为下壁及前壁导联的 T 波深倒、QT 间期延长，不符合单一冠状动脉供血区心肌梗死心电图导联改变；心肌酶升高峰值相对心肌梗死病例低且不符合急性心肌梗死酶学演变规律；左心室造影、超声心动图、心脏磁共振检查及 SPECT 均显示较大范围的室壁运动障碍，收缩期左心室呈球形；短时间内心脏功能和缺血状态有所改善，2 个月时复查心脏磁共振检查显示左心室壁运动恢复，未见延迟增强现象；以上特点均符合 Takotsubo 综合征的临床特点。从本例患者经验显示，Takotsubo 综合征无论在发病诱因、心电图、心肌酶学、超声心动图、SPECT、心脏磁共振检查及临床转归等方面均有其自身特点，心脏磁共振在 Takotsubo 综合征的诊断及评价治疗效果中具有无创伤、准确、安全等特点，值得临床及科研采用，限于我院当时无法行 PETCT，因此无法深入探索 Takotsubo 综合征发病早期心肌细胞代谢功能变化情况，今后工作中可以结合 PETCT 进行研究。总之，目前关于本综合征的确切病理生理机制、

诊断标准及有效的防治方法仍需进一步研究。

（高翔宇）

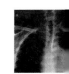

参考文献

[1] 高翔宇，陈晖，李虹伟，等. 心尖球囊样综合征 2 例报告. 临床和实验医学杂志，2013，12（5）：381-382.

[2] Parodi G，Citro R，Bellandi B，et al. Revised clinical diagnostic criteria for Tako-tsubo syndrome：the Tako-tsubo Italian Network proposal. Int J Cardiol，2014，172（1）：282-283.

[3] Lyon AR，Bossone E，Schneider B，et al. Current state of knowledge on Takotsubo syndrome：a Position Statement from the Taskforce on Takotsubo Syndrome of the Heart Failure Association of the European Society of Cardiology. Eur J Heart Fail，2016，18（1）：8-27.

[4] Lyon AR，Lancellotti P，Rodriguez Muñoz D，et al. 2016 ESC Position Paper on cancer treatments and cardiovascular toxicity developed under the auspices of the ESC Committee for Practice Guidelines：The Task Force for cancer treatments and cardiovascular toxicity of the European Society of Cardiology (ESC). Eur J Heart Fail，2016：27.

病例 27 Takotsubo 综合征患者心脏磁共振随访 1 例

病例 28　情绪激动诱发 Takotsubo 综合征患者 1 例

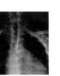
病史陈述

患者女性，44 岁，工人，2006 年 10 月入院。

主因情绪激动后胸痛 3 h 入院。

患者与家人争吵时突发胸闷、胸痛，伴出汗，向后背放射，无心悸、呼吸困难、恶心、呕吐等不适，持续 3 h 不能缓解，舌下含服硝酸甘油无效，急来我院急诊室。心电图示（图 28-1）：窦性心律，Ⅰ、Ⅱ、aVL、V_4～V_6 导联 ST 段抬高，V_1～V_3 导联呈 rS 型，疑诊 "急性心肌梗死"，紧急转入我科。既往 2 型糖尿病 7 年，未规律治疗及监测血糖。不吸烟及饮酒。未绝经，未服用避孕药物。家族中父亲 58 岁死于急性心肌梗死。母亲体健。

入院查体：体温 36.5℃，呼吸 18 次/分，血压 85/60 mmHg，脉搏 95 次/分。神清、精神差，双肺呼吸音清，未闻及干湿啰音。心界不大，心音低钝，心率 95 次/分，心律齐，各瓣膜听诊区未闻及杂音。腹软，无压痛及反跳痛，肝脾不大。双下肢无水肿。

入院急查化验：

血常规、肝功能、肾功能未见明显异常。

血糖：18.45 mmol/L；电解质：均正常。

心肌损伤标志物：cTnT 0.24 ng/ml，CK-MB 25 U/L，均略高于正常上限值。

BNP 10 pg/ml 正常；D-二聚体正常。

诊治及病情演变经过

患者出现胸痛症状、心电图数个导联 ST 段

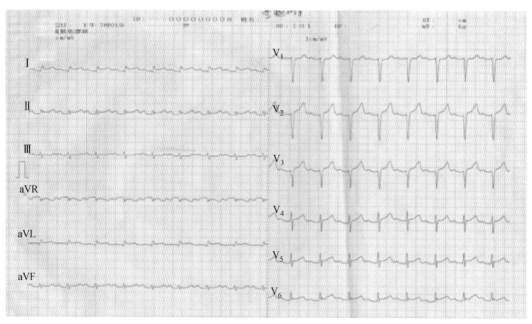

图 28-1　急诊室首份心电图：窦性心律，Ⅰ、Ⅱ、aVL、V_4～V_6 导联 ST 段抬高，V_1～V_3 导联呈 rS 型

尖部运动障碍。②存在心肌损伤证据（心电图相关 ST 段变化，心肌酶升高），但冠状动脉造影无明显异常，或异常发现不足以解释心肌损伤。③大多数患者有精神应激因素。④老年女性多见。⑤预后良好。

目前的治疗策略主要是对症支持治疗：消除诱因；在患者发病急性期维持血流动力学稳定；如出现低血压及休克表现，在不造成肺动脉压力过高的前提下，可酌情补液，可应用增强心肌收缩力药物（如多巴胺、多巴酚丁胺）、缩血管药物，必要时可以考虑主动脉内球囊反搏，但是对于有左心室流出道梗阻表现的患者，增强心肌收缩力药物不建议应用，β 受体阻滞剂和 α 受体激动剂类药物（如苯肾上腺素）可考虑应用；对于左心室存在血栓或者左心室射血分数显著降低的患者，需要考虑抗凝治疗。尽管该病存在不同程度的血流动力学障碍，但是大多数患者均能在数周至数月内恢复，其住院死亡率约为 4%，部分患者可有再发倾向，其年复发率约为 2%，总体上该病预后良好[3-4]。

经验和教训

本病例呈现了 1 例 Takotsubo 综合征患者典型的病情演变过程，患者最终临床预后良好。同时，本病例还告诉我们，"胸痛＋心电图 ST 段抬高＋心肌酶学升高"的患者，除了急性冠状动脉综合征外，还有其他疾病的可能，Takotsubo 综合征就是其中之一；临床实践中应当考虑到本病，冠状动脉造影未发现有意义的冠状动脉狭窄时，应当加做左心室造影检查。

（刘锐锋　赵树梅）

参考文献

[1] Y-Hassan S, De Palma R. Contemporary review on the pathogenesis of takotsubo syndrome：The heart shedding tears：Norepinephrine churn and foam at the cardiac sympathetic nerve terminals. Int J Cardiol, 2017, 228：528-536.

[2] Ono R, Falcao LM. Takotsubo cardiomyopathy systematic review：Pathophysiologic process, clinical presentation and diagnostic approach to Takotsubo cardiomyopathy. Int J Cardiol, 2016, 209：196-205.

[3] Akashi YJ, Ishihara M. Takotsubo Syndrome：Insights from Japan. Heart Fail Clin, 2016, 12（4）：587-595.

[4] Templin C, Ghadri JR, Diekmann J, et al. Clinical Features and Outcomes of Takotsubo（Stress）Cardiomyopathy. N Engl J Med, 2015, 373（10）：929-938.

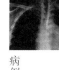

病例 29　感染诱发嗜铬细胞瘤危象患者 1 例

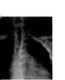
患者男性，54 岁，个体户，入院日期 2016 年 10 月。

病史陈述

主因间断腹泻 2 天，腹痛伴呕吐 1 天入院。

患者入院前 2 天进食"林蛙"后出现腹泻，约 1 h 1 次，为黄褐色稀便，共腹泻 8 次，当时无恶心呕吐、腹痛、呕血、黑便等，无发热，自服诺氟沙星后腹泻好转。次日晨患者开始出现中上腹隐痛，伴头部胀痛，恶心，呕吐 4 次胃内容物，非喷射状，无心悸、胸闷、胸痛，遂就诊于我院急诊。既往体健，3 年前诊断慢性胃炎。否认高血压、糖尿病、冠心病等病史，曾间断出现过心悸、脸色苍白、头部胀痛，自行按压头部约数十秒至数分钟缓解。吸烟 40 年，约 80～100 支/天。

急诊体格检查：血压 160/90 mmHg，神清，双肺呼吸音粗，未闻及明显干湿啰音，心率 92 次/分，律齐，脐周压痛，无反跳痛，双下肢无水肿。

急诊进一步完善相关检查：

立位腹平片示肠管部分积气，予盐酸山莨菪碱、硫酸镁解痉治疗。

患者症状未缓解，并出现胸闷、心悸，行心电图检查示：窦性心动过速，心率 142 次/分，Ⅰ、aVL 导联 T 波低平、倒置，$V_3 \sim V_6$ 导联 ST 段压低（图 29-1）。

血常规：WBC 16.97×10^9/L，GR 88.7%，Hb 154 g/L，PLT 212×10^9/L。

血生化：ALT 26 U/L，AST 62 U/L，

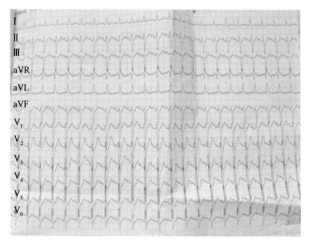

图 29-1　急诊心电图：窦性心动过速，心率 142 次/分，Ⅰ、aVL 导联 T 波低平、倒置，$V_3 \sim V_6$ 导联 ST 段压低

TBIL 26.55 μmol/L，GLU 11.37 mmol/L，Cr 83.2 μmol/L。

心肌损伤标志物：CK 995 U/L，CK-MB 48.5 ng/ml，TnI 7.939 ng/ml，TnT 1.6 ng/ml。

NT-proBNP 12 861 pg/ml。

胸片：双中下肺野可见多发模糊片状影，考虑炎症或者肺水肿可能（图 29-2）。

当时诊断考虑为急性心肌梗死、急性左心衰竭、急性胃肠炎，予抗血小板，扩冠，抗感染以及抑酸、补液等治疗。治疗期间患者病情急剧恶化，出现明显喘憋、躁动，咳白色黏痰，痰中带血，伴发热，体温最高达 38.5℃，随后出现神志不清，心电监护示心率 160～170 次/分，血压 210/110 mmHg，脉氧饱和度下降至 70% 以下，行气管插管接呼吸机辅助通气，予托拉塞米利尿，吗啡缓解肺水肿，乌拉地尔降压等治疗后收入 ICU 病房。

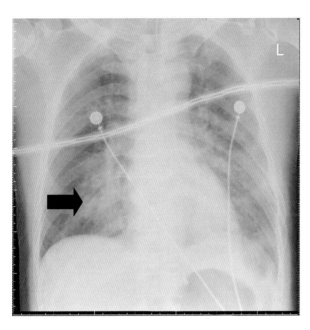

图 29-2 急诊胸片：炎症或者肺水肿可能

诊治及病情演变经过

根据上述病史、症状及辅助检查结果，于 ICU 初步诊断：冠状动脉粥样硬化性心脏病，急性非 ST 段抬高型心肌梗死，心功能Ⅲ级（Killip 分级），急性胃肠炎？暴发性心肌炎？重度脓毒症。

入 ICU 后，针对各系统异常展开治疗：①感染方面：入院后体温最高达 41℃，急诊便常规可见红白细胞，降钙素原明显升高，经验性分析以细菌性感染可能性大，先后予头孢哌酮钠舒巴坦钠、亚胺培南西司他丁钠抗感染，多次查血培养、便培养阴性，后将抗生素"降阶梯"为左氧氟沙星抗感染，患者体温、血象恢复正常。②心脏及循环方面：入院后监测血压偏低，循环不稳定，予去甲肾上腺素及多巴胺维持血压，并加用米力农强心及补液治疗，循环逐渐趋于稳定，后停用血管活性药物。期间患者有数次血压明显波动，收缩压最高达 200 mmHg，并曾发作过心房颤动、室性心动过速、交界性心律。入院后查超声心动图示 LVEF 33%，左心室整体室壁运动减弱，10 天后复查超声心动图 LVEF 恢复正常（55%），室壁运动协调；监测心肌酶及 BNP 均

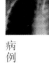
呈逐渐下降趋势。③呼吸方面：持续气管插管接呼吸机辅助通气，并加强气道管理，呼吸机支持条件逐渐下调，监测血气示氧合良好，无明显二氧化碳潴留，复查胸片于双肺野病变明显减少，行呼吸功能锻炼后于第 14 天顺利拔管脱机。④肝肾功能方面：入院存在急性肾损伤，考虑与患者严重感染以及休克有关，予床旁血滤治疗，于第 6 天停用，此后间断使用利尿剂，监测患者肌酐恢复正常，自主尿量约 80～100 ml/h。入院后监测转氨酶、胆红素升高，肝功能受损，予对症保肝治疗，监测肝酶及胆红素较前下降。⑤胃肠功能方面：入院后未再出现腹痛、腹泻，查胃液潜血阳性，考虑应激性溃疡出血，予泮托拉唑抑酸，后复查胃液潜血转阴。⑥凝血功能方面：监测血红蛋白相对稳定，血小板低，弥散性血管内凝血（DIC）初筛异常，考虑存在凝血功能紊乱，后行腹部增强 CT 发现左侧髂静脉及下腔静脉血栓形成，入院后予低分子肝素抗凝治疗，后换用利伐沙班口服抗凝。患者病情好转后转至心内科进一步治疗。

然而我们对该患者的诊断产生了疑问，为什么一个普通的急性胃肠炎会导致如此严重的多脏器功能损害，甚至有生命危险呢？追问病史，与其同时进食"林蛙"的朋友虽然也有人出现腹泻，但是症状很轻微。患者中年男性，长期大量吸烟，发病时心电图有 ST-T 改变，化验心肌酶、肌钙蛋白显著升高，不能排除急性心肌梗死可能，于是完善了冠状动脉 CTA、心脏磁共振以及心肌核素显像等检查。冠状动脉 CTA 结果显示冠状动脉未见明显狭窄（图 29-3）。心脏磁共振未见明显异常，心肌首过灌注未见异常信号，延迟增强未见异常信号，LVEF 64%（图 29-4）。心肌核素显像未见明显缺血表现，左心室各壁运动未见明显异常，静息 LVEF 约 59%（图 29-5）。通过以上检查，基本排除了冠状动脉阻塞性疾病导致的心肌损害或者心肌本身病变。

患者血压异常波动，入院后行腹部增强 CT 提示右侧肾上腺肿瘤，考虑嗜铬细胞瘤可能性大（图 29-6），莫非嗜铬细胞瘤才是患者此次发病的

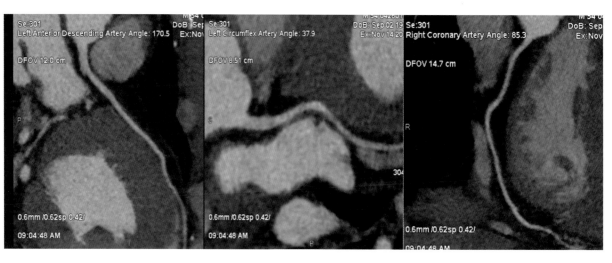

图 29-3 冠状动脉 CTA：冠状动脉各支血管未见明显狭窄

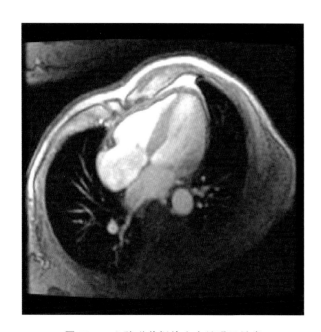

图 29-4 心脏磁共振检查未见明显异常

罪魁祸首？转入我科后对患者行血儿茶酚胺检查，结果均在正常范围：去甲肾上腺素 64.61 ng/ml（参考值 0～120 ng/ml），肾上腺素 1.95 ng/ml（参考值 0～15 ng/ml），多巴胺 24.63 ng/ml（参考值 0～200 ng/ml）。同时完善了动态心电图及动态血压监测，动态心电图结果：窦性心律，室性早搏 50 次，房性早搏 5 次，未见明显 ST-T 改变。动态血压结果：收缩压 86～136 mmHg，舒张压 44～69 mmHg，平均压 100/60 mmHg，白天平均压 102/61 mmHg，夜晚平均压 93/58 mmHg。

这两项检查同样也未发现明显异常。尽管未能找到嗜铬细胞瘤定性诊断依据，然而结合患者平素有典型"4P"（头痛、心悸、大汗、面色苍白）症状，影像学也支持嗜铬细胞瘤诊断，回顾分析患者此次发病情况、临床表现、救治过程以及相关的检查结果，最终考虑诊断为嗜铬细胞瘤危象。建议患者转泌尿外科行手术治疗，但是由于患者合并下腔静脉及髂静脉血栓形成，泌尿外科会诊后建议先抗凝后定期复查，择期再行肾上腺肿瘤切除手术。

转归及随访

患者出院后未出现明显不适，随访监测血压、心率均正常，40 天后门诊复查血管超声示髂静脉通畅，未见血栓影。3 个月后于外院行手术切除右侧肾上腺肿瘤，病理证实为嗜铬细胞瘤（图 29-7）。

讨论

该患者以腹泻、腹痛等急性胃肠炎症状为首发表现，表面上看是感染引起脓毒血症导致多脏器功能障碍，但病程中血象并不像脓毒血症患者那样显著升高，而且多次查血培养、便培养均阴性，使用抗生素后感染很快得到控制。因此用脓毒血症来解释该患者的病情未免过于牵强。

该患者入院后完善检查时发现右侧肾上腺占

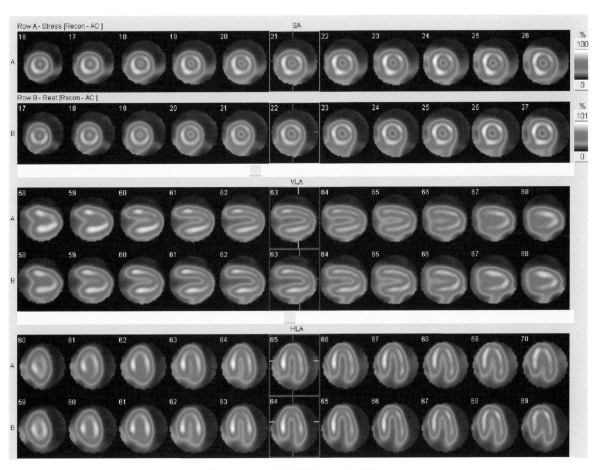

图 29-5 心肌核素显像未见明显异常

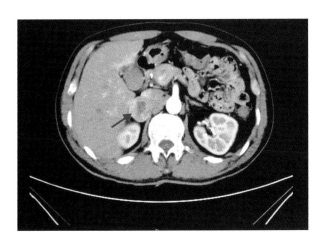

图 29-6 CT 示右侧肾上腺肿瘤，嗜铬细胞瘤可能，大小约 3.6 cm×3.0 cm

位，最终通过影像学检查及病理结果证实为嗜铬细胞瘤。嗜铬细胞瘤是来源于肾上腺髓质的肿瘤，主要合成和分泌大量儿茶酚胺（包括肾上腺素、去甲肾上腺素、多巴胺），引起患者血压升

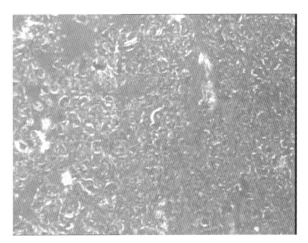

图 29-7 （右肾上腺肿物）灰黄组织一块，切面灰褐色，包膜完整。诊断：嗜铬细胞瘤，免疫组化：CgA＋，CK－，S-100 部分＋，Mart-1－，Inhibin－，Syn＋，Ki-67 约 1%＋

高、心动过速等一系列临床症候群，并能造成心、脑、肾等严重并发症[1]。在心血管方面，嗜

铬细胞瘤可以引起高血压危象、休克、各种心律失常、心肌损害以及类似 Takotsubo 综合征表现，临床上已有较多报道[2]。然而最凶险的并发症则是嗜铬细胞瘤危象。

嗜铬细胞瘤危象，亦称为儿茶酚胺危象，在嗜铬细胞瘤和副神经节瘤患者中发生率约 10%，是由于嗜铬细胞瘤突然释放大量儿茶酚胺入血，而引起严重的血压和代谢紊乱。临床表现可为严重高血压或高血压与低血压交替发作；出现心、脑、肾等多器官系统功能障碍，如心肌梗死、心律失常、心肌病、心源性休克；肺水肿、急性呼吸窘迫综合征；脑血管意外、脑病、癫痫；麻痹性肠梗阻、肠缺血；肝肾功能衰竭；最终致呼吸、循环衰竭死亡。危象可自发出现，也可因手术中触碰肿瘤、使用某些药物（如糖皮质激素、β受体阻滞剂、麻醉药、造影剂等）、感染以及其他应激因素而诱发[3]。其中手术、药物是诱发嗜铬细胞瘤危象的常见原因，而感染引起的报道较少。

嗜铬细胞瘤危象导致的多脏器功能障碍，存在自限性，如果处理得当，大多数都能够很快恢复正常，这有别于其他疾病导致的多系统损害。该患者在治疗短短 10 天后 LVEF 及室壁运动均恢复正常，心肌核素显像亦未见明显心肌损伤改变，也符合嗜铬细胞瘤危象的转归特点。因为大量儿茶酚胺引起的心肌顿抑，随着其循环中浓度的下降，可以迅速解除，从而使心功能很快好转。

嗜铬细胞瘤危象处理原则：静脉泵入 α 受体阻滞剂，从小剂量开始并严密监测血压、心率变化，根据患者对药物的反应情况，逐渐调整剂量；当高血压危象被控制，患者病情平稳后，再改为口服 α 受体阻滞剂治疗。如果高血压和低血压反复交替发作，除静脉泵入 α 受体阻滞剂外，还需另建一条静脉通道进行补液支持，纠正低血容量性休克。如心率显著增快或发生快速性心律失常，则应在使用 α 受体阻滞剂后，再静脉使用半衰期较短的选择性 β$_1$ 受体阻滞剂治疗[4]。嗜铬细胞瘤危象死亡率极高，需要多专科共同协作，根据病情制订综合治疗方案，并且应当加强监测，对患者进行个体化治疗。

经验与教训

在临床中我们常常会遇到一些疑似心肌梗死的患者，肌钙蛋白等心肌酶学指标异常升高，心电图也有 ST-T 动态变化，但是冠状动脉造影却未发现明确的冠状动脉阻塞病变。常见的原因包括冠状动脉痉挛、血栓自溶、Takotsubo 心肌病、心肌炎等。然而我们也不能忽略一个重要的疾病：嗜铬细胞瘤。如果患者有以下心血管表现，应当高度怀疑嗜铬细胞瘤可能，并进行相关筛查，以避免危象的发生：①阵发性和（或）严重的持续性高血压，或血压剧烈波动，常规治疗效果欠佳；②高血压合并头痛、心悸、出汗、面色苍白等表现；③多巴胺受体拮抗剂、β受体阻滞剂、阿片类等药物诱发的高血压；④无冠状动脉病变的心肌梗死、严重心肌病变以及心源性休克。

（梁思文）

参考文献

[1] 中华医学会内分泌学分会肾上腺学组. 嗜铬细胞瘤和副神经节瘤诊断治疗的专家共识. 中华内分泌代谢杂志, 2016, 32 (3)：181-187.

[2] 丁莉, 方理刚, 朱文玲. 嗜铬细胞瘤的心血管表现. 中国心血管杂志, 2013, 18 (2)：136-138.

[3] Scholten A, Cisco RM, Vriens MR, et al. Pheochromocytoma crisis is not a surgical emergency. J Clin Endocrinol Metab, 2013, 98 (2)：581-591.

[4] 曾正陪. 嗜铬细胞瘤//陈家伦, 主编. 临床内分泌学. 上海：上海科学技术出版社, 2011：637-644.

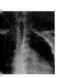

病例 30　嗜铬细胞瘤诱发 Takotsubo 综合征患者 1 例

患者女性，47 岁，工人，于 2012 年 9 月入院。

病史陈述

主诉间断心悸、胸闷半年，加重 2 h。

患者半年来间断发作性心悸、胸闷，伴咽部收缩感，持续 1～4 h 不等；曾于外院就诊，疑诊"心肌梗死"，未予规范治疗。入院前 2 h 无明显诱因出现胸闷、心悸、胸痛、咽部紧缩感，伴出汗、恶心，就诊于我院急诊科，行心电图检查示：窦性心律，Ⅱ、Ⅲ、aVF 及 V_4～V_6 导联 ST 段抬高 0.1～0.3 mV（图 30-1），考虑为急性心肌梗死？收入 CCU。

既往高血压病史半年，最高血压 140/90 mmHg，未规律治疗。3 年前因"卵巢癌"行"双侧附件＋

子宫次全切除＋左侧结肠造瘘术"，术后定期化疗；偶有阴道出血，无明显腹痛、腹胀。吸烟史 20 年，平均约 30 支/日。

入院查体：体温 36.1℃，呼吸 18 次/分，脉搏 64 次/分，血压 100/66 mmHg；身高 167 cm，体重 53 kg，神清、精神差；体态消瘦。未见颈静脉怒张，未闻及颈动脉杂音，甲状腺未触及肿大。双肺呼吸音粗，未闻及干湿啰音。心率 64 次/分，律齐，心音弱，A2＞P2，各瓣膜听诊区未闻及杂音。腹平坦，腹软，无压痛，左下腹可见结肠造瘘口，未扪及包块；双下肢无水肿。

入院查 CK-MB 18.3 ng/ml，TnT 0.82 ng/ml，TnI 4.98 ng/ml（均成倍升高）。

入院诊断：胸闷原因待查；急性前壁、下壁心肌梗死？高血压病 1 级（高危）；高脂血症；

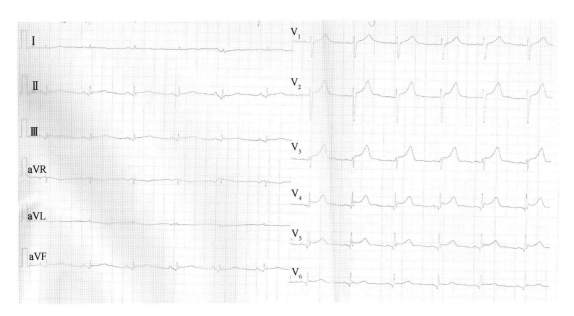

图 30-1　急诊心电图：窦性心律，Ⅱ、Ⅲ、aVF 及 V_4～V_6 导联 ST 段抬高 0.1～0.3 mV

卵巢癌合并转移，双侧附件＋子宫次全切除术＋左侧结肠造瘘术后。

病情演变及诊治经过

行急诊冠状动脉＋左心室造影，结果示：冠状动脉未见明显异常，左心室造影可见左心室整体室壁运动减弱，收缩期心尖部增宽、运动减弱，呈球囊样改变，左心室 EF 减低：41.1%（图 30-2 至图 30-5）。

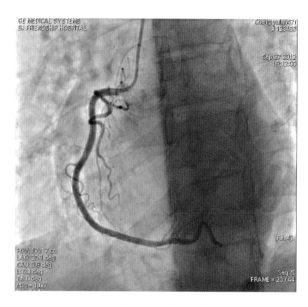

图 30-4 冠状动脉造影（右冠状动脉）

舒张期：RAO 28.0/CRA 1.4
收缩期：RAO 28.0/CRA 1.4

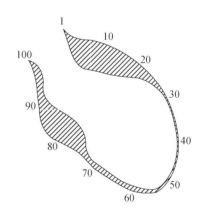

图 30-5 左心室造影分析图，EF 41.1%

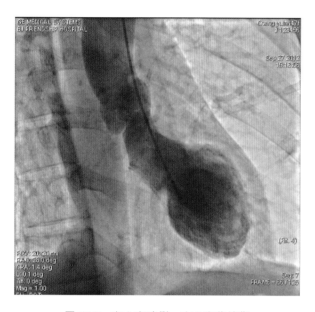

图 30-2 左心室造影：左心室收缩期

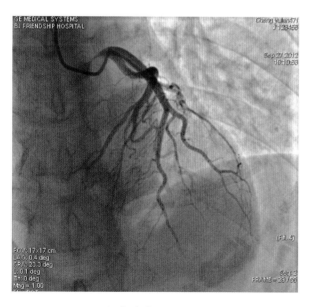

图 30-3 冠状动脉造影（左冠状动脉）

冠状动脉造影术后次日：患者出现血压偏低（80～90/40～50 mmHg）＋便血（共 600 ml）。

处理：停阿司匹林，予多巴胺、补液升压治疗；普外科会诊，考虑为转移至直肠的肿物侵蚀血管导致出血，予肛门内压迫止血＋巴曲亭及云南白药止血。

心电图呈明显动态演变，于 1 周时间内依次表现为 ST 段抬高—T 波深倒置—ST-T 大致恢复（图 30-6，图 30-7）。

超声心动图变化：入院时 LA 34 mm，LVEDD 52 mm，LVEF 67%，左心室心尖部圆

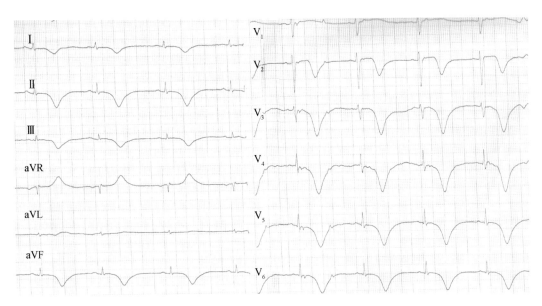

图 30-6 入院第 3 天心电图：广泛导联 T 波宽大倒置

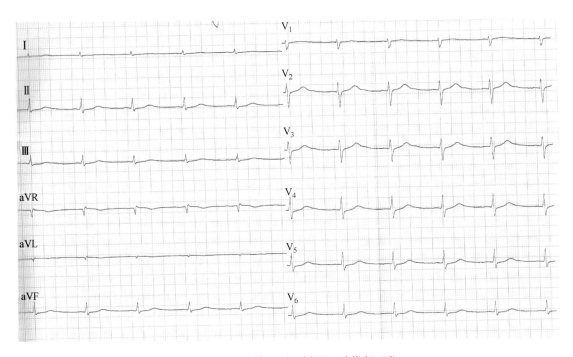

图 30-7 入院第 7 天：倒置 T 波恢复正常

隆，运动减弱，阶段性室壁运动异常。入院 1 周：LA 35.1 mm，LVEDD 52.7 mm，LVEF 67%，左心室心尖部运动较前明显好转。

心肌酶学变化见图 30-8。

发病 7 天后，血压基本恢复正常，100～110/60～70 mmHg，停用多巴胺。自此，考虑患者心脏损害的急性期基本渡过。

入院第 9 天清晨出现头胀、心悸伴大汗，心率、血压明显升高。

此后每日清晨开始类似症状发作，持续 1～4 h 不等；心率 90～100 次/分，血压高达 190～220/100～120 mmHg；下午至黄昏血压明显下降至 90～100/50～60 mmHg。

动态血压（入院第 15 天）：24 h 血压均值

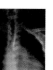

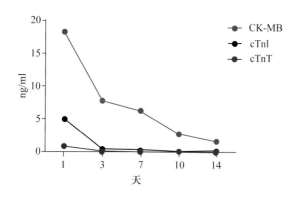

图 30-8 心肌酶学不符合心肌梗死的动态演变，3～7天内迅速降至正常水平

145/91 mmHg，日间血压均值 153/93 mmHg，夜间血压均值 116/74 mmHg。最高血压发生在晨11：00 220/130 mmHg。血压高峰主要发生在晨6：00 至下午 13：00。

症状发作时复查心电图，再次出现多导联 T 波明显倒置为主的改变（图 30-9，图 30-10）。

结合患者反复发生的阵发性心悸、血压升高及血压剧烈波动，考虑应进一步除外嗜铬细胞瘤，行影像学评估和激素水平测定：

双侧肾上腺 CT 平扫＋增强：左肾上腺占位，性质待定，嗜铬细胞瘤？（图 30-11）

儿茶酚胺测定（血压 130/70 mmHg，平静、无不适主诉状态下测定）：去甲肾上腺素 61.53 ng/ml，肾上腺素 0.90 ng/ml，多巴胺 123.32 ng/ml，均在正常范围内。

儿茶酚胺测定（血压 200/100 mmHg，头晕、头痛状态下测定）：去甲肾上腺素 69.09 ng/ml，肾上腺素 1.22 ng/ml，多巴胺 122.14 ng/ml，均在正常范围内。

皮质醇：晨 8：00 12.73 μg/dl，下午 16：00 8.46 μg/dl，均在正常范围。

甲状腺激素：正常范围。

结合患者的临床表现和影像学改变，肾上腺占位考虑诊断：嗜铬细胞瘤或腹腔恶性肿瘤转移瘤？

处理：进一步明确肾上腺占位性质；调整血压管理方案。

初期，发作性高血压伴心悸、头痛、胸闷及大汗，给予卡托普利 12.5 mg 口服，乌拉地尔静脉泵入，但患者下午血压降至 70～90/45～60 mmHg，予补充血容量治疗。

发现肾上腺占位后疑诊嗜铬细胞瘤，调整血压管理方案，以小剂量 α 和 β 受体阻滞剂起始：阿

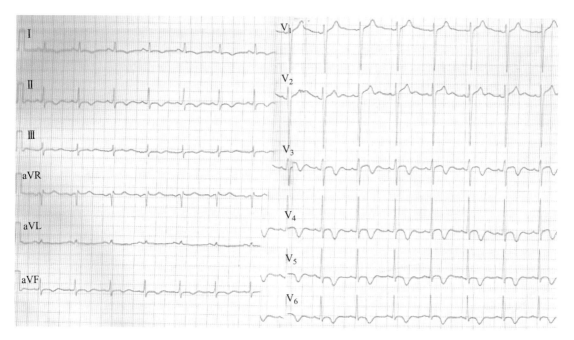

图 30-9 入院 20 天上午 9：00，头痛、心悸发作：心率 95 次/分，广泛导联 T 波再次倒置

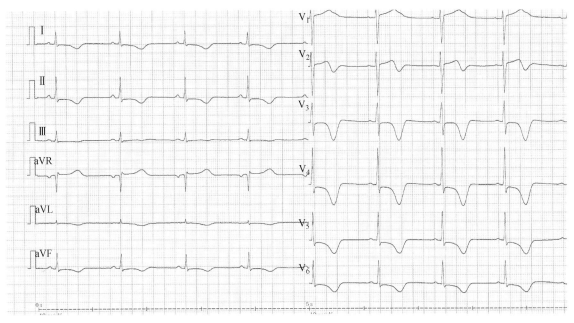

图 30-10 入院 20 天下午 14:35，症状好转：心率减慢，为 50 次/分，广泛导联 T 波倒置更加明显

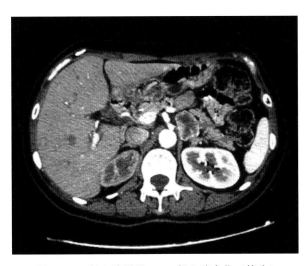

图 30-11 肾上腺增强 CT：肾上腺占位（箭头）

尔马尔 5 mg 每日 1 次，特拉唑嗪 1 mg 每日 1 次逐渐增至 2 mg 每日 1 次（晨 6:00 服用）。

治疗 1 周以上，血压控制相对稳定，波动于 120～140/60～70 mmHg 左右。

进一步明确肾上腺占位性质，行核素 I^{131}-间碘苄胍（MIBG）检查，并除外其他部位嗜铬组织。

入院第 25 天，核素结果回报：左肾上腺区团状放射性分布异常浓聚影，余未见异常。提示：左肾上腺区嗜铬细胞瘤。

修正诊断：嗜铬细胞瘤（左侧肾上腺区）；

Takotsubo 综合征；心功能 II 级（NYHA 分级）；继发性高血压；高脂血症；贫血；卵巢浆液性乳头状腺癌（侵及盆腔、乙状结肠）；双侧附件＋子宫次全切除术后；左侧结肠造瘘术后。

经讨论，决定行全麻下嗜铬细胞瘤腹腔镜下摘除术。

泌尿外科术中情况：分离肿瘤周围组织时，血压飙升至 295/90 mmHg，心率在 60～70 次/分左右（图 30-12）；予硝普钠弹丸注射后，血压有所下降。

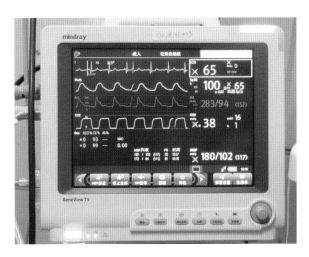

图 30-12 术中监测

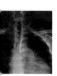
肿瘤摘取后即刻未发生心率及血压骤降的情况；返回病房后，血压逐渐下降，期间给予胶体和晶体补液，血压维持在 90～105/50～60 mmHg。术后当天补液量约 3500～4000 ml，测中心静脉压 10 cmH₂O。

病理结果回报（图 30-13）：良性，符合嗜铬细胞瘤改变。

随访及转归

术后 3 个月内，患者坚持每月随访，未服用降压药物，心率 60～80 次/分，血压 130/70 mmHg 左右；无心悸、胸闷、头痛及出汗等症状发作。

讨论

病例特点：该患者中年女性，心悸、胸闷为主诉入院，病初查心肌酶升高，考虑心肌梗死？急诊冠状动脉造影检查除外冠心病，左心室造影发现左心球囊样改变，考虑 Takotsubo 综合征。住院期间反复阵发性心悸、胸闷、头晕，发作时测血压明显升高，怀疑嗜铬细胞瘤可能，最终肾上腺 CT 发现肾上腺占位，通过手术切除肾上腺占位病理确定诊断。术后患者不服用降压药情况下，随访 3 个月血压于正常范围，无头晕、心悸、胸闷再发。

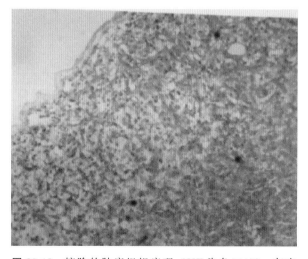

图 30-13 摘除的肿瘤组织病理（HE 染色×10）：灰白肿物 1 个，3.8 cm×3 cm×2.5 cm，包膜完整，外附脂肪及肾上腺组织，左肾上腺嗜铬细胞瘤

患者诊断 Takotsubo 综合征，该综合征特点：①左心室心尖部可逆的室壁运动障碍，基底部室壁运动增强；②心肌梗死样心电图表现：ST 段明显升高，多导联 T 波倒置和 QRS 波群异常；③临床表现类似急性心肌梗死，而冠状动脉造影不能发现具有血流动力学意义的冠状动脉狭窄；④大多数患者均有精神或身体应激反应，这是发生该综合征的关键诱因[1]；⑤老年女性常见；⑥受损心肌的收缩功能能够迅速恢复，预后良好。

根据上述特点，Takotsubo 综合征主要诊断标准包括左心室心尖部可逆性室壁运动障碍和基底段收缩功能增强、类心肌梗死样心电图改变，次要诊断包括体力或感情应激诱因，一定程度心肌酶学升高，类心肌梗死样胸痛[2]。其中受损心肌收缩功能迅速恢复是该综合征最典型特征，结合该患者，1 周时间内心尖部室壁运动异常好转，相关研究认为维持发病期血流动力学稳定是最重要的，包括吸氧，使用吗啡、利尿剂，甚至升压药和主动脉球囊反搏[3]。此患者发病期间合并消化系统出血，经积极补液治疗，生命体征平稳。

应激是发生 Takotsubo 综合征的关键性诱因，Agrawal S 等学者研究发现嗜铬细胞瘤和 Takotsubo 综合征心肌功能障碍的发病机制相同，急性交感神经兴奋和血儿茶酚胺过度升高激发心肌功能障碍[4]。并且，基础研究发现左心室心尖部和心底部心肌内的肾上腺素能受体密度和组织儿茶酚胺水平不同，这可解释心尖部球形变独特的局部区域性变异[5]。此患者除 Takotsubo 综合征外，合并存在嗜铬细胞瘤，也恰恰证实了应激是关键诱发因素。

嗜铬细胞瘤起源于肾上腺素能系统中的嗜铬细胞，分泌大量儿茶酚胺引起高血压、交感神经兴奋与代谢紊乱，为可治愈性继发性高血压。可发生于任何年龄，多见于 20～50 岁，男性略高于女性，约 10% 为恶性。若及时和准确诊断，可经手术切除肿瘤而痊愈，反之，可对身体造成严重损害，或因高血压危象而致死。

典型嗜铬细胞瘤为阵发性高血压伴心悸、出汗、头痛。除了典型表现外，很多嗜铬细胞瘤表现极不典型，比如静息性、多发性、复发性、异位性、恶性等，结合该患者在血压正常及血压极度升高时抽血化验激素水平均在正常范围，可能原因有：①瘤体本身不具有分泌功能或分泌功能低下；②大部分去甲肾上腺素及儿茶酚胺分泌后储存在肿瘤内，在肿瘤内部代谢，很少进入血液；③许多药物，尤其是 ACEI/ARB 类药物对于检测结果影响，因此，代谢的检查结果均为阴性。

另外一个疑惑是患者在手术过程中，血压极度升高，达到 283/94 mmHg 时心率只有 65 次/分，其原因可能为手术刺激，肿瘤分泌大量儿茶酚胺引起交感神经过度激活后，反射性引起迷走神经兴奋导致心率减慢，也有报道儿茶酚胺的释放引起冠状动脉痉挛，甚至心搏骤停。总之，儿茶酚胺使交感神经过度激活和迷走神经过度兴奋在血压和心率的循环波动中发挥重要作用。

诊断方面：血与尿儿茶酚胺及其代谢物测定有助于诊断；激发试验适用于阵发性高血压发作且间隔长者，抑制试验适用于持续性高血压、阵发性高血压发作期或激发试验后血压明显升高者。定性诊断之后，关键是明确肿瘤位置，除肾上腺 CT、MRI、超声等，^{131}I-MIBG 闪烁扫描是相对特异性的方法，可区分嗜铬细胞瘤及其他占位性病灶，明确多发灶和转移灶。MIBG 结构与 NE 类似，是一种肾上腺素能神经阻滞剂，核素标记的 MIBG 可被肾上腺素能囊泡吸收、浓集，在闪烁扫描时，既可显示分泌儿茶酚胺的肿瘤和转移病灶，也可显示其他的神经内分泌瘤。

治疗方面：手术治疗可根治，一旦确诊并定位，应及时切除肿瘤，否则若肿瘤突然分泌大量儿茶酚胺，有高血压危象潜在危险，术前应用 α、β 受体阻滞剂使血压下降，减轻心脏负荷，并补充血容量，使得原来缩减的血管容量扩大以保证实施成功。嗜铬细胞瘤引起高血压危象治疗：抬高床头，立即静脉注射酚妥拉明 1～5 mg。密切观察血压，当血压降至 160/100 mmHg 左右停止推注，继以 1～15 mg 溶于生理盐水 500 ml 中缓慢滴注。

预后方面：良性病变术后大多可治愈，术后 1 周血儿茶酚胺降至正常，1 个月内 75% 患者血压正常，余 25% 可用其他降压药控制，复发率低于 10%，恶性嗜铬细胞瘤预后不良，5 年生存率小于 5%。

经验与教训

对于临床表现类似于急性冠脉综合征（胸痛、ST 段抬高、心肌酶增高），但冠状动脉造影未见明显堵塞者，需要警惕 Takotsubo 综合征可能，需进一步进行左心室造影明确心尖部运动，发现可逆的节段室壁运动障碍，进一步寻找应激因素，如最常见的内分泌病变：甲状腺功能亢进症（甲亢）、甲状腺功能减退症（甲减）、嗜铬细胞瘤等。而针对嗜铬细胞瘤，作为一种继发性高血压病因，典型特点为阵发性血压升高伴心悸、多汗、头痛，进一步完善血儿茶酚胺及肾上腺影像学检查明确诊断，诊断后尽快手术切除是治疗的关键。

（公绪合　赵树梅）

参考文献

[1] Wittstein IS，Thiemann DR，Lima JA，et al. Neurohumoral features of myocardial stunning due to sudden emotional stress. N Engl J Med，2005，352（6）：539-548.

[2] Abe Y，Kondo M. Apical ballooning of the left ventricle：a distinct entity？ Heart，2003，89（9）：974-976.

[3] Sharkey SW，Lesser JR，Zenovich AG，et al. Acute and reversible cardiomyopathy provoked by stress in women from the United states. Circulation，2005，111（4）：472-479.

[4] Agrawal S，Shirani J，Garg L，et al. Pheochromocytoma and stress cardiomyopathy：Insight into pathogenesis. World J Cardiol，2017，9（3）：255-260.

[5] Feldman AM. Modulation of adrenergic receptors and G transduction proteins in failing human ventricular myocardium. Circulation，1993，87（5 Suppl）：IV 27-34.

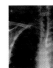

第五篇

心律失常

病例 31 房室结动脉狭窄伴房室结脂肪浸润致猝死患者 1 例

患者男性，15 岁，学生。入院时间：2011 年 8 月 26 日。

病史陈述

主因乏力 1 天，突发呼吸、心搏骤停 5 h 入院。

患者入院前 1 天感乏力，不伴发热、咳嗽、咳痰、腹痛、腹泻、心悸、胸闷、胸痛、黑矇等症状，未予重视及诊治。患者于入院当日下午午休后开始跑步约 500 m 后感不适，具体症状及部位不详，遂停止运动蹲下休息，随即躺倒在地，出现四肢抽搐，意识丧失，不伴大小便失禁。校医到场未触及大动脉搏动，立刻给予持续胸外按压，并将患者转送至当地医院，转运时间约 10 min，期间持续胸外按压。至当地医院后接诊医生发现患者明显发绀，心电图为直线，查双侧瞳孔散大，无对光反射，继续胸外按压，立即予气管插管接呼吸机辅助通气，并予肾上腺素 1 mg 静脉推注。抢救 10 min 后患者出现心房颤动律，但迅速变为心室颤动，继续胸外按压，先后给予 200 J 非同步电除颤 4 次，并应用静脉胺碘酮及艾司洛尔抗心律失常（具体剂量不详），应用多巴胺静脉泵入维持血压。经上述抢救措施约 1 h 后患者自主呼吸、心跳恢复，神志恢复。心电监护显示频发室性早搏，查血气提示呼吸性酸中毒合并代谢性酸中毒，应用碳酸氢钠共 500 ml 纠酸。查心肌酶升高 CK-MB 6.49 ng/ml，TnI 0.52 ng/ml，MYO 7400 ng/ml；BNP 399 ng/ml，胸片不除外肺水肿，予利尿、甲泼尼龙及吗啡治疗。患者为进一步诊治由 "120" 转运至我院 ICU。既往史：

既往体健。约 1 周前曾有感冒前驱症状，未诊治，自行好转，入院前 6 天在当地进行军训。否认吸烟饮酒史及家族遗传病史。

体格检查：体温 37.1℃、呼吸 22 次/分、脉搏 113 次/分、血压 92/59 mmHg。神清，双肺呼吸音粗，可闻及干湿啰音，心界叩诊不大，心率 113 次/分，律齐，第一心音低钝，各瓣膜听诊区未闻及病理性杂音、额外心音及心包摩擦音。腹软，无压痛，肝脾肋下未触及，肠鸣音 2 次/分。双下肢无水肿，四肢末梢温度低。

辅助检查：血常规（2011-8-26 我院）WBC 20.9×10^9/L，GR 85.7%，Hb 172 g/L，PLT 261×10^9/L。

生化（2011-8-26 我院）：K^+ 2.76 mmol/L，Cr 199 μmol/L，TBIL 40.6 μmol/L，IBIL 11.9 μmol/L，DBIL 28.7 μmol/L，ALT 295 U/L，AST 1129 U/L，乳酸脱氢酶（LDH）2062 U/L，CK＞4100 ng/ml，CK-MB＞300 ng/ml，TnI＞50 ng/ml，NT-proBNP 317 pg/ml。

心电图（2011-8-26 我院）：窦性心动过速，$V_1 \sim V_3$ 导联呈 QS 型（图 31-1）。

根据上述病史、症状及辅助检查结果，患者入院初步诊断：心脏性猝死，重症心肌炎？心律失常，心房颤动？室性心动过速，心室颤动，心肺复苏术后，重度脓毒血症，脓毒性休克，急性肝损伤，急性肾损伤，电解质紊乱，低钾血症。

诊治及病情演变经过

患者入院后给予头孢唑肟钠抗感染，持续气管插管呼吸机辅助通气，多巴胺静脉泵入维持血

173

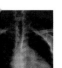

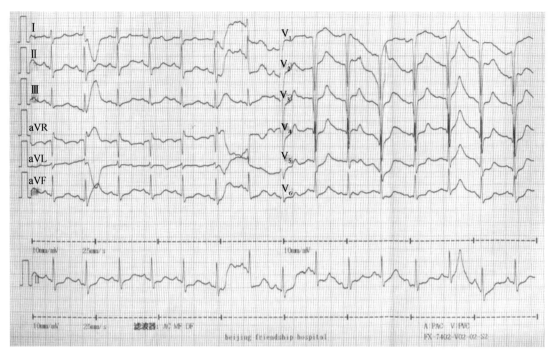

图 31-1 心电图（2011-8-26）：窦性心动过速，$V_1 \sim V_3$ 导联呈 QS 型

压治疗，查 DIC 全套示 PT 延长 16.7 s，APTT 延长 43.1 s，纤维蛋白原（Fbg）0.65 g/L，AT-Ⅲ 38%，凝血酶原活动度（PTA）23.6%。入院第 2 天上午 9:50 患者突发室性心动过速（室速）、心室颤动，予 200 J 直流非同步电除颤 1 次，急查血气提示高钾血症，予降钾治疗。经上述处理，患者心律恢复为窦性心律，心率 120 次/分，频发室性早搏，短阵室速，给予利多卡因和胺碘酮纠正心律失常。但随后患者自主窦性心律不能维持，再次出现室性逸搏心律及短阵室速，血压测不到，给予持续胸外按压，间断应用肾上腺素，但自主心律仍不能维持。ICU 急请心内科会诊，加用多巴酚丁胺强心治疗，行床旁临时起搏器植入术，但不能维持持续起搏心律（图 31-2），继续持续胸外心脏按压约 3 h，患者仍不能恢复自主呼吸及心跳，心电图示直线，宣布临床

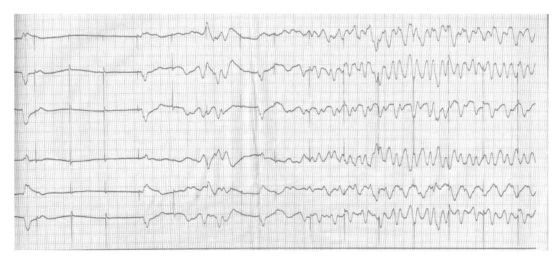

图 31-2 床旁植入临时起搏器后心电监护示间断心室起搏心律

死亡。

根据入院后的临床资料，死亡诊断考虑为：心脏性猝死，重症心肌炎？心律失常，心房颤动？室性心动过速，心室颤动，心肺复苏术后，重度脓毒血症，脓毒性休克，急性呼吸窘迫综合征，急性肝损伤，急性肾损伤，应激性溃疡，弥散性血管内溶血？电解质紊乱，低钾血症，代谢性酸中毒，高钾血症。

讨论

这是1例心脏性猝死（sudden cardiac death，SCD）的青少年患者。不同研究报道青少年心搏骤停（sudden cardiac arrest，SCA）的发生率为（0.5～20）/10万人年。美国华盛顿州急诊医疗服务（EMS）人群研究数据显示1980—2009年14～25岁SCA的发生率为1.44/10万人年，SCA后生存比例为37%[1]。SCA病因方面，以华盛顿研究为例：29%为冠心病，22%为遗传性心律失常，20%为心肌病，15%为先天性心脏病，其他心脏疾病为8%，如冠状动脉异常、冠状动脉炎、主动脉夹层等，7%的患者原因不明[1]。很多研究报道体育比赛或运动时SCA发生率增加2～2.5倍[2]。本例患者发生SCA时正在参加军训，运动可能为患者发生SCA的诱因。

该患者SCA的病因应该如何考虑？该病例具有以下特点：①患者青少年男性，既往体健，无家族遗传病史；②发病前有大量运动及劳累史；③以运动中突发呼吸、心搏骤停为主要临床表现；④病情急骤进展，迅速出现心、肺、肝、肾等多脏器功能损害，反复发作恶性室性心律失常；⑤心肺复苏术后的心电图显示窦性心律，V₁～V₃导联呈QS型，ST-T没有显著改变。根据上述临床资料，我们初步分析该患者发生SCA的病因可能是：①重症病毒性心肌炎：35%的患者发病年龄在10～30岁，男性多于女性，夏季多发。多数患者在发病前有发热、全身酸痛、咽痛、腹泻等感冒症状，心律失常为主诉或首见症状，以室性早搏最常见，其次为房室传导阻滞。此外心房颤动、病态窦房结综合征均可出现，其

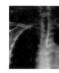

中少数患者可发生晕厥或阿-斯综合征，重者可致急性心力衰竭、心源性休克、恶性心律失常或猝死，同时可合并多脏器功能衰竭。该患者发病前有感冒类似症状，实验室检查有WBC及心肌酶学升高，病程中出现多种心律失常，比较符合病毒性心肌炎的临床表现。但值得注意的是，该患者病程中无发热，入院后查ESR正常。②心肌病：致心律失常性右心室发育不良型心肌病（ARVC）、扩张型心肌病、肥厚型心肌病等都可出现各种心律失常，严重时导致猝死，超声心动图对心肌病的诊断非常有价值。虽然该患者心电图示V₁～V₃导联呈QS型（类似心肌病的心电图表现），但无心肌病家族史，心电图未见Epsilon波，最重要的是缺乏超声心动图的结果，因此无法提供诊断依据。③原发性心电异常（无结构性心脏病）：如长QT及短QT综合征、Brugada综合征、特发性心室颤动、家族性猝死综合征等，但该患者无心脏性猝死家族史，心肺复苏后的心电图未发现QT间期显著延长或缩短、T波异常、特发性J波等异常表现，而且诊断此类疾病需首先排除心脏结构异常。

该病例病情进展迅速，未来得及行超声心动图检查，因此给诊断造成了较大的困难。所幸的是，患者死亡后在院外的法医机构进行了尸检，为我们提供了宝贵的病理资料，病理学检查可见房室结动脉狭窄，内膜明显增厚，房室结周围脂肪浸润；心肌细胞肥大、出血；肺组织出血（图31-3至图31-5）。尸检病理诊断：房室结动脉狭窄，房室结周围脂肪浸润。

房室结动脉狭窄是房室结动脉发育不良的主要表现之一。自1967年起，个案报道及小规模尸检研究发现冠状动脉（尤其是房室结动脉及窦房结动脉）发育不良，与青少年SCD相关。约93%的房室结动脉起源于右冠状动脉，7%起源于左冠状动脉回旋支。Burke等[3]对27例不明原因SCD青年患者及17例死于外伤患者进行心脏病理解剖，SCD组12例为房室结动脉发育不良，外伤组为1例。此外，已报道的引起房室结动脉狭窄的病变还包括动脉纤维肌性发育不良（fi-

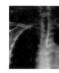

病例31 房室结动脉狭窄伴房室结脂肪浸润致猝死患者1例

175

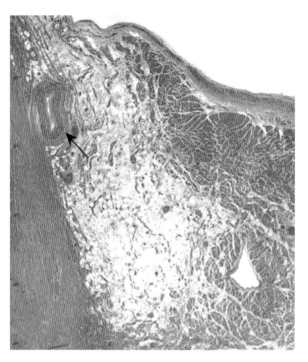

图 31-3 房室结发育不良，脂肪组织浸润，动脉狭窄，动脉内膜明显增厚。HE 染色×40

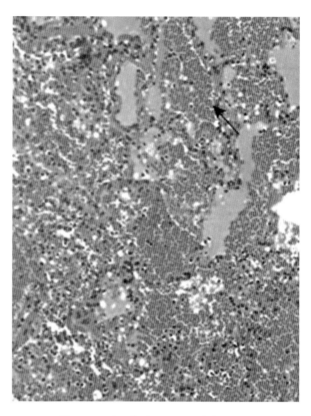

图 31-5 肺组织出血。HE 染色×100

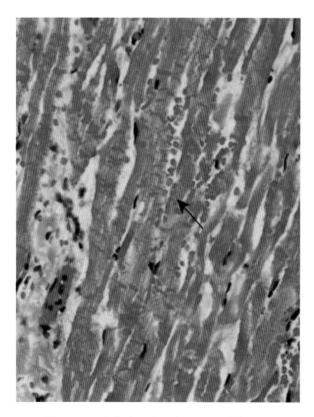

图 31-4 心肌细胞肥大、出血。HE 染色×40

bromuscular dysplasia，FMD），FMD 是一种节段性、非炎症性、非动脉粥样硬化性血管病，病理上以平滑肌细胞发生成纤维细胞样转化为主要特征，病变累及小冠状动脉，尤其是导致房室结动脉及窦房结中央动脉狭窄或闭塞时将引起猝死[4]。FMD 引起血管壁的病理变化 80%～90% 发生在中膜。本例患者病理主要表现为房室结动脉内膜明显增厚，未见 FMD 的特征性表现，因此考虑先天性房室结动脉狭窄可能性大。

综上所述，结合尸检病理检查结果，该例患者 SCD 的病因考虑为房室结动脉狭窄并房室结周围脂肪浸润，在高强度运动、感冒及低钾血症等诱因作用下，触发不可逆转的恶性室性心律失常。

经验与教训

对病因无法明确的 SCD 死亡患者，应尽可能进行尸检，以明确诊断，提供珍贵的医学资料。

（李卫萍 王佳丽 庄海舟）

参考文献

[1] Meyer L，Stubbs B，Fahrenbruch C，et al. Incidence，causes，and survival trends from cardiovascular-related sudden cardiac arrest in children and young adults 0 to 35 years of age：a 30-year review. Circulation，2012，126（11）：1363-1372.

[2] Corrado D，Basso C，Schiavon M，et al. Does sports activity enhance the risk of sudden cardiac death? J Cardiovasc Med（Hagerstown），2006，7（4）：228-233.

[3] Burke AP，Subramanian R，Smialek J，et al. Non-atherosclerotic narrowing of the atrioventricular node artery and sudden death. J Am Coll Cardiol，1993，21（1）：117-122.

[4] Michaud K，Romain N，Brandt-Casadevall C，et al. Sudden death related to small coronary artery disease. Am J Forensic Med Pathol，2001，22（3）：225-227.

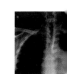

病例 31　房室结动脉狭窄伴房室结脂肪浸润致猝死患者 1 例

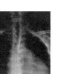
病例 32　阵发性心房扑动合并病态窦房结综合征患者 1 例

患者男性，57 岁，工人。入院时间：2012 年 5 月。

病史陈述

主因 1 个月内发作性黑矇、晕厥 2 次入院。

入院前 1 个月患者步行时突然出现黑矇伴大汗、心慌、四肢无力，无胸闷、胸痛，随即出现晕厥，持续 5 s 后意识自行恢复，无四肢抽搐及大小便失禁，未引起重视。3 周前患者于爬山时再次出现黑矇、晕厥，持续 5 s 后意识恢复，遂就诊于我院门诊，心电图检查提示心房扑动收入我院治疗。

既往高血压病史 20 年，最高血压 160/

90 mmHg，口服硝苯地平控释片 30 mg 每日 1 次，和富马酸比索洛尔 5 mg 每日 1 次治疗，自诉血压控制在 130/80 mmHg 左右；脂肪肝病史 10 年。糖尿病病史 8 年，口服二甲双胍治疗。否认冠心病史，否认慢性肾脏病史。无吸烟、酗酒等不良嗜好。

体格检查：血压 130/75 mmHg，脉搏 150 次/分；神志清，精神可；双侧颈静脉无怒张；双肺呼吸音清，双侧肺底未闻及干湿啰音；心界无扩大，心率 150 次/分，心律不齐，未闻及病理性杂音；腹软，肝脾未触及肿大；双下肢无水肿。

入院后完善相关检查：

入院心电图：心房扑动（2∶1 下传）（图 32-1）。

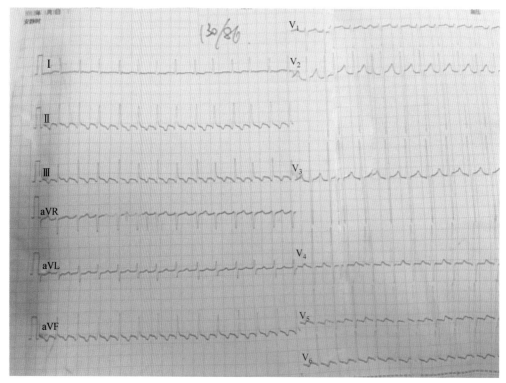

图 32-1　入院心电图示心房扑动

超声心动图：LA 内径 39 mm，LVEF 55%，余未见明显异常。

血常规、电解质、肝肾功能、甲状腺功能、心肌损伤标志物均在正常范围。

根据上述病史、症状及辅助检查结果，患者入院初步诊断：晕厥待查；心律失常，心房扑动；高血压 2 级（很高危）；2 型糖尿病；脂肪肝。

诊治及病情演变经过

患者入院当天心电监护示阵发性心房扑动、阵发性心房颤动及窦性心律交替出现，以心房扑动为主，并在心房扑动或心房颤动终止时，可见长 R-R 间歇，最长达 7 s，且患者出现头晕及黑矇症状，于入院第 2 天从右股静脉植入临时起搏器，术后心电监护示窦性心律、阵发性心房扑动、房性早搏、间断心室起搏心律。入院第 5 天将临时起搏器频率调至 40 次/分，完善 Holter 提示：窦性心律（平均心率 112 次/分，最低心率 50 次/分，最高心率 184 次/分）、房性早搏（24 h 6188 次）、短阵房性心动过速（335 阵）、阵发性心房扑动及心房颤动、心室起搏心律（图 32-2）。置入临时起搏器之后，患者黑矇症状消失，但仍出现阵发性心房扑动。患者心房扑动心电图为典型右心房心房扑动，长期高血压、糖尿病可能是心房扑动的原因之一，可考虑射频消融，但患者有长 R-R 间歇，且长间歇主要出现在心房扑动转为窦性心律时（图 32-3），是导致患者出现黑矇及晕厥的原因，提示患者存在窦房结功能不全。虽然可能与心房扑动时的快速心房率抑制窦房结功能有关，但也不能完全除外病态窦房结综合征（sick sinus syndrome，SSS），因此如果先行心房扑动的射频消融，患者术后可能还会出现长间歇，需要植入永久起搏器。但针对是否有 SSS，非侵入性检查目前无法判断，安置了临时起搏器不适合行食管调搏，考虑患者相对年轻，马上植入永久起搏器存在多次更换电池可能，同时心电图表现为典型心房扑动，因此经全科讨论，决定先行射频消融治疗心房扑动，术中可同时行腔内电生理检查明确窦房结功能。

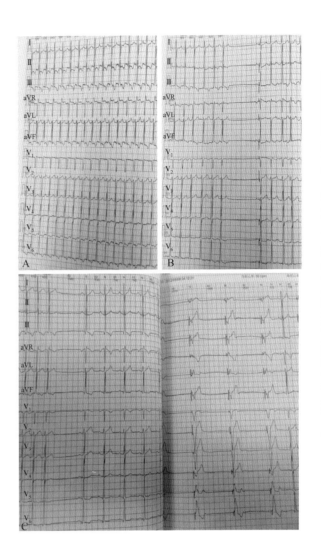

图 32-2　安装临时起搏器后行 Holter 检查，可见阵发性典型心房扑动（A），心房颤动终止后出现长间歇及起搏心律（B、C）

腔内电生理检查术前患者体表心电图为心房扑动（图 32-4），腔内图证实为心房扑动（图 32-5），A-A 间期 190 ms，于心动过速发作下进行拖带标测，S1S1 180 ms 起搏三尖瓣峡部，测起搏后间期（PPI）为 191 ms（图 32-6），S1S1 180 ms 起搏 CS3-4，测 PPI 为 240 ms（图 32-7），S1S1 180 ms 起搏 CS1-2，测 PPI 为 243 ms（图 32-8）。经上述电生理检查考虑患者心律失常为典型三尖瓣峡部依赖性心动过速。在 CARTO 三维标测系统下，在三尖瓣环及下腔静脉之间峡部进行线性消融，心房扑动停止（图 32-9）。术后标测证实峡部出现双向阻滞。术后行腔内电生理检查测量窦房结恢复时间（SNRT）最长为 1642 ms（图 32-

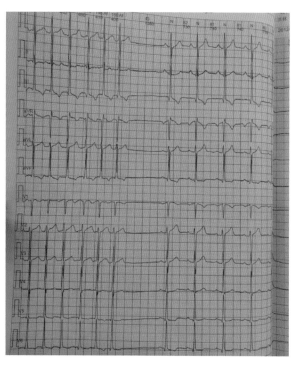

图 32-3 心房扑动转为窦性心律时出现长间歇

10），窦房结传导时间（SACT）217 ms，提示患者存在窦房结功能低下。

术后 3 天复查 Holter，暂时关闭临时起搏

器，结果示窦性心律、房性早搏（24 h 32 624 次）、短阵房性心动过速（420 阵）、阵发性心房颤动及不纯心房扑动，大于 2 s 长间歇 95 次，最长间歇 3.9 s，均出现于心房颤动终止时或房性早搏未下传时（图 32-11），考虑患者同时存在 SSS，遂植入双腔永久起搏器。术后患者仍存在阵发性心房颤动，给予胺碘酮静脉泵入后转为窦性心律，改口服预防心房颤动发作，并给予酒石酸美托洛尔片 12.5 mg 每日 2 次控制心室率。出院时心电图示窦性心律，频发房性早搏。

转归及随访

患者出院随访至今，未再出现黑矇及晕厥，有时感心悸，持续数分钟或半小时可自行缓解。2016 年 4 月复查 Holter 示窦性心律，房性早搏（24 h 324 次），可见心房及心室起搏心律，未见心房颤动及心房扑动。目前服用胺碘酮 0.2 g 隔日 1 次及酒石酸美托洛尔 50 mg 每日 2 次治疗。

讨论

该患者出现阵发性心房扑动、心房颤动伴终

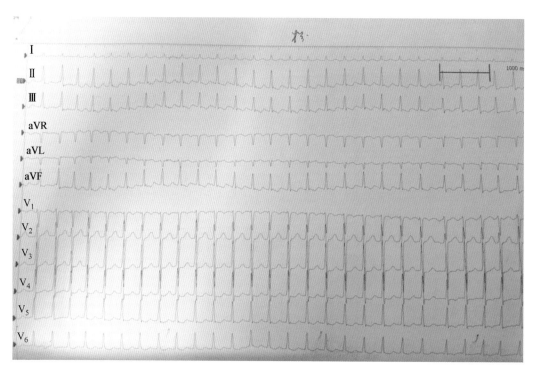

图 32-4 术前体表心电图

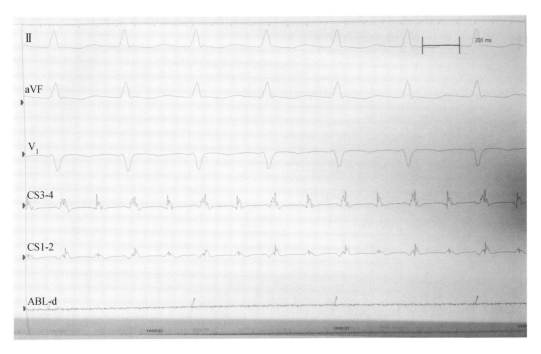

图 32-5　术前腔内图提示心房扑动

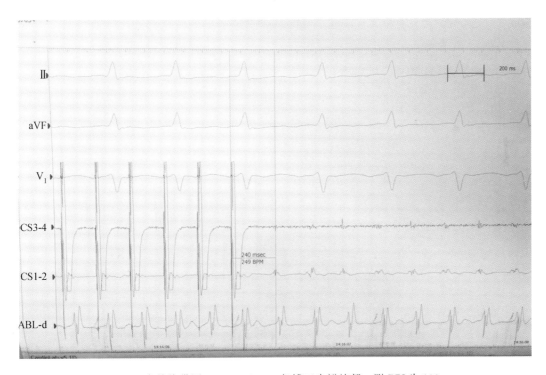

图 32-6　术前拖带图，S1S1 180 ms 起搏三尖瓣峡部，测 PPI 为 191 ms

止时的长 R-R 间歇的原因我们需要从以下三个方面进行鉴别。①药物影响：患者曾长期服用比索洛尔 5 mg 每日 1 次，可引起缓慢性心律失常。但比索洛尔半衰期为 10～12 h，而该患者入院后停服比索洛尔 4 天后 Holter 显示仍存在长间歇，因此不考虑药物所致。②患者本身存在窦房结功能低下，同时出现阵发性心房扑动、心房颤动、房性心动过速等快速房性心律失常，即我

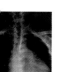
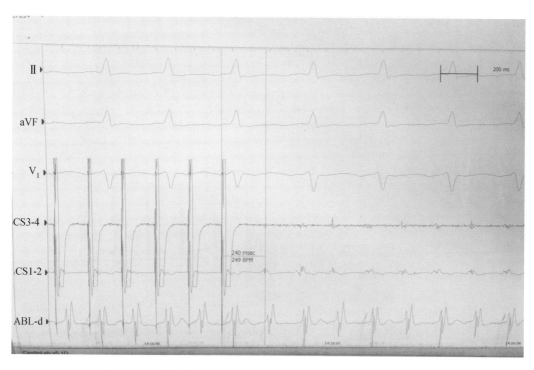

图 32-7 术前拖带图，S1S1 180 ms 起搏 CS3-4，测 PPI 为 240 ms

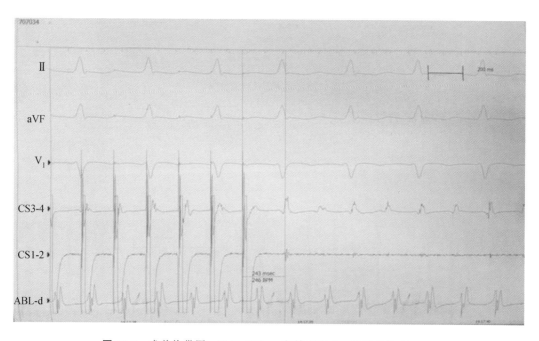

图 32-8 术前拖带图，S1S1 180 ms 起搏 CS1-2，测 PPI 为 243 ms

们经常提及的慢-快综合征。③患者为阵发性快速心房颤动、心房扑动对窦房结功能造成影响而引起继发性窦房结功能不全，即快-慢综合征。②和③这两种综合征事实上属于 SSS 的不同类型，临床表现比较相似，但治疗方案有所差异，

我们需要进行仔细判断。

按照病变部位及心电图表现的不同，SSS 可分为四型：A 型（经典病态窦房结综合征）：主要病变局限在窦房结，表现为窦房结起搏和（或）传导功能障碍。B 型（慢-快综合征）：病

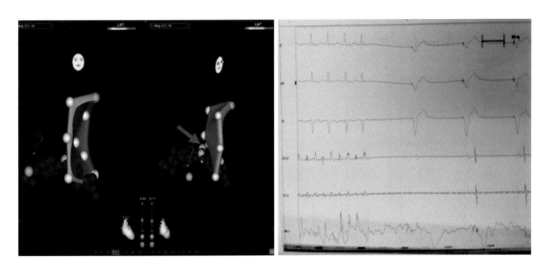

图 32-9　三尖瓣峡部消融靶点图及消融中心房扑动终止

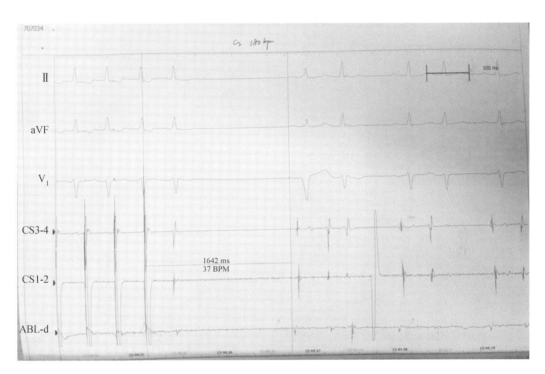

图 32-10　射频消融术中测量 SNRT

变同时累及窦房结和心房或结周区（主要为纤维化或变性），可引起窦房结以外的心房组织电生理特性改变（兴奋性相对增高）。以窦性心动过缓、窦性停搏、窦房传导阻滞等缓慢性心律失常为基础；伴有以阵发性心房颤动为最常见的房性快速性心律失常。C 型（快-慢综合征）：是阵发性快速心房激动对窦房结功能影响引起继发性窦房结功能不全。平时不伴有症状性窦性心动过缓和窦性停搏，有频发房性早搏、阵发性室上性心动过速、心房扑动或心房颤动等快速房性心律失常；在心动过速终止时记录到与症状（头晕、黑矇、晕厥等）相关的窦性停搏、窦房传导阻滞、窦性心动过缓等；不发作时窦性心律的频率偏慢，电生理检查窦房结功能正常；快速房性心律失常根治后，慢心律失常和症状不再出现。C 型与 B 型的鉴别要点见表 32-1[1]。

表 32-1	"快–慢综合征"与"慢–快综合征"的鉴别	
	快–慢综合征（快为因，慢为果）	慢–快综合征（慢为因，快为果）
SSS原因	阵发性心房颤动、AVRT、AVNRT对窦房结功能的影响属于"急性"或"继发性"窦房结功能不全	原发性窦房结功能不全，心动过速（心房颤动、心房扑动、AVRT、AVNRT）是病变累及心房的表现
临床表现	窦性停搏和症状仅一过性出现在心房颤动、AVRT、AVNRT终止时	"严重"和"持续性"心动过缓（窦性心动过缓、窦性停搏、窦房传导阻滞）伴临床症状
治疗	首选射频消融治疗心动过速。如果心房颤动等不再发，进一步评价窦房结功能，多不需起搏治疗	根治心动过缓，同时考虑心动过速治疗，建议起搏治疗心动过缓同时进行抗心律失常药物（或消融）治疗心动过速

AVRT，房室传导阻滞；AVNRT，房室结传导阻滞

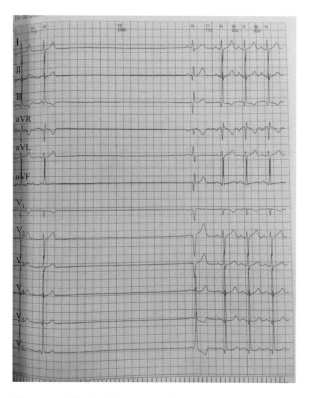

图 32-11 射频术后复查 Holter 仍可见长间歇，最长 3.9 s

D 型（双结病变或全传导系统病变）：双结病变指窦房结和房室结同时受累，可表现为窦性心动过缓，房室交界区逸搏或逸搏心律明显延迟出现（逸搏间期＞2 s，逸搏频率＜35 次/分），或者伴有房室交界区传出阻滞以及室性逸搏。若为全传导系统病变则还会伴有房内或束支传导阻滞。

该患者两次 Holter 中都没有显著持续的窦性心动过缓、窦房传导阻滞、窦性停搏等情况，不是在慢心率的基础上出现快速的房性心律，反而是在快速房性心律终止后才出现长间歇，并导致黑矇及晕厥发作的临床表现，应该属于 SSS 分类中的快–慢综合征（C 型）。如表 32-1 所示，我们首选射频消融治疗心房扑动是有依据的，而且导管消融治疗是典型心房扑动的一线治疗措施[2]。该患者正是在峡部消融时心房扑动终止，此后的心电图及 Holter 未再记录到典型心房扑动的出现，心房扑动消融手术是成功的。

该患者射频消融治疗心房扑动之后，仍然有长间歇，Holter 记录大于 2 s 长间歇 95 次，最长间歇 3.9 s，结合心内电生理测定的 SNRT 和 SACT，考虑患者仍存在原发窦房结功能障碍。对于缓慢性心律失常，根据中华医学会心电生理和起搏分会起搏学组在 2010 年发布的《植入性心脏起搏器治疗：目前认识和建议》[3]，该患者有植入永久起搏的适应证，我们最终植入了 DDD 永久起搏器。

经验和教训

该病例特点是患者有两种类型的心律失常即快速性心律失常和缓慢性心律失常，临床上对于这种类型的患者，要仔细分析心电图及 Holter 检查，明确是哪种心律失常为主，两种心律失常有什么相互关系，从而决定下一步正确的处理方法。

（李卫萍　赵灿）

参考文献

［1］马善学，刘仁光，翟桂兰.病态窦房结综合征研究现状.辽宁医学院学报，2015，36（2）：90-93.

［2］Page RL，Joglar JA，Caldwell MA，et al. 2015 ACC/AHA/HRS guideline for the management of adult patients with supraventricular tachycardia：A Report of the American College of Cardiology/American Heart Association Task Force on Clinical Practice Guidelines and the Heart Rhythm Society. Heart Rhythm，2016，13（4）：e136-221.

［3］中华医学会心电生理和起搏分会起搏学组.植入性心脏起搏器治疗：目前认识和建议（2010年修订版）.中国继续医学教育，2011：40-54.

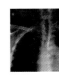

病例 32 阵发性心房扑动合并病态窦房结综合征患者 1 例

病例 33 经导管射频消融术治疗右冠窦室性期前收缩患者 1 例

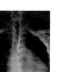

患者女性，60 岁，工人。入院时间：2012年 3 月。

病史陈述

主因间断胸闷、心悸 4 月入院。

患者入院前 4 个月于夜间睡眠时突发出现胸闷、心悸，无恶心、呕吐，无胸痛、大汗，无晕厥、黑矇，就诊于外院，查心电图示频发室性早搏，曾先后服用胺碘酮（0.2 g 每日 1次）、比索洛尔（2.5 mg 每日 1 次）和普罗帕酮（150 mg 每日 3 次）治疗，症状无好转，遂来我院门诊就诊，心电图提示频发室性早搏二联律。既往发现高血压病史 4 个月，平时监测血压 120～130/70～90 mmHg；否认冠心病、糖尿病、慢性肾脏病史。无吸烟、酗酒等不良嗜好。

体格检查：神志清；血压 150/80 mmHg；双侧颈静脉无怒张；双肺呼吸音清，双侧肺底未闻及干湿啰音；心率 67 次/分，心界无扩大，心律不齐，可闻及早搏，未闻及病理性杂音；腹软，肝脾未触及肿大；双下肢无水肿。

入院后完善相关检查：

Holter（2012-3-27）：窦性心律，总心搏 113 671次，室性早搏 30 040 次，呈二联律、三联律、四联律，未见明显 ST-T 改变（图 33-1）。

超声心动图（2012-3-26）：左心房内径 37.1 mm，余未见异常。

血常规、电解质、心肌损伤标志物、甲状腺功能均在正常范围。

根据上述病史、症状及辅助检查结果，患者入院初步诊断：心律失常频发室性早搏；高血压2 级（中危）。

诊治及病情演变经过

入院后完善动态心电图示室性早搏 24 h 内达3 万多次，为单形性室性早搏，室性早搏形态：Ⅱ、Ⅲ、aVF 导联为高振幅 R 波，V$_1$ 导联呈 rS型，V$_2$ 导联呈 RS 型，V$_3$～V$_6$ 导联呈 R 型（图33-1），患者室性早搏较多，自觉症状明显，曾经用过多种抗心律失常药效果不佳，遂不再考虑用药物保守治疗控制，同时查找可能引起室性早搏的继发因素，比如精神紧张、电解质异常、甲亢、心肌缺血、心肌病、服用地高辛等药物，均无证据支持，排除上述继发因素，故决定行射频消融介入治疗频发室性早搏。

术中将消融导管放置在右心室流出道（right ventricular outflow tract，RVOT），在 CARTO指导下，在窦性心律下行 RVOT 三维重建并进行起搏及激动标测，行心室 S1S1 500 ms 刺激大头导管，记录到的起搏 12 导联心电图与患者自发室性早搏时的 QRS 波群形态相似处且大头导管较体表心电图 QRS 波起点提前 22 ms 处为消融靶点，证实在 RVOT 间隔部，在此处消融，室性早搏即刻消失但易复发（图 33-2）。结合患者体表心电图 V$_2$ 导联室性早搏 QRS 波形态呈RS 型，考虑患者室性早搏可能来源于主动脉窦内。随后行左右冠状动脉开口及主动脉窦内造影，经股动脉将消融导管送至主动脉，行左心室流出道（left ventricular outflow tract，LVOT）三维标测（图 33-3），在右冠窦内记录到的 V 波较参考体表心电图 QRS 波起点提前 33 ms（图

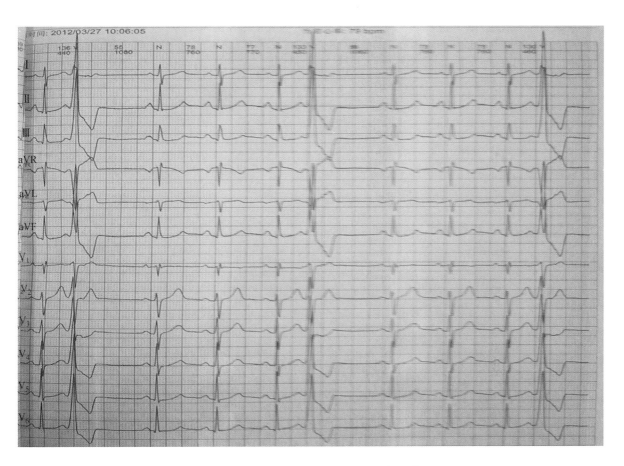

图 33-1　Holter：窦性心律，频发室性早搏

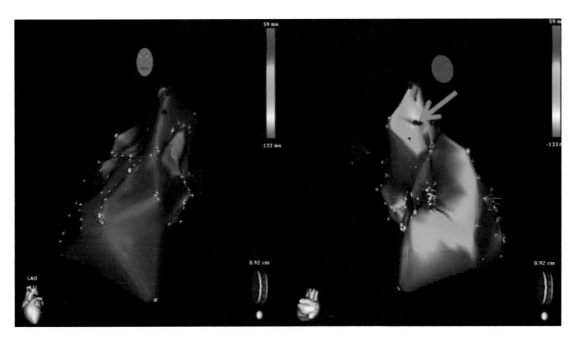

图 33-2　RVOT 三维重建，间隔部激动偏早，在此部位消融室性早搏消失但易复发

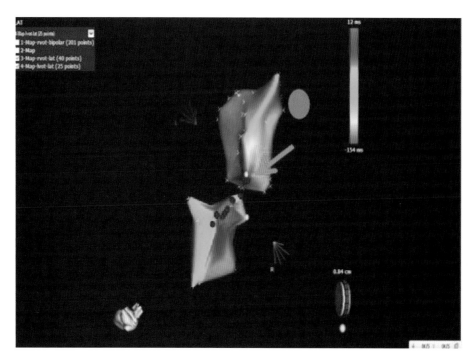

图 33-3　LVOT 三维重建，右冠窦内激动最早，箭头处为靶点

33-4，图 33-5），在此处放电，室性早搏即刻消失，随后巩固消融 232 s。消融后 30 min，仍未出现室性早搏并且不能被诱发。

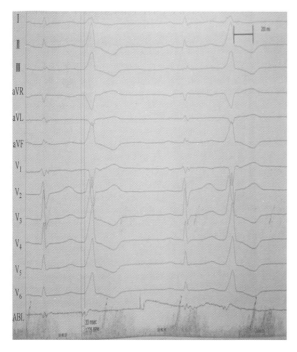

图 33-4　右冠窦内记录到的室性早搏靶点，此处记录到的 V 波较参考体表心电图 QRS 波起点提前 33 ms

术后常规给予阿司匹林 100 mg 每日 1 次 1 个月。患者无室性早搏发作，平稳出院。

转归及随访

患者出院随访至今，已无胸闷及心悸不适。术后 3 个月复查 Holter 示室性早搏 122 次。目前患者每年体检心电图均未发现室性早搏。

讨论

LVOT 室性早搏是新近发现的一种比较少见的心律失常，流行病学特点和临床特点与起源于 RVOT 的室性早搏相似，明显异于起源于左心室间隔部的室性早搏。室性早搏发作常与活动及情绪激动有关，对抗心律失常药物治疗效果欠佳。LVOT 室性早搏的电生理表现与 RVOT 室性早搏有许多相似点，如程序刺激常常不能诱发，静脉点滴异丙肾上腺素多可诱发。其产生机制主要为儿茶酚胺介导的环磷酸腺苷依赖延迟后除极（delayed after depolarization，DAD）和触发活动，因此本型室性早搏对维拉帕米和腺苷敏感。

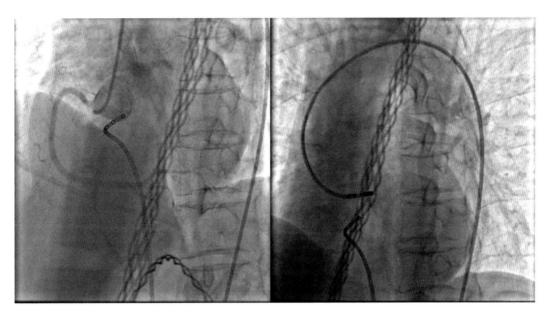

图 33-5 右冠窦造影及 X 线下室性早搏靶点图

LVOT 室性早搏心电图的共同特点为胸前导联 R 波移行较早，且Ⅰ导联以 S 波为主，电轴右偏，需与特发性右心室室性早搏/室速相鉴别，后者表现为 LBBB 图形，额面电轴正常或右偏，Ⅱ、Ⅲ、aVF 导联主波向上，QRS 波群较宽，多在 0.14~0.16 s。LVOT 室性早搏可起源于 LVOT 周围各种解剖结构（图 33-6），包括主动脉窦（多数起源于左冠窦，其次左、右冠窦交界处和右冠窦，无冠窦少见），二尖瓣与主动脉瓣连接处，二尖瓣环，室间隔上基底部，心外膜，因此心电图各有特点。

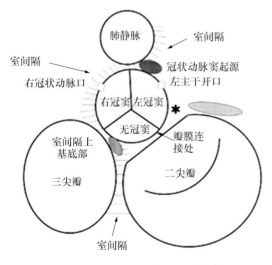

图 33-6 LVOT 周围各种解剖结构

右冠窦起源室性早搏的心电图特点：呈 LBBB 图形，Ⅰ导联主波向上或 R 波顶端有切迹，V_2 导联有小而宽的 R 波，移行区一般在 V_3 导联。此例心电图呈 LBBB 图形，Ⅰ导联主波向上，移行区在 V_3 导联，与上述特点相符。左冠窦起源室性早搏的心电图特点：Ⅰ和 aVL 导联为 rs、rS 或 QS 波形，Ⅱ、Ⅲ和 aVF 导联为 R 波形，V_1 导联呈多相 QRS 形态（M 或 W 型），胸导联 R 波移行区一般不超过 V_2 导联，V_5、V_6 导联为高振幅 R 波，无 S 波；V_2 导联 R/S 高度比值为 1.29±0.36。Ouyang[1] 等认为 V_1 或 V_2 导联 R/S 高度≥30% 有助于判断起源于左冠窦的反复单形性室速。主动脉根部左冠窦下起源室性早搏的心电图特点：和左冠窦起源室性心律失常的心电图特点基本相同，但 V_5、V_6 导联有 S 波。无冠窦起源室性早搏的心电图特点：Ⅰ和 aVL 导联为 Rs 或 R 波形，Ⅱ、Ⅲ和 aVF 导联为 R 波形，V_1 导联呈 qR 形，胸导联 R 波移行区在 V_3 导联。图 33-7 为 Lin[2] 等在主动脉根部不同部位进行起搏标测的室速图形。

凡有症状的持续性或非持续单形性室速或频发室性早搏，药物治疗无效或不能耐受，或不愿长期接受药物治疗的患者皆为射频消融的适应证，不

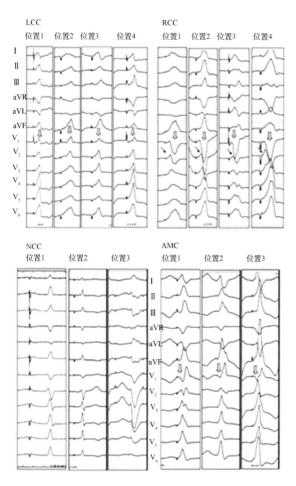

图 33-7 在主动脉根部不同部位进行起搏标测的室速图形。LCC：左冠窦；RCC：右冠窦；NCC：无冠窦；AMC：二尖瓣主动脉瓣交界处

仅能根治多数室性心律失常，改善患者症状，提高生活质量，而且可以逆转心室重构和提高心功能。

因该例患者室性早搏发作时胸前导联 QRS 波形态类似 LBBB 图形，故首先考虑常见的 RV-OT，起初先在 RVOT 标测，但未达到消除室性早搏效果，后在 LVOT 仔细标测后，在右冠窦内发现激动更早的靶点并消融成功。这提示我们术前要仔细阅读体表心电图，从既往的经验中总结规律，尽量缩短明确靶点的时间，要耐心、细心，想到少见部位起源的室性早搏和室速。

LVOT 室性早搏的导管射频消融主要依靠在激动顺序标测的基础上结合起搏标测。起搏标测确定靶点图时，应以起搏中 12 导联心电图 QRS 波形态与自发室性早搏完全一致为标准，包括

QRS 波振幅、形态、切迹，甚至 ST 段和 T 波完全一致。此处消融成功率最高。如果不能标测到完全相同的起搏位点，至少应选择 11 个导联的 QRS 波形与自发室性早搏相同为靶点，否则消融后复发率显著增加。激动标测时应以记录到较室性早搏时体表 QRS 波提前 30 ms 以上局部电位的部位为消融靶点（本例提前了 33 ms）。此外，主动脉窦部起源室性早搏的理想靶点应记录到小 A 大 V 波，由于病灶往往较表浅或细小，窦内放电有致 Valsalva 窦穿孔、主动脉瓣损伤及冠状动脉急性闭塞可能，因此消融时应选择温控导管（温度<55℃），功率<30 W 和较短的时间。消融前常规行冠状动脉造影，消融电极距左、右冠状动脉开口距离大于 1 cm。消融中需严密观察阻抗和心内电图的变化，间断 X 线曝光以减少辐射。

室性心律失常导管消融治疗的适应证是当前一个颇受关注的话题。考虑到大多数特发性室速可通过导管射频消融得到根治，2016 年中华心律失常学杂志刊出了《室性心律失常中国专家共识》[3]，该共识在总结既往国际上室性心律失常的指南建议的同时，结合了中国室性心律失常的实际情况和防治现状，提出了目前最切合中国的室性心律失常诊疗意见。室性早搏方面，该指南提出，对于经保守治疗症状仍然明显或高负荷室性早搏伴左心室收缩功能下降的高度选择患者建议导管消融。导管消融仅适用于症状明显的频发室性早搏，对于无症状的而且相对不是频发的室性早搏不建议进行导管消融治疗。该例患者就是经保守治疗症状仍然明显的患者，导管消融是正确的选择。

经验与教训

右冠窦是左心室流出道室性早搏的少见特殊起源部位，有时从体表心电图上难以与右心室流出道室性早搏进行区分，需结合多种腔内标测技术，才能进行准确定位及成功消融。这个病例提醒我们射频消融围术期应仔细分析心电图，在考虑常见起源位置的同时，考虑是否有少见位置起源的可能，如果在常见位置消融效果不理想，也

是一个提示，应及时转变思路，正确找到靶点。

（李卫萍　赵灿）

参考文献

［1］Ouyang F，Fotuhi P，Ho SY，et al. Repetitive mono-morphic ventricular tachycardia originating from the aortic sinus cusp：electrocardiographic characterization for guiding catheter ablation. J Am Coll Cardiol，2002，39：500.

［2］Lin D，Ilkhanoff L，Gerstenfeld E，et al. Twelve-lead electrocardiographic characteristics of the aortic cusp region guided by intracardiac echocardiography and electroanatomic mapping. Heart Rhythm，2008，5：663-669.

［3］中华医学会心电生理和起搏分会，中国医师协会心律学专业委员会. 室性心律失常中国专家共识. 中华心律失常学杂志，2016，20（4）：279-326.

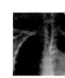

病例33　经导管射频消融术治疗右冠窦室性期前收缩患者1例

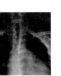

病例 34　获得性长 QT 综合征致尖端扭转型室性心动过速患者 1 例

患者女性，30 岁，职员，入院日期 2016 年 8 月。

病史陈述

主因发热 20 余天，意识丧失 1 次入院。

患者入院前 20 余天受凉后出现发热，体温最高达 40.5℃，伴全身酸痛及咽部疼痛、全身红色皮疹（2～3 天消退），血常规及感染指标均明显升高，胸片示肺部炎性病变可能性大，病原学检查均阴性。经外院及我院多次调整抗感染方案治疗效果不佳，入院前 2 周收入感染内科，曾先后应用亚胺培南西司他丁钠、阿奇霉素、去甲万古霉素、伏立康唑、盐酸莫西沙星、拉氧头孢治

疗；入院前 1 天夜间患者突发高热、寒战，体温高达 40.9℃，给予地塞米松 5 mg 对症处理，后心电监护示窦性心动过速，频发室性期前收缩，随后突发意识丧失，心电图示尖端扭转型室速（图 34-1）及心室颤动，约 5 s 后自行转复窦性心律，意识恢复，测血压 92/52 mmHg，复查血钾 3.50 mmol/L，感染内科予多巴胺升压及纠正电解质等治疗。后复查心电图示 QT 间期明显延长，转入我科 CCU。既往史：陈旧性肺结核病史 10 余年。

体格检查：体温 36.4℃，呼吸 18 次/分，脉搏 72 次/分，血压 86/58 mmHg，BMI 19.1 kg/m²，神志清、精神可，双侧颈部、锁骨上、肘内侧、腹

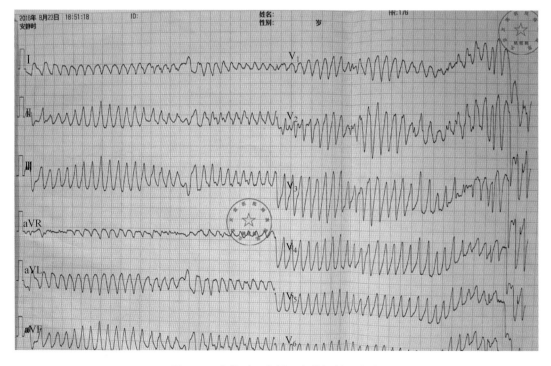

图 34-1　发作时心电图：尖端扭转型室速

股沟多处淋巴结肿大，质软，可移动，无明显压痛，咽红，扁桃体Ⅰ度肿大，无明显渗出，双肺呼吸音粗，未闻及明显干湿啰音；心律齐，心音正常，各瓣膜听诊区未闻及病理性杂音及心包摩擦音；腹软，无压痛，肝脾肋下未及，肠鸣音3次/分，双下肢无水肿，双侧足背动脉搏动正常。

入院后完善相关检查：

入感染内科心电图：窦性心律，心率115次/分，QTc间期0.44 s（图34-2）。

入心内科心电图：窦性心律，心率75次/分，QTc间期0.54 s（图34-3）。

胸片：双肺部分纹理显示模糊，右上肺多发

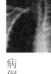

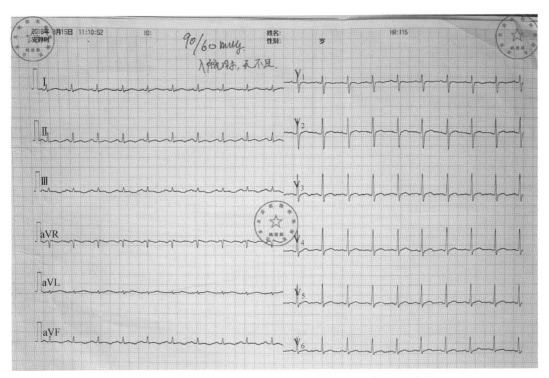

图 34-2　入感染内科时心电图：窦性心律，心率115次/分，QTc间期0.44 s

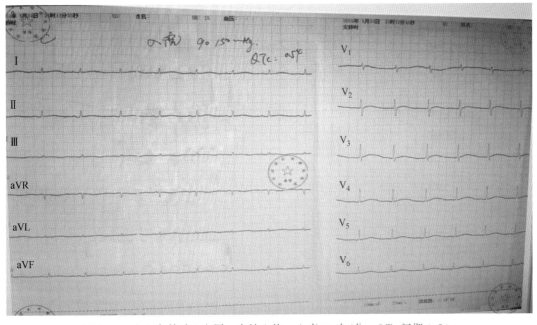

图 34-3　入心内科时心电图：窦性心律，心率75次/分，QTc间期0.54 s

条索及硬结灶，心影正常。考虑右上肺陈旧病灶。

超声心动图：各房室内径正常，左心室射血分数正常（LVEF 71%），各瓣膜无异常，室壁不厚，室壁运动协调，肺动脉内径正常。

心脏磁共振检查：心包无增厚，心脏各房室腔无增大，左心室收缩、舒张运动良好；心肌首过灌注未见异常信号，延迟增强未见异常信号。心脏磁共振所见大致正常。

24 h 动态心电图：平均心率76次/分，最快心率137次/分，最慢心率55次/分，室性期前收缩234次（均为单个室性早搏），室上性期前收缩3次，未见明显ST-T变化。

入CCU血常规：WBC 12.9×10^9/L，RBC 3.17×10^{12}/L，Hb 82 g/L，HCT 26.8%，MCV 85 fl，MCH 25.7 pg，MCHC 304 g/L，PLT 453×10^9/L。

尿常规正常，尿蛋白4项阴性。

心肌损伤标志物：cTnT 0.020 ng/ml（参考值0~0.017 ng/ml），cTnI 0.116 ng/ml（参考值0~0.03 ng/ml）。

NT-proBNP：76 pg/ml。

血气分析正常。

生化：血钾 4.55 mmol/L，肌酐 42.4 μmol/L，乳酸脱氢酶 558 U/L，白蛋白 27.6 g/L，总蛋白 67.1 g/L，CHOL 2.72 mmol/L，LDL-C 1.52 mmol/L。

ANCA、ANA、ENA、抗中性粒细胞胞质抗体、免疫球蛋白+补体、类风湿因子+抗链O均阴性。

红细胞沉降率（血沉）95 mm/h，CRP 260 mg/L。

病原学检查均阴性。

淋巴结活检提示T细胞增生为主的淋巴组织增生；骨髓穿刺提示感染性骨髓象；腹部超声提示脾大。

根据上述病史、症状及辅助检查结果，患者入院初步诊断：心律失常：尖端扭转型室速，心室颤动，室性期前收缩，心功能Ⅱ级（NY-HA分级）；发热原因待查；贫血；低白蛋白血症。

诊治及病情演变经过

患者转入CCU后给予利多卡因1~2 mg/min抗心律失常治疗，未再发作室速，偶有室性早搏。后在静脉点滴利奈唑胺时，心电监护提示频发室性早搏，遂停用，因无明确感染证据，停用所有抗生素，但患者体温反而逐渐正常。并逐渐停用利多卡因，未再出现室性心律失常，监测心电图，QTc间期由0.54 s逐渐降至0.46 s。

患者诊治关键点在于寻找导致尖端扭转型室速的原因。是原因不明的发热损伤心肌所导致的恶性心律失常吗？

回顾患者病史，发热，炎性反应指标升高，血培养、真菌培养阴性；病原学阴性；淋巴结活检提示T细胞增生为主的淋巴组织增生；骨髓穿刺提示感染性骨髓象；腹部超声提示脾大。而与心肌损伤有关的各项检查指标基本正常，并不支持上述推论。后请多科会诊，考虑患者青年女性，有发热、咽痛、皮疹、淋巴结肿大及脾大等表现，白细胞、血小板、CRP明显升高，血沉增快，ANA<1∶80，且患者经长时间足量联合抗感染治疗效果不佳，应用激素后体温、血象明显消退，较符合成人Still表现。而成人Still病未见导致恶性室性心律失常报道。

伴随患者尖端扭转型室速的另一特点为QT间期延长，而QT间期延长的原因为先天性长QT综合征？获得性长QT综合征？药物因素？单一药物作用？多种药物协同作用？

反复追问患者家族史，否认家族猝死病史；完善患者母亲心电图QTc间期正常（图34-4），患者父亲心电图QTc间期0.49 s（图34-5）；进一步完善遗传性心血管疾病基因检测，关于长QT综合征的基因分析提示：患者及其父亲均有两个位点基因杂合突变（KCNH2、AKAP9），但结合临床特点不足以诊断先天性长QT综合征；而此两个位点基因的杂合突变可能导致患者获得性长QT综合征的易感性增加。

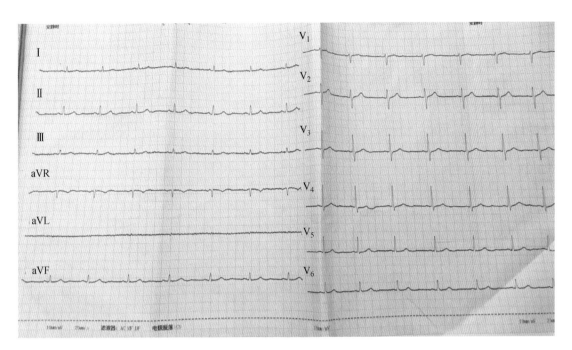

图 34-4 患者母亲心电图：窦性心律，QTc 间期正常

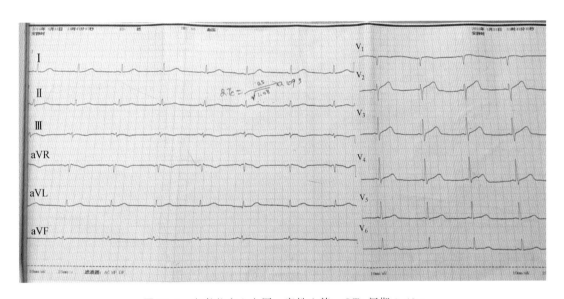

图 34-5 患者父亲心电图：窦性心律，QTc 间期 0.49 s

该患者先后应用阿奇霉素、伏立康唑、盐酸莫西沙星，这三类药物均有使 QT 间期延长的作用，且从药代动力学方面，可能有协同作用，导致患者 QT 间期延长，引发尖端扭转型室速。

修正诊断：心律失常：获得性长 QT 综合征，尖端扭转型室速，心室颤动，室性期前收缩，心功能 Ⅱ 级（NYHA 分级）；成人 Still 病；

贫血；低白蛋白血症。

转归及随访

目前随访患者无不适，未服用药物治疗，心电图基本正常。

讨论

患者同时诊断成人 Still 病及获得性长 QT

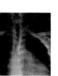
综合征，临床并不多见。成人 Still 病尚无特异性诊断方法。国内外曾制定了一些诊断或分类标准，但至今仍未有公认的统一标准。目前应用较多的为美国 Cush 标准和日本 Yamaguch 标准。

（1）Cush 标准

必备条件：发热≥39℃；关节痛或关节炎；类风湿因子<1∶80；抗核抗体<1∶100。

另需具备下列任何 2 项：血白细胞≥15×10⁹/L；皮疹；胸膜炎或心包炎；肝大或脾大或淋巴结肿大。

（2）日本 Yamaguch 标准

主要条件：发热≥39℃并持续 1 周以上；关节痛持续 2 周以上；典型皮疹；白血细胞≥15×10⁹/L。

次要条件：咽痛；淋巴结和（或）脾大；肝功能异常；类风湿因子和抗核抗体阴性。此标准需排除：感染性疾病、恶性肿瘤、其他风湿性疾病。

符合 5 项或更多条件（至少含 2 项主要条件），可做出诊断。

成人 Still 病对糖皮质激素和非甾体抗炎药敏感，预后良好，与本例患者相似。

获得性长 QT 综合征是临床症状和先天性长 QT 综合征类似，由药物、心肌疾病、代谢异常等因素引起 QT 间期延长，可伴发尖端扭转型室速、心室颤动的一组综合征[1]。临床常见致性长 QT 综合征的因素见表 34-1[2]。

药物引起 QT 间期延长或尖端扭转型室速是获得性长 QT 综合征的临床常见形式之一，其发生率约 1%～8%，多数发生在治疗开始后的前几天[2]。引起 QT 间期延长的药物可作用于心肌细胞的单个或多个离子通道、离子泵或影响离子间的交换，使得心肌复极延长，在心脏复极储备功能下降时更易发生，复极不均一性会带来透壁离散度的增加，该效应大部分为剂量依赖性（如Ⅲ类抗心律失常药），有的则在低剂量就会引起 QT 间期延长甚至尖端扭转型室速（Ⅰa 类抗心律失常药物）。

表 34-1 获得性长 QT 综合征的常见因素
1. 药物
抗心律失常药、抗真菌药、抗组胺药、抗生素、胃肠动力药、抗精神病药、有机磷类杀虫剂、三环类抗抑郁药、利尿剂（引哒帕胺）、HIV 蛋白酶抑制剂、挥发性麻醉剂（七氟醚、异氟烷）、化疗药（蒽环类抗生素、安吖啶）
2. 电/组织学异常
心律失常：快速性心律失常、缓慢性心律失常；冠心病、高血压、心力衰竭；心肌病：肥厚型心肌病、扩张型心肌病；二尖瓣脱垂
3. 代谢性异常及全身系统疾病
电解质紊乱（低钾血症、低镁血症、低钙血症）、糖尿病和糖耐量异常、结缔组织病、肾衰竭、酒精中毒、神经性厌食、蛋白饮食、嗜铬细胞瘤和获得性免疫缺陷综合征（AIDS）等
4. 神经系统疾病
脑血管意外、脑炎、外伤性脑损伤、蛛网膜下腔出血
5. 遗传易感性
HERG、SCNQl、SCN5A、SCNH2 相关基因突变
6. 其他因素
急性体重下降、慢性砷中毒、食物（葡萄柚汁、绿茶）、食管炎、戒酒综合征

药物主要通过肝细胞色素氧化酶系统代谢。在这一系列细胞色素 P450（CYP）同工酶中，CYP3A4 是药物代谢的主要位点。有些药物是 CYP3A4 抑制剂，当这些抑制剂与延长 QT 间期的药物合用时，后者血药浓度会明显增加，从而导致 QT 间期延长，发生尖端扭转型室速的危险也增加。所以当延长 QT 间期的药物仅经一种酶或者一个器官代谢时需注意这种伴随的"代谢易损性"和有潜在危险的药物-药物、食物-药物相互作用，对于肾功能受损者更应慎重[3]。另外若个体的 CYP3A4 功能有缺陷，会对 HERG 阻滞剂更易感，易出现药物相关性尖端扭转型室速。

患者应用希舒美、伏立康唑等药物出现尖端扭转型室速，考虑与此两种药物的药代动力学特点有关。希舒美半衰期可长达 79 h，故停药后患者对该药代谢缓慢。伏立康唑药代动力学呈非线性代谢，其代谢速度随血药浓度增加而减慢。故两种药物的特殊药代动力学可能导致患者体内同时存在两种药物蓄积，此两种药物均可延长 QT 间期导致患者出现恶性心律失常。此后患者应用利奈唑胺时仍出现室性期前收缩二联律，但该药物较少出现此种不良反应，应考虑患者对 QT 间期延长存在易感性，也与患者存在两个位点基因杂合突变可能导致获得性长 QT 综合征的易感性增加相符合。

人群中 $10\%\sim15\%$ 的个体存在致长 QT 综合征基因的等位变异，这些等位基因的变异或突变，使个体对获得性长 QT 综合征易感，获得性长 QT 综合征患者中致病基因突变的外显率为 $3\%\sim6\%$。Roden 等[4]认为有遗传易感性的长 QT 综合征患者一般不表现出症状，而在抗心律失常药物或是同时存在其他危险因素时才会出现，需要多次"攻击"才会发生尖端扭转型室速，也与本例患者临床用药过程相似。而最有效的治疗就是停用一切可疑药物，保证电解质平衡，当存在血流动力学不稳定的情况时，及时应用电复律。

经验与教训

患者年轻女性，因发热应用多种抗菌药物，导致致命性心律失常，尖端扭转型室速，虽无明确家族史，但关于长 QT 综合征的基因分析提示：患者及其父亲均有两个位点基因杂合突变，不足以诊断先天性长 QT 综合征，但可能导致获得性长 QT 综合征的易感性增加。

临床应高度重视药物导致的获得性长 QT 综合征所致恶性心律失常。

（邱惠）

参考文献

[1] Antzelevitch C. Heterogeneity and cardiac arrhythmias: an overview. Heart Rhythm, 2007, 4 (7): 964-972.

[2] 单其俊，沈建华. 获得性长 QT 综合征. 中国心脏起搏与心电生理杂志，2008，22 (2)：103-109.

[3] 郭继鸿. 获得性 Brugada 综合征. 临床心电学杂志，2013，22：131-142.

[4] Roden DM, Hoffman BF. Action potential prolongation and induction of abnormal automaticity by low quinidine concentrations in canine Purkinje fibers: relationship to patassium and cycle length. Circ Res, 1985, 56: 857.

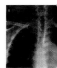

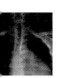

病例 35　遗传性长 QT 综合征植入埋藏式心脏复律除颤器后发作交感风暴患者 1 例

患者女性，44 岁，职员，于 2008 年 8 月收入院。

病史陈述

入院前 10 年开始，患者无诱因发作心悸、胸闷、头晕，每次持续约数分钟至十余分钟，并曾出现晕厥 2 次，均自行恢复意识，无肢体抽搐、口吐白沫、二便失禁等。近 2 年来发作频繁，曾心电图检查提示 QT 间期延长，间断服用活血化瘀中药，症状未见好转。入院前 2 天，因胸闷来我院急诊，心电图示窦性心动过缓、QT 间期延长（QTc 间期 574 ms）；因气道炎症静脉应用左氧氟沙星（可乐必妥）时，突然发生意识丧失，伴四肢屈曲、口唇发绀，心电监护显示为尖端扭转型室速（Tdp），立即给予持续心外按压，急诊收入 CCU。既往否认高血压、糖尿病、血脂代谢异常、脑血管病史。

体格检查：神志清楚，心率 53 次/分，血压 115/70 mmHg，BMI 24.0 kg/m²；双侧颈静脉无怒张；双肺呼吸音清，双侧肺底未闻及干湿啰音；心界无扩大，心律齐，未闻及病理性杂音；腹软，肝脾未触及肿大；双下肢无水肿。

入院后完善相关检查：

心电图：窦性心动过缓，QTc 间期 574 ms；Tdp（图 35-1）。

超声心动图：各房室内径正常，左心室壁运动协调，左心室射血分数正常。

脑电图：正常范围脑电图。

根据上述病史、症状及辅助检查结果，患者入院初步诊断：QT 间期延长原因待查（遗传性？药物性？内环境紊乱？），尖端扭转型室速，窦性心动过缓。

诊治及病情演变经过

患者有心悸、胸闷伴晕厥病史十余年，多次心电图检查提示 QT 间期明显延长，QTc 间期 510～580 ms。尤其在入院当天突发意识丧失，心电图记录到 Tdp，由此明确患者晕厥等病因是长 QT

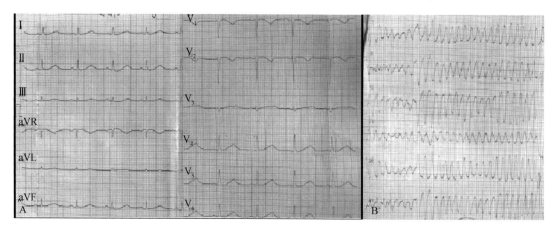

图 35-1　**A.** 窦性心动过缓，QTc 间期 574 ms；**B.** 尖端扭转型室速，患者意识丧失

间期引起的 Tdp。患者既往无应用任何药物（除外活血化瘀中药）病史，虽然在急诊当天使用可乐必妥抗感染，但这种奎诺酮类抗生素是否与盐酸莫西沙星（拜复乐）一样具有延长 QT 间期的作用目前尚不清楚，且患者 QT 间期延长及症状表现在用药之前已经显现，因此可以排除药物因素引起的长 QT 间期。另外，患者急诊入院检查电解质水平正常，酸碱处于平衡状态，排除内环境紊乱所致 QT 间期延长。再仔细追问家族史，患者哥哥猝死、儿子已明确诊断为长 QT 综合征（LQTS），姐姐有类似晕厥症状，其心电图检查 QTc 间期也明显延长，考虑患者遗传性 LQTS 诊断明确。

患者收入 CCU 后，仍反复有短阵室速发作，鉴于患者为遗传性 LQTS，已有危及生命的恶性心律失常证据，是植入埋藏式心脏复律除颤器（ICD）的明确指征。在完善术前各项检查后，患者顺利植入单腔 ICD，测试心室阈值 0.7 V，感知＞12 mV，阻抗 640 Ω，高压阻抗 45 Ω。术中诱颤，ICD 放电成功除颤。ICD 参数设置：心率设置低限为 50 次/分，采用分层治疗的原则，对室速/室颤分区设置抗心动过速起搏（ATP）及除颤治疗：室速区（VT）＞182 次/分（ATP 2 阵，低能量转复和高能量除颤），室颤区（VF）＞214 次/分（除颤）。术后给予患者 β 受体阻滞剂（酒石酸美托洛尔 12.5 mg，每日两次），减少室性心律失常事件。术后第 3 天，患者出现发热伴寒战，查看手术伤口干燥，无红肿、渗出，床旁胸片无肺炎征象，提示上呼吸道感染，患者血象偏高（WBC 12.73×10⁹/L，GR 81.9%），电解质检查正常，给予头孢类抗生素积极抗感染治疗。与此同时，患者频繁出现室早和多形性室速和室颤，除少部分短阵室速/室颤自行转复外，大部分均由 ICD 准确识别并给予 ATP 治疗或放电除颤，成功转复（图 35-2）。患者未出现晕厥，但 ICD 放电造成紧张、焦虑情绪。在给予静脉应用利多卡因、补钾补镁等处理的同时，增加 β 受体阻滞剂剂量（酒石酸美托洛尔 25 mg，每日两次）。患者术后第 3 天内频繁发生室性心律失常事件（10 次以上，每次事件相隔至少 5 min 以上），考虑与发热以及患者植入 ICD 后情绪紧张，引起交感神经亢奋所致"交感风暴"有关。

发热后的第 2 天，体温即恢复正常，但尽管联合应用利多卡因和美托洛尔（倍他乐克），患者仍然出现室速/室颤事件，遂停用利多卡因，改为静脉应用胺碘酮继续治疗。此后，患者室速明显减少。在舒缓患者紧张情绪同时，逐渐增加酒石酸美托洛尔剂量至 37.5 mg，每日两次。术后第 6 天，患者血象恢复正常，偶有短阵室速发作，将酒石酸美托洛尔剂量加大至 50 mg，每日两次，抑制交感神经，并联合口服应用胺碘酮减少室速发作和 ICD 放电。术后第 7 天，患者生命体征平稳，未再发生室速事件；停用抗生素，手术伤口拆线、愈合好。患者出院。

转归及随访

患者出院后，于起搏器门诊规律随诊。长期随访期间，通过程控仪调取资料，结合腔内心电图存储的事件，记录个体化室性心律失常的识别及治疗。同时，监测起搏阈值、起搏阻抗、感知、高压阻抗等，评价除颤电极功能。随访程控显示，患者仅在出院后 2009 年和 2010 年共发作 2 次室速和室颤事件，均给予 ATP 或除颤有效终止，未再出现 ICD 交感风暴现象。胺碘酮和最大化酒石酸美托洛尔治疗，有效地抑制室性心律失常，改善患者预后。于 2015 年因 ICD 电池耗竭，进行更换。

讨论

遗传性 LQTS 是一种离子通道病，由不同离子通道的亚基蛋白或调控蛋白功能异常所致，又称心室复极延长综合征，其特征性表现是心电图 QT 间期延长，T 波异常，易产生 Tdp 和室颤[1]。LQTS 是编码离子通道的基因突变所导致的，其治疗具有挑战性，涉及多方面的原因：患者年龄、精神因素的影响、基因型以及基因突变的数量、药物的复杂性和延长 QT 间期药物的使用等。ICD 能明显降低心脏性猝死高危患者的病死率，是目前防治遗传性 LQTS 最有效的方法之

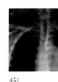

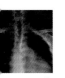

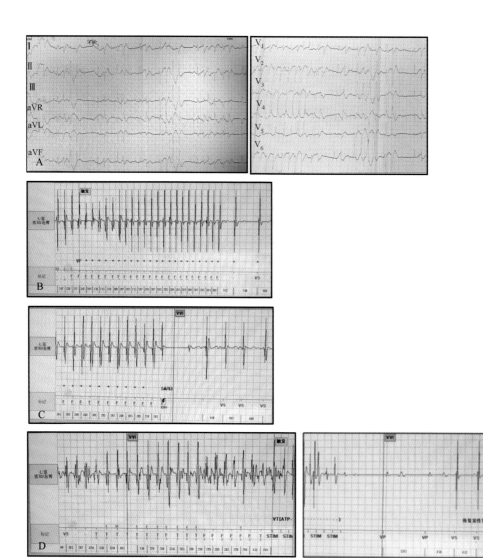

图 35-2 **A.** 患者发热寒战后，心电图出现频发多形性室早和室速；**B.** 程控调取腔内图显示 ICD 充电过程中室颤自行终止，取消除颤；**C.** ICD 识别室颤，30 J 除颤成功；**D.** ICD 识别室速，给予 1 阵 ATP，室速终止，恢复窦性心律

一。但交感风暴是 ICD 植入后一种严重的心律失常事件，频繁的电击会导致心肌损伤、心功能恶化、电池提前耗竭等，严重影响患者生活质量及长期预后[2]。

ICD 交感风暴的定义

目前 ICD 植入后交感风暴较为普遍认可的定义为：24 h 内出现≥3 次互不关联的室速/室颤，需要 ICD 的 ATP 治疗/除颤治疗的临床症候群，并强调每次室性心律失常的不连续性。本例患者在 ICD 植入后第 3 天起，先后频繁发生室速/室颤共 41 次事件，每次发作事件均间隔 5 min 以上，符合 ICD 交感风暴的表现。

ICD 交感风暴促发因素

临床研究已经明确，心功能不全、心肌缺血、电解质紊乱、酸碱平衡失调、药物使用不当等与交感风暴的发生相关。精神紧张、焦虑、自主神经功能紊乱、慢性肾功能不全、甲状腺功能亢进等亦可诱发交感风暴。ICD 植入术后发生交感风暴的机制并不十分明确，术后短时间内发生交感风暴可能与手术炎症反应、心肌激惹，或者与患者情绪紧张导致交感神经过度兴奋有关[3]。

本例患者发热后诱发 ICD 交感风暴，可能由于高热促使交感神经过度激活、心肌应激性和心电不稳定性增加，引发室性心律失常。ICD 植入

病例36 老年渗出-缩窄性结核性心包炎患者1例

患者老年男性，71岁，退休，于2016年12月入院。

病史陈述

主因发热伴咳嗽、咳痰10余天，喘憋2天入院。

患者入院前10余天前无明显诱因出现发热，伴畏寒，体温最高39℃，为稽留热，伴轻度咳嗽，无明显咳痰，伴有喘憋，外院胸片提示为肺炎，予头孢类抗生素2周，体温正常，喘憋症状好转出院。入院前2日患者喘憋逐渐加重，步行不足20 m即明显喘憋、乏力，为进一步诊治入院。既往史：高血压病；糖耐量异常；1年前曾因重度低钠血症（Na^+：109 mmol/L）住院，PET-CT检查未见异常。否认肝炎、结核史。

体格检查：体温36.5℃，脉搏88次/分，呼吸19次/分，血压110/60 mmHg。喘息状，双侧颈静脉怒张，双肺呼吸音粗，双下肺呼吸音略减低，左下肺湿啰音；心界向两侧扩大，心率88次/分，心律齐，心音低钝，各瓣膜听诊区未闻及病理性杂音；腹软，无压痛，肝肋下4 cm，剑突下6 cm，双下肢无水肿。

入院后完善相关检查：

血常规：WBC 12.11×10^9/L，GR 71.3%。

白蛋白33 g/dl。

超声心动图：心包积液（大量）。

超声：双侧胸腔积液，左3.6 cm，右5.2 cm；腹腔积液（10.2 cm）。

胸部CT：右肺上叶钙化灶；双侧胸腔积液、心包积液，和1年前比较为新出现；纵隔多发淋巴结，部分较前稍增大。

诊疗及病情演变经过

患者胸腔、腹腔以及心包积液，针对以上病情进行相关检查：①感染方面：中性粒细胞碱性磷酸酶、内毒素、病毒七项均阴性。②肿瘤方面：CA125升高，为114.3 U/ml升高。PET-CT示左肺上叶尖后段以及下叶背段多发索条，部分支气管可见牵拉扩张，未见FDG代谢，右肺上叶前段胸膜下结节灶，FDG代谢轻度增高，综上考虑结核可能。纵隔、双肺门多发稍肿大淋巴结，FDG代谢增高，首先考虑良性病变。直肠上段乙状结肠局限性管壁稍厚，FDG代谢增高，延迟后代谢较前进一步增高，建议肠镜。③结核：结核感染T细胞监测0。④风湿免疫：免疫球蛋白＋补体、ENA、ANA、ANCA阴性。血沉22 mm/h。

鉴于老年、瘦弱，家属担心穿刺风险，不同意行心包穿刺，给予抗感染、补充血浆利尿。1周后患者喘憋改善，腹腔积液消失，心包积液由大量减至中量，右侧胸水未见减少。右侧胸腔穿刺提示血性胸水，Rivalta阳性，比重＞1.018；有核细胞计数$10\,392\times10^6$/L，单个核细胞54%，多核细胞46%；胸水蛋白/血液＞0.5；胸水肿标：CA125和CYF211升高，培养阴性；未见恶性细胞。胸水结核PCR：阴性。

老年患者血性胸腔积液病因最常见为肿瘤和结核。肿瘤方面，因纵隔淋巴结增大需要除外淋巴瘤，行骨髓穿刺示淋巴细胞形态不典型；病理为骨髓造血组织增生低下，不支持。结肠高代谢

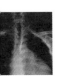

灶行结肠镜提示直乙交界处 1.2 cm×1.5 cm 长蒂息肉，病理呈低级别管状腺瘤，不支持结肠癌。这时患者虽喘憋好转，但出现午后低热，心脏可闻及心包摩擦音，复查超声心动图心包积液少至中量。结核病院会诊考虑结核不除外，予试验性抗结核治疗（四联：异烟肼、乙胺丁醇、利福平、吡嗪酰胺）。

然而，患者症状改善 1 周后再次出现喘憋，活动耐量明显减低。血压 90～100/50～60 mmHg，左下肺可闻及少许湿啰音。心率 91 次/分，心包摩擦音消失，双下肢水肿。复查心包积液少-中量；双侧少量胸腔积液。此时喘憋不能用心包或胸腔积液解释；需要考虑是否出现心包缩窄。完善心脏磁共振检查提示：少量心包积液，心包膜增厚，厚度约 4.5 mm；心脏舒张运动减弱，考虑为缩窄性心包炎。心外科、结核病医院会诊后建议抗结核 2 个月手术治疗。

患者出院后 1 个月因活动后喘憋再次入院，双下肢水肿明显，阴囊及包皮水肿，1 个月增重约

2.5 kg，每日托拉塞米 20 mg＋螺内酯 40 mg 口服，尿量无增加。体温 36.5℃，脉搏 98 次/分，血压 100/60 mmHg，颈静脉怒张，Kussmaul 征阳性，可及奇脉，肘静脉压 26 cmH$_2$O，双肺呼吸音粗，左中下肺可闻及湿啰音。心率 98 次/分，心音低钝，腹软，肝脾肋下 4 cm，剑突下 6 cm，双下肢凹陷性水肿（至膝关节），包皮水肿。

入院检查提示右侧胸腔积液 7.8 cm，穿刺为漏出液，与前次不同。腹水 1.8 cm。超声心动图检查：未见心包积液，房室大小无变化，左室壁活动减弱，室间隔抖动征，吸气时室间隔向左侧移动，吸气时 E 峰下降＞25%，二尖瓣环 e'＞8 cm/s。右心导管检查（图 36-1）：肺动脉舒张压、右心室舒张末期压力、右心房压力、腔静脉压分别为 17 mmHg、18 mmHg、17 mmHg、16 mmHg，均显著升高，且趋于同一水平。右心房压曲线呈 W 型；右心室收缩压呈舒张早期下陷，即平方根型。再次行心肌磁共振检查（图 36-2A）：心包膜增厚较前明显，室间隔摆动，心

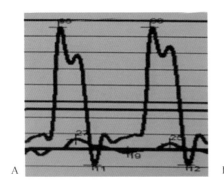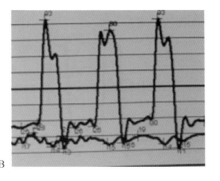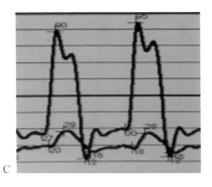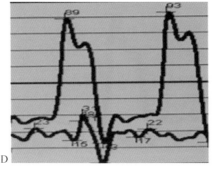

图 36-1 心导管检查。**A.** 肺动脉压力（舒张压：17 mmHg）；**B.** 上腔静脉压力（16 mmHg）；**C.** 右心室压力（舒张压：18 mmHg）；**D.** 右心房压力（17 mmHg）

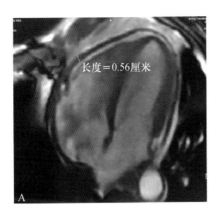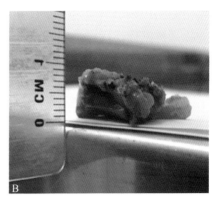

图 36-2　心包厚度。**A.** 心脏磁共振检查所见，心包最厚处 0.56 cm；**B.** 术中所见，为 1 cm

脏舒张运动受限，符合缩窄性心包炎表现；最厚处约 5.2 mm；少量心包积液。患者症状、体征、辅助检查均提示为缩窄性心包炎。

治疗方面，家属对手术较为顾虑，且抗结核不满 8 周，故首选药物保守治疗。三联抗结核基础上间断补充血浆或胶体液，加强利尿（托拉塞米 20～60 mg 每日 1 次静脉点滴）。但患者血压低，最低可达 80/40 mmHg，心率至 130 次/分，间断应用血管活性药物多巴胺、去甲肾上腺素提高肾灌注压，效果欠佳。决定行心包剥脱术，术前评估冠状动脉，显示：LM 末段 60% 局限性狭窄；LAD 开口 60% 局限性狭窄，LAD 近-中段 40%～50% 弥漫性狭窄，D2 开口至近段 70%～80% 节段性狭窄；LCX 开口 50% 局限性狭窄，LCX 近段 50% 局限性狭窄，OM1 近段 60%～70% 弥漫性狭窄；RCA、PDA 开口-近段 70%～80% 弥漫性狭窄，左心室后支（PLA）近段 50%～60% 弥漫性狭窄。外科建议心包剥脱术前先行冠状动脉旁路移植术。结果术中显示心包粘连明显，仅完成左前降支和右冠状动脉旁路移植术。剥脱心包最厚处为 10 mm（图 36-2B），病理提示为增生变性的纤维组织，未见明确结核形态学改变，结核 PCR 阴性。

转归与随访

术后随访 1 年，患者活动耐力逐步改善，无喘憋症状，体温正常，停用利尿剂，双下肢水肿消失。复查超声心动图大致正常，LA 36 mm，EDD 46 mm，EF 68%，未见心包积液。因胃肠道难以耐受、肝功能异常，改为异烟肼、乙胺丁醇、左氧氟沙星三联抗结核，疗程 6 个月。

讨论

心包疾病最简单的病因为感染和非感染两类。发达国家和地区感染性心包疾病以病毒为主，发展中国家和欠发达地区仍以结核分枝杆菌感染为主。非感染性心包疾病常见病因包括免疫、肿瘤、创伤、主动脉夹层及心力衰竭等[1]。

本例患者为老年男性，以多浆膜腔积液入院，大量心包积液为突出表现，心包穿刺有助于明确病因；但家属对该操作有所顾虑。随着病情发展积液量减少，丧失了穿刺机会。该患者的病因诊断主要依据临床特点，包括老年、消瘦，血性胸腔积液、午后低热，胸部有陈旧病变，试验性抗结核效果明显等。遗憾的是心包活检没有显示典型的结核病灶。笔者查阅文献，北京协和医院张丽华等观察 150 例缩窄性心包炎患者，其中 118 例考虑为结核性心包炎，104 例进行了心包病理，仅有 22.1% 在增生的纤维结缔组织中见到干酪样坏死、上皮样肉芽肿等结核病特征；72.8% 患者为非特异性炎症，表现为纤维结缔组织增生、玻璃样变、淋巴细胞浸润等[2]。因此结核性心包炎的病理和病原学检查阳性率较低，尚无理想的特异性诊断指标，结核病的诊断主要依靠临床综合指标判断。

当患者存在右心衰竭症状和体征，怀疑缩窄

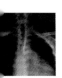

性心包炎时应行超声心动图和X线检查，CT和磁共振检查可作为二线影像检查，用于评价心包钙化、厚度、心包受损程度[3]。当影像学无法提供足够支持时，应行心导管检查。此外，还应注意区分缩窄性心包炎和限制型心肌病。该患者有下肢水肿、顽固性低血压、胸腹水等右心衰竭症状和体征，超声心动图有典型的室间隔弹跳征，影像学提示心包增厚，心导管检查存在平方根压力曲线，均支持缩窄性心包炎诊断。

患者另一突出表现为心包积液渗出与缩窄几乎同时出现，属于渗出-缩窄性心包炎。心包穿刺后如果右心房压力下降50%或<10 mmHg，则属于该种缩窄类型，也可通过非侵入性影像学检查确定。

虽然缩窄性心包炎最主要的治疗手段是外科手术，但以下四种情况，药物仍有一定价值：①针对原发病因治疗，如结核病患者接受抗结核治疗可显著延缓缩窄性心包炎的发生和进展。②一过性心包缩窄综合征患者接受2～3个月抗感染治疗，部分患者的心包缩窄可消失。③充血症状进展或有手术禁忌的患者应接受辅助药物治疗，但处于疾病进展期的患者应及时接受外科手术。④对于结核性心包炎，抗结核足量足疗程十分重要。应严格执行标准抗结核治疗6个月，如经4～8周抗结核治疗病情无好转者，推荐心包切除[4]。本例患者正规抗结核治疗症状无改善，抗结核治疗8周后实施手术治疗。

最后，老年缩窄性心包炎常常合并冠状动脉粥样硬化心脏病。心包剥离后心脏负荷急剧增加，容易诱发心肌缺血，因此需先处理冠状动脉问题。剥离过程认真仔细，避免发生心脏破裂。

经验与教训

我国心包积液最常见的原因还是结核，特别是对于抵抗力下降的老年患者。该例患者经历了由大量心包积液发展至心包缩窄的过程，进展迅速，发展较快，符合渗出-缩窄性心包炎特点。

在临床体征方面，由大量心包积液的心音低钝、心界扩大，进展至心包摩擦音，最后出现典型的Kussmaul征阳性、奇脉以及肘静脉压升高。因此作为临床医生掌握基本的临床技能非常重要。

最后，对于缩窄性心包炎患者，手术仍是最重要的治疗方法；当合并冠心病时，需要同时进行冠状动脉旁路移植术。

（邢云利）

参考文献

[1] Imazio M，Spodick DH，Brucato A，et al. Controversial issues in the management of pericardial diseases. Circulation，2010，121（7）：916-928.

[2] 张丽华，倪超，郭立琳，等. 结核所致缩窄性心包炎的临床病理分析. 中华心血管病杂志，2008，36（9）：812-815.

[3] Mutyaba AK，Balkaran S，Cloete R，et al. Constrictive-pericarditis requiring pericardiectomy at Groote Schuur Hospital，Cape Town，South Africa：causes and perioperative outcomes in the HIV era（1990—2012）. J Thorac Cardiovasc Surg，2014，148（6）：3058-3065.

[4] 王骏. 2015欧洲心脏病学会心包疾病诊断和治疗指南解读. 世界临床医药，2016，37（5）：293-299.

病例 37　结核性心包炎心包切除并冠状动脉旁路移植术患者 1 例

患者男性，70 岁，职业：退休，入院日期 2016 年 3 月。

病史陈述

主因间断胸闷、腹胀伴颜面及双下肢水肿 6 个月，加重 10 天入院。

患者入院前 6 个月无明显诱因开始出现胸闷、憋气，腹胀，伴颜面部、双下肢水肿及尿量减少，未系统检查治疗，5 个月前因胸闷症状加重于我院急诊检查发现中等量心包积液、双侧胸腔积液，收入心内科后完善检查，心脏大小及功能正常，心包未见增厚，腹部增强 CT 同时发现盆腹腔积液。抽取心包积液及胸腔积液缓解症状。心包积液为淡黄色略浑浊液体，李凡他试验阳性，胸水常规检查示渗出液，结核 T 淋巴细胞检测阳性，考虑结核性心包积液，予吡嗪酰胺、异烟肼、利福平口服＋链霉素肌内注射抗结核治疗，患者自觉症状好转出院。出院后仍间断出现咽部、胸骨后及剑突下憋闷感，与劳力活动相关，坐位或休息可缓解。入院前 10 天因胸闷症状于外院胸片检查再次发现心包积液、胸腔积液，遂再次收入院。既往高血压 20 余年，口服硝苯地平控释片 30 mg 每日 2 次、厄贝沙坦 150 mg 每日 1 次及比索洛尔 5 mg 每日 1 次治疗，平素血压控制在 150～160/80～90 mmHg。2 型糖尿病 20 余年，口服阿卡波糖 100 mg 每日 3 次、二甲双胍 0.1 g 每日 3 次降糖治疗，平素血糖控制尚可。高脂血症 10 余年，不规律口服他汀类药物治疗。否认冠心病、慢性肾病史，否认肝炎、结核等传染病史。否认外伤、手术、输血史。无吸烟、酗酒等不良嗜好。无药物食物过敏史。

体格检查：体温 36.5℃，脉搏 74 次/分，呼吸 16 次/分，血压 138/92 mmHg，肘静脉测压 18 cmH$_2$O，双侧颈静脉怒张，右侧语颤略减弱。双肺呼吸音粗，右下肺呼吸音明显减弱，心尖搏动位于胸骨左侧第 5 肋间锁骨中线外 2.0 cm，叩诊心界向左下扩大，心率 74 次/分，律不齐，偶可及早搏，A2＞P2，各瓣膜听诊区未闻及病理性杂音及额外心音，可闻及心包摩擦音。奇脉阳性。腹软，肝剑突下 10 cm，右肋下 5 cm，肝颈静脉回流征阳性，移动性浊音阳性，双下肢轻度对称性可凹性水肿。

入院后完善相关检查：

生化：白蛋白 35.7 g/L，肌酐 99.1 μmol/L，尿酸 675.9 μmol/L，D-二聚体 1.80 mg/L，NT-proBNP 1106 pg/ml。

抗核抗体（ANA）＋1∶80（均质斑点）。

T、B 淋巴细胞亚群检测：CD3％ 90.0％，CD8％ 46.0％，CD19％ 1.0％；PPD 试验（＋）。

胸部 CT：双侧胸腔积液，双下肺叶少许膨胀不全；心包积液；腹腔积液。

心电图（2016-03）：窦性心律，Ⅰ、aVL、Ⅱ、Ⅲ、aVF 导联 T 波低平、倒置，V$_3$～V$_6$ 导联 T 波倒置（较 2015-10 心电图有动态变化，图 37-1，图 37-2）。

超声心动图（2016-03）：左心房增大，心包增厚，为 7.2～7.6 mm，回声略增强，下腔静脉内径 21.9 mm，二尖瓣、主动脉瓣血流流速吸气后变化率分别为 16％、19％。

心脏磁共振检查：心包积液，心包壁增厚，

209

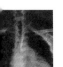

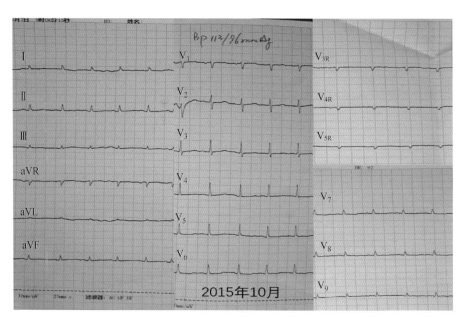

图 37-1 2015 年 10 月心电图

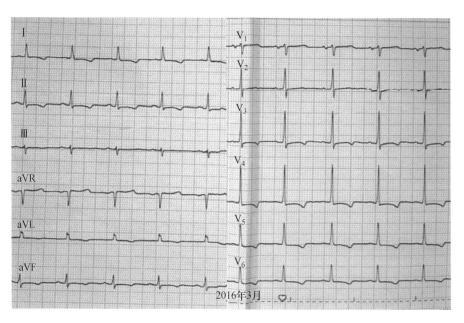

图 37-2 2016 年 3 月心电图

左心室收缩舒张运动受限。心肌核素检查：左心室部分前壁、部分前侧壁近心尖处血流灌注减低，负荷状态下左心室 EF 值约 63%，静息状态下 EF 值约 63%。

根据以上病史、症状及辅助检查结果，入院初步诊断为缩窄性心包炎；高血压 2 级（很高危）；2 型糖尿病；血脂代谢异常。

诊治及病情演变经过

入院后考虑结核性心包炎诊断明确，继续予口服三联抗结核治疗及扩冠等对症治疗。胸片及胸部 B 超检查示右侧胸腔大量积液，行胸腔穿刺抽出淡黄色胸水共约 1730 ml，胸水常规及生化提示漏出液，胸水病理未见恶性细胞（图 37-3）。

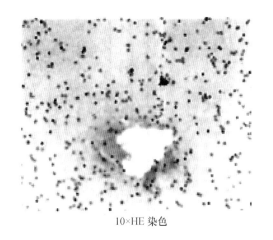

10×HE 染色

图 37-3 胸水病理未见恶性细胞

胸水引流后症状自觉好转。入院超声心动图提示心包较前明显增厚，下腔静脉增宽，外周静脉压升高（18 cmH₂O），已经存在心脏舒张受限表现，考虑为结核性心包炎早期，目前已经正规抗结核治疗 5 个月，心包仍持续增厚，宜尽早切除以减压治疗。患者老年男性，有长期高血压、糖尿病及血脂代谢异常等冠心病危险因素，两次住院心电图有动态变化，胸闷症状不能除外冠心病可能，行心肌核素（图 37-4）检查后示左心室部分前壁、部分前侧壁近心尖处血流灌注减低。

术前完善冠状动脉造影检查结果示（图 37-5 至图 37-7）：三支病变（累及 LAD、LCX、

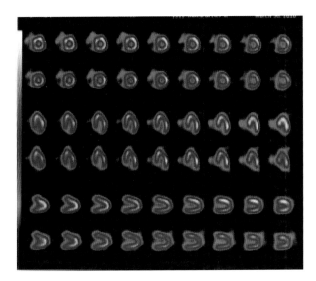

图 37-4 心肌核素

RCA），LAD 近-中段 50%～90% 弥漫性狭窄，第一对角支（D1）开口 50%～60% 局限性狭窄，LCX 近段 40%～50% 节段性狭窄，LCX 远段于钝缘支（OM）发出后 50%～60% 局限性狭窄，OM 开口-中段 50%～60% 弥漫性狭窄，RCA 开口 60%～70% 局限性狭窄，PDA 次级分支开口及中段 70%～80% 局限性狭窄。

右心导管检查（图 37-8，图 37-9）：上腔、下腔静脉 20/10 mmHg，右心房 20/9 mmHg，右心室 35/4 mmHg，肺动脉 36/4 mmHg，左心室 132/90 mmHg。

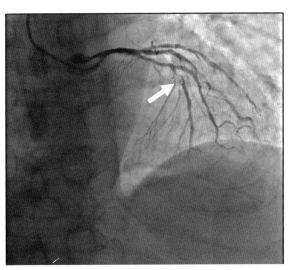

图 37-5 LAD 近-中段 50%～90% 弥漫性狭窄

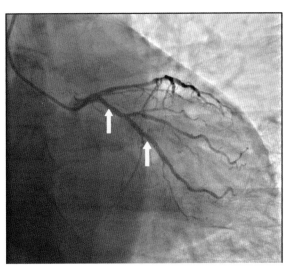

图 37-6 LCX 近段 40%～50% 节段性狭窄，LCX 远段于 OM 发出后 50%～60% 局限性狭窄

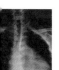

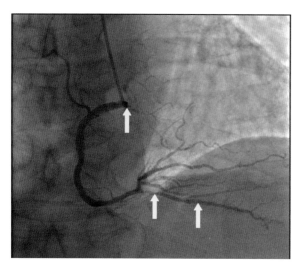

图 37-7　RCA 开口 60%～70% 局限性狭窄

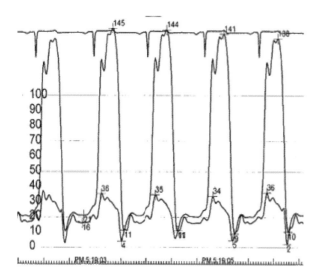

图 37-8　肺动脉测压

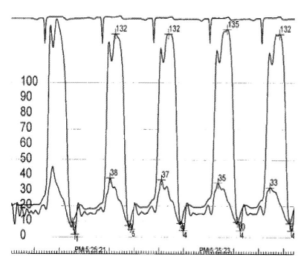

图 37-9　右心室测压

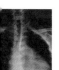

2016 年 4 月 21 日行冠状动脉旁路移植＋心包剥脱术，术中见心包厚约 5 mm。心脏表面与心包粘连，右心室表面以膜性粘连为主，两侧面、膈面均以胼胝体样粘连为主，以电刀锐性分离为主，且较困难，完成 LIMA-LAD 吻合后关胸。术后复查超声心动图示二尖瓣、主动脉瓣血流流速吸气后变化消失，术后中心静脉压、肺动脉压降至正常范围（表 37-1），复查超声心动图，局部心包略增厚（表 37-2）。术后恢复顺利出院。

表 37-1　术后 PAP、CVP 变化水平

项目	术后即刻	术后 7 h	术后 3 天
PAP（mmHg）	38/17	28/15	22/12
CVP（mmHg）	11	9	10

备注：PAP，肺动脉压，CVP，中心静脉压

表 37-2　超声心动图指标比较

日期	LA	EDD	EF	心包增厚	心包积液
2015-10-12	4.08	5.43	0.60	—	中量
2016-03-30	4.71	4.93	0.67	＋	—
2016-04-29	4.53	5.35	0.63	局部增厚	—

转归及随访

术后患者规律于心外科门诊随诊，近期电话随访未再发生胸闷、腹胀及下肢水肿症状，病情稳定。

讨论

缩窄性心包炎（constrictive pericarditis）是由于心包的壁层及脏层的慢性炎症病变，引起心包增厚、粘连，甚至钙化，使心脏的舒张期充盈受限，从而降低心脏功能，造成全身血液循环障碍的疾病。心包炎的主要病因以结核性占首位，其次为化脓性、创伤性；肿瘤性、放射性和心脏直视手术引起缩窄性心包炎者在逐年增多。各种原因均可引起心包脏壁层炎症、纤维素性渗出物沉积，并逐渐机化、增厚、挛缩甚至钙化，压迫心脏和大血管根部，致心脏舒张期充盈受限从而

导致右心房、中心静脉压增高及心排血量降低等一系列循环功能障碍[1]。

心包缩窄形成的时间长短不一，通常将急性心包炎发生后1年内演变为心包缩窄者称急性缩窄，1年以上者称为慢性缩窄，演变过程有3种形式。①持续型：急性心包炎经治疗后在数天内其全身反应和症状可逐渐缓解，但肝大、颈静脉怒张等静脉淤血体征反而加重。②间歇型：心包炎急性期的症状和体征可在一定时间内完全消退，患者以为病变痊愈，但数月后重新出现心包缩窄的症状和体征。③缓起型：这类患者急性心包炎的临床表现较轻甚至无病史，但有渐进性疲乏无力、腹胀、下肢水肿等症状，在1～2年内出现心包缩窄。

体征：①血压低，脉搏快，1/3出现奇脉，30%合并心房颤动。②静脉压明显升高，即使利尿后静脉压仍保持较高水平，颈静脉怒张，吸气时更明显。③心脏视诊见收缩期心尖回缩，舒张早期心尖搏动，触诊有舒张期搏动撞击感，叩诊心浊音界正常或扩大，胸骨左缘3～4肋间听到心包叩击音。④其他体征：如黄疸，肺底湿啰音，肝大，腹腔积液比下肢水肿更明显，与肝硬化表现相似。

辅助检查：①X线检查示心影大小正常，左右心缘变直，主动脉弓小或难以辨认；上腔静脉常扩张，有时可见心包钙化。②心电图示QRS波低电压、T波低平或倒置。③超声心动图可见心包增厚、室壁活动减弱等。④右心导管检查特征性表现是肺毛细血管压力、肺动脉舒张压力、右心室舒张末期压力、右心房压力均升高且都在同一高水平；右心房压力曲线呈M或W波形，右心室收缩压轻度升高，呈舒张早期下陷高原形曲线。

治疗：早期施行心包切除术以避免发展到心源性恶液质、严重肝功能不全、心肌萎缩等。通常在心包感染被控制、结核活动已静止即应手术，并在术后继续用药1年。对不能手术治疗者，主要是利尿和支持治疗，必要时抽出胸、腹腔积液[2-3]。

预后：缩窄性心包炎是一种进行性加重的慢性疾病，多因衰竭、腹腔积液及周围水肿或严重心脏并发症而致残或死亡，如能及早进行彻底的心包剥离手术，大部分患者可取得满意的效果。少数患者因病程较久，有明显心肌萎缩和心源性肝硬化而预后不佳。

经验与教训

本例患者为老年男性，以反复多腔膜积液伴有进行性心包增厚为主要特点，临床诊断符合结核性心包炎早期表现，经过经验性抗结核治疗后心包积液及胸腔积液仍反复发生，心包逐步增厚，有行心包切除术指征。此患者有长期高血压、糖尿病及高脂血症等冠心病危险因素，心电图及心肌核素检查有缺血证据，胸闷症状除了心包积液和胸腔积液外还要考虑冠心病的可能，常规冠状动脉造影必不可少。此患者术前冠状动脉造影证实LAD存在严重狭窄。患者结核性心包炎尚处于病程早期，心包增厚钙化粘连尚不严重，治疗选择心包切除术＋LIMA至LAD旁路移植为最佳治疗方案，术中所见符合结核性心包炎表现，最终临床诊断为手术所证实，术后症状好转，治疗效果良好。

（丁晓松）

参考文献

[1] Pasipanodya JG，Mubanga M，Ntsekhe M，et al. Tuberculous pericarditis is multibacillary and bacterial burden drives high mortality. EBioMedicine，2015，2（11）：1634-1639.

[2] Miranda WR，Oh JK. Constrictive Pericarditis：A Practical Clinical Approach. Prog Cardiovasc Dis，2017，59（4）：369-379.

[3] Johnston DR. Surgical management of pericardial diseases. Prog Cardiovasc Dis，2017，59（4）：407-416.

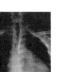
病例 38　年轻患者心脏扩大合并肝硬化 1 例

患者男性，27 岁，家具厂工人，入院日期：2016 年 10 月。

病史陈述

主因腹胀伴双下肢水肿 3 个月，发现心脏增大半月余入院。

患者入院前 3 个月劳累后出现腹胀伴双下肢水肿，偶有右上腹疼痛，尿量较前减少，每天约为 800～1000 ml；当地医院就诊，腹部超声示肝实质回声增粗增强，胆囊壁增厚，脾大，腹腔积液约 7.9 cm；血生化示 ALT 45 U/L，ALB 28.9 g/L，予以中药五副口服治疗（具体不详），双下肢水肿较前好转。但患者劳累后再次出现双下肢水肿，入院前 2 个月外院就诊，行腹部超声示肝硬化、腹腔积液，完善自身免疫

性肝病自身抗体谱、乙肝五项、丙肝抗体、抗核抗体谱、抗线粒体抗体 M2、肝纤维化四项检查均未见异常，给予呋塞米、螺内酯利尿治疗，症状较前好转。入院前 1 个月就诊于我院肝病科门诊，为进一步明确肝硬化病因收入我院肝病科，入院后完善心电图示：心房颤动。超声心动图示：LA 55.8 mm×43.4 mm，RA 56.2 mm×52.5 mm，LVEDD 64.9 mm，LVESD 51.7 mm，LVEF 41%，RV 20.8 mm，收缩期肺动脉压力（SPAP）29.4 mmHg，室壁不厚，左心室整体室壁运动减弱，房室间隔回声连续（图 38-1）。门脉 CT 示：肝硬化、脾大、腹水、门脉高压，侧支循环形成，两侧腹腔见少量积液（图 38-2）。完善血生化示：血浆白蛋白降低，甲状腺功能、血清铜蓝蛋白、血吸虫抗体、大便寄生虫检查未

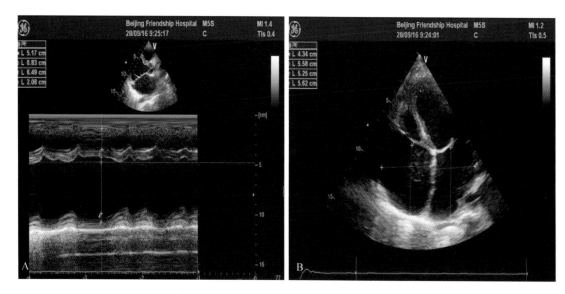

图 38-1　A、B 分别为胸骨旁长轴及心尖四腔切面，显示左心室、双房扩大，左心室射血分数减低。LVEDD 64.9 mm，LVESD 51.7 mm，LVEF 41%，LA 55.8 mm×43.4 mm，RA 56.2 mm×52.5 mm

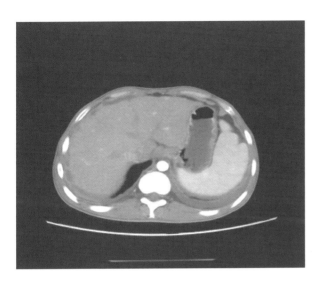

图 38-2　CT 显示肝硬化，肝体积无缩小，表面凹凸不平，肝叶比例失调，肝实质密度欠均匀。脾明显增大，少量腹腔积液

见明显异常。入院后结合临床症状及相关检查考虑心源性肝硬化。予以人血白蛋白输注补充白蛋白、呋塞米、螺内酯利尿治疗，美托洛尔控制心室率等对症治疗，腹胀症状缓解，双下肢水肿消失后出院。今为明确心脏增大的原因收住我科。自发病以来睡眠、精神可，大便正常，小便量少。

入院 17 年前曾有发热、咯血，于当地医院考虑为结核，服用 3 种抗结核药物（具体不详）共 1 年，发热、咯血症状缓解，以后未正规复查。生于四川开江县（有血吸虫病例），吸烟史 2 年，2～3 根/天，无饮酒史。25 岁结婚，育有一女，妻子女儿健康。父母健康，一妹健康，家族中无类似病史。

入院查体：血压 115/70 mmHg，BMI 18.36 kg/m²，估算的肾小球滤过率（eGFR）186.6 ml/(min·1.73 m²)，可见颈静脉怒张，心前区无异常隆起及凹陷，心尖搏动位于胸骨左侧第 5 肋间锁骨中线外 1 cm，各瓣膜区未触及震颤，叩诊心界向左扩大，心率 70 次/分，律齐，P2＜A2，第一心音正常，各瓣膜听诊区未闻及病理性杂音及额外心音，无心包摩擦音。腹软，无压痛、反跳痛及肌紧张，肝肋下 5 cm，肝剑下 7.5 cm，脾肋下 3.5 cm，移动性浊音（－），双

下肢无水肿。无奇脉。

入院后血常规 WBC 4×10⁹/L，Hb 122 g/L，PLT 93×10⁹/L；生化 ALT 17 U/L，ALB 28.1 g/L，TBIL 18.5 μmol/L，DBIL 3.31 μmol/L，IBIL 15.19 μmol/L；NT-proBNP 717 pg/ml；肾功能、甲状腺系列、血沉、结核杆菌抗体试验、结核感染 T 细胞检测、PPD 试验、风湿免疫系列均阴性。肘静脉压测定：21 cmH₂O。入院后胸片检查显示心影增大，右侧胸膜粘连，局部心包钙化影（图 38-3）。

入院初步诊断：心脏扩大原因待查：缩窄性心包炎？限制型心肌病？扩张型心肌病？肝硬化：心源性？脾大，腹腔积液、胸腔积液、低蛋白血症。

诊治及病情演变经过

入院后为进一步明确心脏扩大原因，行心脏磁共振检查显示：心包局部增厚，最厚处 4.7 mm，顺应性减低，心包部分钙化，双房增大，左心房前后径 36 mm×66 mm，右心房前后径 70 mm×58 mm，左心室增大，左心室最大横径 69 mm，基底部及中部外侧壁憩室样向外突出，左心室远

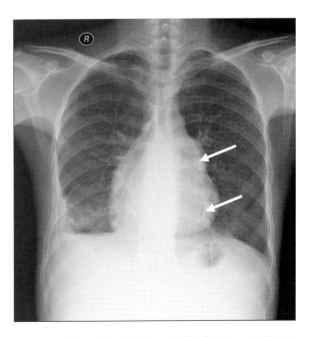

图 38-3　胸片显示心影增大，右侧胸膜粘连，局部心包钙化影，心胸比 0.58

215

部及心尖部舒张受限，室间隔摆动，右心室流出道扩大，右心室流出道前后径 54 mm，左心室室壁厚度正常，心肌首过灌注未见异常信号，延迟增强未见异常信号。考虑缩窄性心包炎可能性大（图 38-4）。患者既往结核病史，为进一步明确肺部情况行胸部 CT 扫描显示：右肺中叶、双肺下叶散在小叶中心结节条索影，右侧胸膜局限性增

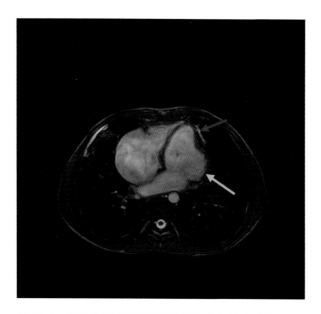

图 38-4 心脏磁共振检查显示增厚的心包及变形的心室。心包局部增厚，最厚处 4.7 mm，心包部分钙化（红色箭头所示），左心室最大横径 69 mm，基底部及中部外侧壁憩室样向外突出（黄色箭头所示）

厚、钙化，心脏体积增大，右心房为著，左心尖部心包见弧形钙化，考虑缩窄性心包炎可能（图 38-5）。

结合患者病史及辅助检查，考虑为结核引起的缩窄性心包炎。随后患者转院至外院行心包剥离术，术后病理结果显示：送检心包脏层灰白灰黄不整形组织三块：A 面积 8 cm×3.5 cm，厚 0.2～0.5 cm，一面光滑一面粗糙，B 面积 7 cm×6.5 cm，厚 0.2～0.4 cm，两面均光滑，C 面积 9 cm×2 cm，厚 0.2～0.8 cm，一面光滑一面粗糙。三者切面均质硬。病理结果为送检物为致密纤维结缔组织，其内可见大量胶原及纤维化，局灶伴小灶状出血及钙化（图 38-6）。

转归及随访

出院后未再出现腹胀及双下肢水肿。术后 1 周于我院复查超声心动图检查示心脏结构及功能较前好转，LA 51.2 mm×37.4 mm，RA 56.9 mm×44.8 mm，LVEDD 54.9 mm，LVESD 35.4 mm，LVEF 64%，RV 19.4 mm（图 38-7）。

讨论

本病例为一例青年男性，因腹胀及双下肢水肿检查发现肝硬化，对于肝硬化原因，检查排除

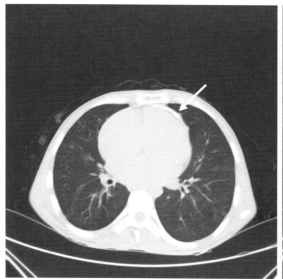
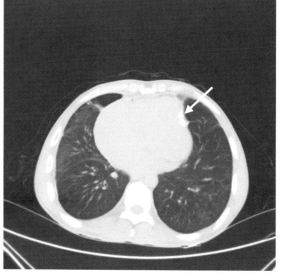

图 38-5 胸部 CT 扫描显示双肺的条索影及增厚的心包，左心尖部心包弧形钙化影（箭头所示）

病例39 升主动脉瘤渗出致血性心包积液患者1例

患者女性，84岁，退休，入院时间2017年4月。

病史陈述

主因间断胸闷1个月，加重伴下肢水肿1周入院。

入院前1个月患者劳累后出现胸闷、喘憋，偶有心慌、出汗，伴有咳嗽咳痰，每次持续10～30 min左右后可缓解，未予诊治，入院前1周患者因情绪波动后喘憋症状较前加重，咳嗽、咳白色黏液痰，伴有双下肢水肿，可及膝盖，夜间可平卧入睡。既往发现高血压病史3年余，最高150/90 mmHg，入院前口服琥珀酸美托洛尔（47.5 mg 每日1次），血压波动于130～140/60～70 mmHg，否认冠心病、糖尿病史，否认高脂血症、慢性肾脏病史。否认肝炎、结核等传染病史。否认外伤、手术、输血史。无吸烟、酗酒等不良嗜好。无药物食物过敏史。

体格检查：体温36℃，脉搏78次/分，呼吸18次/分，血压左上肢：146/58 mmHg，右上肢：130/54 mmHg。双肺呼吸音略粗，未闻及明显干湿啰音、胸膜摩擦音。心界向左下扩大，心率78次/分，律齐，心音减弱，可闻及主动脉瓣第一听诊区2/6级收缩期杂音，心尖部1/6级收缩期杂音。奇脉+。腹平软，肝肋下1 cm，脾轻度肿大，双下肢轻度水肿。

入院后完善相关检查：

血常规：WBC 6.44×10^9/L，Hb 102 g/L，PLT 266×10^9/L。

生化：ALB 36.1 g/L，K^+ 3.44 mmol/L，Cr 77.7 μmol/L。

ANA 1：80（胞浆）↑；dsDNA 153.26 IU/ml↑；ESR 16 mm/h。

DIC初筛、cTnT均正常。

心电图（图39-1）：Ⅱ、Ⅲ、aVF导联q波，$V_1 \sim V_4$导联T波低平，其他导联未见明显ST-T改变。

入院胸片（图39-2）：与胸部平片2017-1-14比较：①双上肺陈旧病变可能。②心影增大，较前明显，右心缘局部突出，较前新发。

超声心动图（表39-1）：升主动脉瘤样扩张，升主动脉内径71.6 mm，弓部增宽，为51.5 mm，降部增宽，为31.7 mm，主动脉瓣中度反流束，左心室内径增大，余房室内径正常，LA 29 mm，EDD 51.1 mm，LVEF 68%，心包腔内可见中-大量心包积液性暗区：右心室前壁1.95 cm，左心室心尖部0.64 cm，侧壁0.67 cm，右心室游离壁0.64 cm，心包腔内可见絮状物回声。

根据以上病史、症状及辅助检查结果，入院初步诊断为心功能不全，心包积液，升主动脉瘤，肺部感染，高血压1级（高危）。

诊治及病情演变经过

患者以喘憋、咳嗽咳痰伴双下肢水肿为主要临床表现，结合初步化验检查结果考虑心力衰竭合并肺部感染可能性大，予患者盐酸氨溴索注射液30 mg＋二羟丙茶碱注射液0.25 g每日2次化痰平喘，布地奈德＋异丙托溴铵雾化吸入每日2次解痉平喘，呋塞米20 mg静脉注射每日1次利尿等对症治疗。入院后超声心动图报告中-

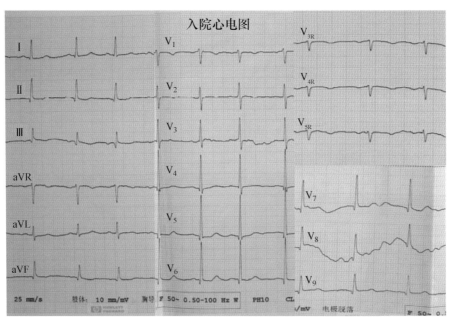

图 39-1 入院心电图

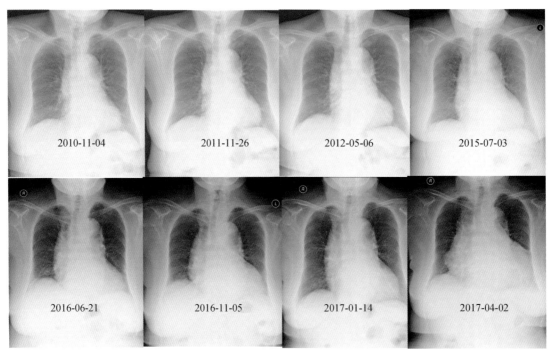

图 39-2 近 7 年胸片纵隔宽度变化

表 39-1 近半年超声心动图比较

日期	升主动脉内径 (mm)	AO 内径 (mm)	AV (mm)	LA (mm)	EDD (mm)	ESD (mm)	EF %	心包积液
2016-11-15	76.4	42.3	18.6	37.6	56.2	38.9	58.0	无
2017-04-10	71.6	43.2	21.6	29.0	55.1	33.9	68.0	中-大量

大量心包积液，升主动脉瘤，考虑患者为老年女性，虽无明确结核病史，依既往经验考虑结核性可能性大，需要行心包穿刺术抽取心包积液，进一步完善心包积液常规、生化、腺苷脱氨酶（ADA）＋乳酸脱氢酶（LDH）、病理、涂片等相关检查，明确有无结核感染；此外，老年患者大量心包积液，不排除邻近器官肿瘤浸润导致大量心包积液，需完善胸部增强CT明确有无恶性肿瘤病变；除结核和肿瘤外，还不能除外免疫系统疾病导致心包积液的可能，但完善ANCA、ENA、类风湿因子、病毒七项、呼吸道病毒九联检测、结核感染T淋巴细胞试验、结核分枝杆菌核酸扩增试验（TB-PCR）均正常，无患有风湿免疫系统相关疾病的证据。于2017年4月11日行心包穿刺置管术，术中穿刺针进入心包后抽出血性不凝液体，颜色暗红类似静脉血，怀疑刺入心腔，经引流管注入造影剂证实确实在心包腔内，引流血性液体60 ml左右，心包积液相关检验结果如下。心包积液常规为外观：血性，透明度：明显浑浊，凝固性：不凝固，比重：＞1.018，李凡他试验：阳性，红细胞：大量，有核细胞计数 2.226×10⁹/L↑。心包积液生化：ALB 32.2 g/L，K⁺ 4.48 mmol/L，Na⁺ 141.6 mmol/L，Cr 102.7 μmol/L，GLU 5.8 mmol/L，腺苷脱氨酶

（ADA）24 U/L。CA125 442.1 U/ml↑。心包积液（2017-04-11 送血常规检验）WBC 1.77×10⁹/L，RBC 3.64×10¹²/L，Hb 113 g/L，HCT 36.6％，PLT 4×10⁹/L。心包积液中血红蛋白与外周血相似，生化与外周血几乎一致，考虑不除外升主动脉瘤破裂渗血所致，急行胸部增强CT及冠状动脉CTA检查（图39-3至图39-6）：①升主动脉显著瘤样扩张，瘤体最大直径达80.3 mm，累及头臂干，右侧无名动脉起始端明显扩张，未见明确动脉夹层及出血部位；心包大量血性积液。②冠状动脉前降支、第一对角支、回旋支、右冠状动脉粥样硬化，管腔轻度-重度狭窄。

急请心外科、血管外科会诊，反复阅片后确定升主动脉增强CT未见明确夹层血肿或内膜片，心包积血可能与主动脉显著扩张导致动脉壁菲薄，向心包内慢性渗血所致。升主动脉瘤并冠状动脉中-重度狭窄有主动脉置换＋旁路移植术指征，但患者高龄，手术风险极高，家属要求保守治疗。保留心包引流管7天，前3天共引流血性心包积液600 ml左右，3天后引流量逐渐减少，期间复查超声心动图3次，心包积液量逐渐减少至基本消失（表39-2）。

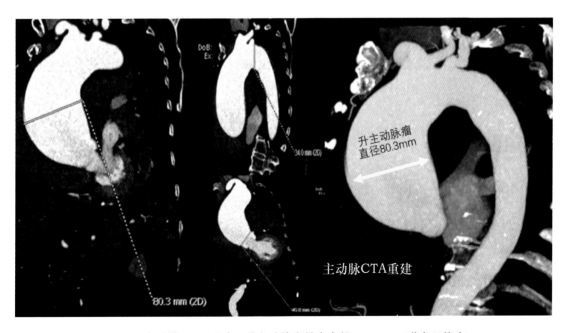

图 39-3 主动脉CTA重建，升主动脉瘤最大直径80.3 mm（黄色双箭头）

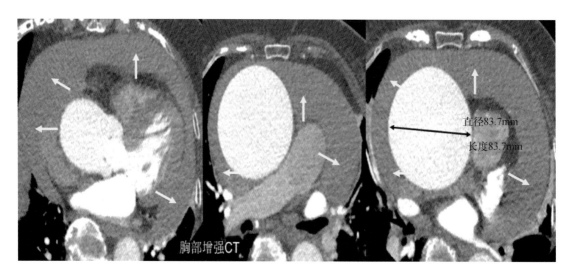

图 39-4 胸部增强 CT：最大升主动脉横径 83.7 mm，并可见大量心包积液（黄色箭头）

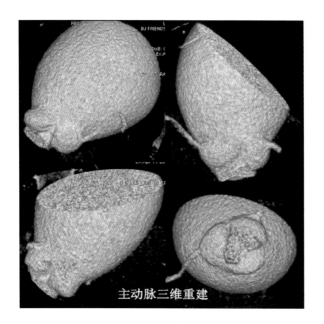

图 39-5 主动脉三维重建，未见夹层及内膜片

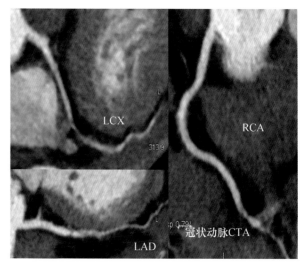

图 39-6 冠状动脉 CTA 重建

表 39-2 心包积液变化趋势						
日期	右心室前壁	右心室侧壁	右心室游离壁	左心室心尖部	左心室侧壁	左心室后壁	积液量
2017-04-10	1.95	—	0.64	0.64	0.67	—	中-大量
2017-04-12	—	0.80	—	—	1.10	—	少-中量
2017-04-13	0.15	0.24	—	—	—	0.24	极少量
2017-04-17	0.17	—	—	—	0.24	—	极少量
2017-04-19	0.37	—	—	—	0.21	—	极少量
2017-05-04	—	—	—	—	—	—	左心房沟液性三角暗区

拔除引流管观察 3 天后再次复查心包积液仍为极少量，带药出院。

转归及随访

出院后就诊于外院，请血管外科专家看过患者情况及检查资料后考虑患者高龄，手术风险极高，仍建议保守治疗。1 个月后我院门诊复查超声心动图只有左房室沟少量积液，未再出现咳嗽、胸闷及下肢水肿症状。

讨论

主动脉瘤是指主动脉病理性扩张，超过正常血管直径的 50%。主动脉瘤可由动脉粥样硬化、动脉中层囊性坏死或退行性变、梅毒感染、细菌或真菌感染、遗传性疾病（马方综合征）、风湿性主动脉炎、创伤、主动脉夹层以及先天性胸主动脉瘤引起[1]。胸主动脉瘤常合并高血压，后者可影响主动脉壁的强度，加速动脉瘤的膨胀。胸主动脉瘤好发部位依次为：降主动脉、升主动脉、主动脉弓及胸腹主动脉。临床表现：①胸痛：是胸主动脉瘤最常见的症状，一般不严重，多为胀痛或跳痛，压迫侵蚀胸骨、肋骨和脊椎及神经时，疼痛可加重。若出现撕裂样剧痛，可能为瘤体扩展，濒临破裂。②压迫症状：动脉瘤压迫气管支气管、食管、喉返神经，邻近血管可出现咳嗽或呼吸困难、吞咽困难、声音嘶哑、上腔静脉综合征、脑缺血等表现。③破裂：可能是该病的首发症状，血液流入纵隔、胸膜腔、气管支气管或食管，均可致命，破入心包可引起心脏压塞。病变累及主动脉根部时可产生主动脉瓣关闭不全，严重时出现左心衰竭[2]。胸部正侧位可见纵隔阴影增宽或形成局限性团块影，瘤壁有时可有钙化。超声心动图可显示主动脉段的梭形和囊状扩张，可直接测量其径线，还可显示动脉瘤内附壁血栓情况。胸部增强 CT 不仅可显示动脉瘤的存在和瘤壁的钙化，还可测量其宽径。胸主动脉瘤的治疗以外科为主，内科为辅。对已发生破裂的主动脉瘤，应急诊尽快行外科治疗[3]。对未破裂的主动脉瘤，如出现腹痛、腰背痛等症状，则具有手术干预的指征。对未破裂且无症状的主动脉瘤，如直径增大至一定程度或增长速率较快，破裂风险增加，则亦具有外科干预的指征[4]。内科主要控制高血压，治疗伴随疾病。内科药物治疗对动脉瘤扩展和伴显著动脉粥样硬化幸存者的长期疗效尚未肯定，但有报告认为，β 受体阻滞剂对成年马方综合征患者有确切的疗效，可使主动脉扩张速度减慢，主动脉夹层分离、主动脉瓣反流发生率及死亡率均减少。

经验与教训

主动脉瘤破裂致心脏压塞多为急性过程，往往病情进展迅速导致死亡，合并血性心包积液是升主动脉瘤较少见的临床表现，此患者以喘憋、咳嗽伴双下肢水肿症状就诊，与主动脉瘤的典型常见胸痛、压迫症状不相符。老年患者出现大量心包积液无急性心脏压塞体征容易使人想到结核等常见心包积液的原因，但入院胸片已经提示纵隔明显增宽，超声心动图发现主动脉显著扩张等升主动脉瘤证据，由于经验有限，未考虑到主动脉瘤出血的问题，直到经过心包穿刺引流出鲜血性不凝液体才使人想到主动脉瘤与血性心包积液的相关性。本病例提示在升主动脉瘤合并心包积液时一定要考虑到有瘤体慢性渗血导致心脏压塞可能，如同时有胸痛、心电图改变怀疑合并冠心病者，在明确积液性质之前非特别必要情况下不可应用抗凝、抗血小板药物，否则可能带来灾难性后果。

（丁晓松）

参考文献

[1] Agarwal V，Yaliwal C，Ofo E，et al. Giant ascending aortic aneurysm-a case report and review. Heart Lung Circ，2007，16（7）：385-388.

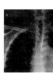

［2］徐连彬，梁家立，陈世鑫. 巨大升主动脉瘤 1 例治疗体会. 创伤与急危重病医学，2017，5（1）：64.

［3］Elefteriades JA. Natural history of thoracic aortic aneurysms：indications for surgery，and surgical versus nonsurgical risks. Ann Thorac Surg，2002，74（5）：S1877-1880.

［4］Oladokun D，Patterson BO，Sobocinski J，et al. Systematic review of the growth rates and influencing factors in thoracic aortic aneurysms. Eur J Vasc Endovasc Surg，2016，51（5）：674-681.

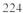

北京友谊医院 心血管病例荟萃

病例 40　以胸腔及心包积液为表现的无痛性主动脉夹层患者 1 例

患者男性，56 岁，作家，于 2015 年 1 月入院。

病史陈述

主因间断胸闷伴喘憋 8 天入院。

入院前 8 天患者无诱因出现呼吸困难，伴出汗，发热，最高体温 38.0℃，无胸痛或背痛，无咯血，无体重减轻。就诊于社区医院，胸片检查提示：右下肺纹理增多，右下肺部感染可能（图 40-1A），给予头孢唑肟钠抗感染治疗，患者症状无明显缓解，5 天后复查胸片出现心影增大，并出现左侧胸腔积液（图 40-1B）。转至我院急诊科就诊，化验血常规：WBC 12.96×10^9/L，GR 77.5%，Hb 110 g/L，PLT 正常，CRP ＞160 mg/L，心肌酶升高，TnT 1.1 ng/ml，

TnI 6.432 ng/ml，CK-MB 无升高，心电图检查正常，考虑急性冠状动脉综合征可能性大，收住我科心脏重症监护病房。

既往有高血压病史 20 年，最高 160/140 mmHg，曾服用苯磺酸氨氯地平 5 mg，每日 1 次，酒石酸美托洛尔 50 mg，每日 1 次，近 3 个月自行停用降压药物。吸烟史 40 年。3 年前因高血压致右眼眼底出血后失明，目前右眼仅有光感。

30 岁结婚，育有 1 子，妻子及儿子体健。父母均在 40 余岁时患心肌梗死，有 1 姐 1 弟，均患"高血压"。

入院体格检查：体温 37.8℃，血压 136/90 mmHg（左上肢），140/90 mmHg（右上肢），BMI 25.95 kg/m^2，eGFR 75.09 ml/(min·1.73 m^2)。未见颈静脉怒张，未闻及颈部血管杂音，甲状腺

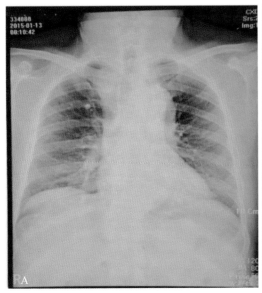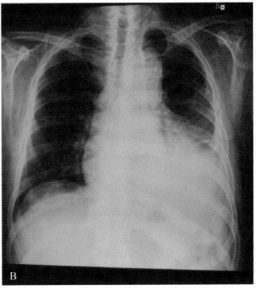

图 40-1　A. 右下肺纹理增多，肺部感染可能；B. 心影增大，左侧胸腔积液

225

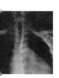
无肿大。左下肺语音震颤减弱，呼吸音减低，双肺未闻及干湿啰音，未闻及胸膜摩擦音。心界向两侧扩大，心率 83 次/分，律不齐，可闻及早搏，心音遥远，各瓣膜听诊区未闻及病理性杂音，未闻及心包摩擦音。腹平软，无压痛、反跳痛及肌紧张，肝肋下 2 cm 可触及，无压痛，脾肋下未触及，肠鸣音 3 次/分。双下肢无水肿，双侧足背动脉搏动正常。无奇脉。

入院初步诊断：心包积液、左侧胸腔积液原因待查：肿瘤性？结核性？炎性？高血压病 3 级（很高危）；肺部感染。

诊治及病情演变经过

入院当天行床旁超声心动图检查提示中等量心包积液，升主动脉增宽，升主动脉内径 46 mm，主动脉窦内径 44 mm，考虑可能为长期高血压引起升主动脉增宽。入院第二天行诊断性胸腔穿刺术，胸水为黄色，性质为渗出液。同时胸水涂片未找到结核杆菌，胸水腺苷脱氨酶正常，PPD 试验阴性，结核感染 T 细胞检测阴性，抗结核抗体阴性。入院后的肿瘤标志物检测阴性，自身抗体阴性，肝功能、肾功能正常。血沉正常。入院后多次心电图正常，考虑心肌酶升高可能与发热、心包炎有关，故排除急性冠状动脉综合征的诊断。为进一步明确胸腔积液及心包积液的性质，行胸部增强 CT 检查提示：左侧为主的双侧胸腔积液合并心包积液，心包积液较胸腔积液密度高，同时发现升主动脉周围环形较高密度影，考虑升主动脉夹层的真腔和假腔，主动脉弓下方动脉瘤形成可能（图 40-2）。进一步行 CT 的主动脉重建显示升主动脉近弓部内下方可见局限性突出囊样灶，大小约 27.5 mm×30.1 mm×

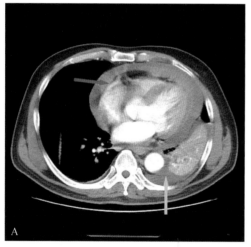

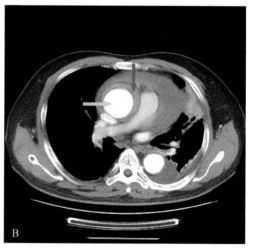

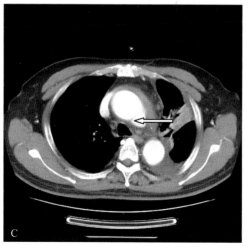

图 40-2　A. 双侧胸腔积液伴心包积液，心包积液密度较胸腔积液密度高（红色箭头所指为心包积液，黄色箭头所指为胸腔积液）；B. 升主动脉出现真腔和假腔（黄色箭头所指为真腔，红色箭头所指为假腔）；C. 主动脉弓部的动脉瘤

14.1 mm，降主动脉及腹主动脉未见明显异常，且心包积液量较前有所增多（图40-3）。因此主动脉夹层动脉瘤（Stanford A 型）诊断明确。随后将患者转至血管外科，行主动脉造影显示：主动脉弓起始段小弯侧存在一直径 12 mm 的破口，局部形成 30 mm×30 mm×20 mm 的动脉瘤（图40-4A）。拟行置入封堵伞来封堵主动脉破口未成功，决定实施杂交手术，行降主动脉-弓上分支旁路移植（搭桥）及主动脉弓覆膜支架腔内修复术（图40-4B），术后复查造影见主动脉破口隔绝良好（图40-4C）。探查左侧胸腔内为淡黄色胸水，探查心包见心包腔内较多暗红色陈旧积血，清除心包积血。术后心包积血病理结果显示为凝血及纤维素渗出，部分边缘纤维肉芽组织形成（图40-5）。

转归及随访

术后患者恢复良好，未再有胸闷及喘憋症状。复查胸部增强 CT 及超声心动图未见胸腔积液及心包积液，无主动脉夹层表现。

讨论

这个病例是 1 例无痛的，合并出现心包血、胸腔积液的急性主动脉夹层患者。急性主动脉夹层是少见的但是严重威胁生命的急症，死亡率在 55% 左右。对急性主动脉夹层进行早期诊断及治疗是减少死亡的关键因素。有典型症状的主动脉夹层容易被诊断出来，典型症状包括胸痛、背痛或下肢痛，尤其是疼痛一开始就非常剧烈。相反，疼痛症状轻微或没有疼痛的急性主动脉夹层往往容易被延误诊断及治疗。无痛性主动脉夹

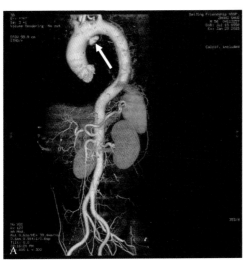

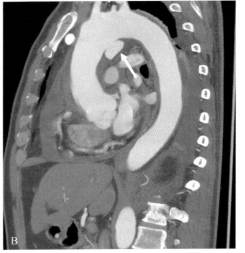

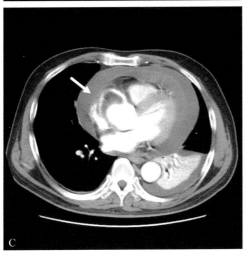

图 40-3　A 和 B. 升主动脉近弓部内下方局限性囊样动脉瘤；**C.** 心包积液量较前有所增多

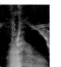

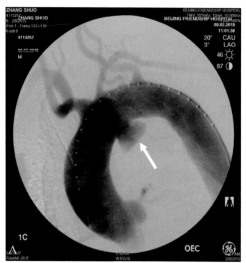

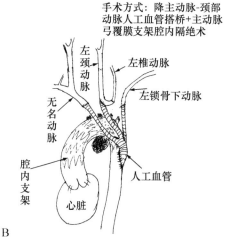

手术方式：降主动脉-颈部动脉人工血管搭桥+主动脉弓覆膜支架腔内隔绝术

左颈动脉
左椎动脉
左锁骨下动脉
无名动脉
腔内支架
人工血管
心脏

B

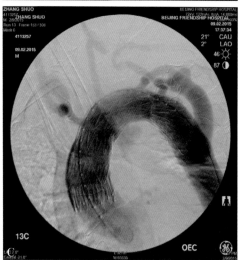

图 40-4　**A.** 主动脉造影见主动脉弓起始段小弯侧存在一直径 12 mm 的破口，局部形成 30 mm×30 mm×20 mm 的动脉瘤；**B.** 杂交手术方式示意图；**C.** 术后复查造影见主动脉破口隔绝良好

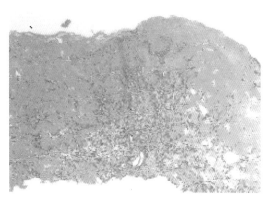

10×HE 染色

图 40-5　术后心包积血病理结果显示为凝血及纤维素渗出，部分边缘纤维肉芽组织形成

层的发生率为 6.4%[1]，可表现为一些少见的症状，包括心包积液、晕厥、胸腔积液、休克。与有典型疼痛症状的急性主动脉夹层相比，由于不易被及时诊断及诊治，预后更差。

　　主动脉夹层的 Stanford 分型有 A 型夹层（累及升主动脉的夹层）和 B 型夹层（累及左锁骨下动脉以下的夹层），其中急性 A 型主动脉夹层易并发心包积血，夹层沿升主动脉逆行剥离导致夹层破裂或血液渗漏至心包腔造成心包积血，本病例考虑为血液渗漏至心包腔造成心包积血，对无痛性主动脉夹层极易误诊为心包炎而延误诊断。一些合并心包积血的主动脉夹层的血流动力学是稳定的，这是因为夹层的内膜片或假腔的血栓封闭了破口，减慢了真腔和假腔之间的血流。此外，心包积血减小了假腔和心包腔之间的压力梯度。这种患者不适宜行心包穿刺术，因为心包穿刺后破坏了这个压力梯度，会导致血流动力学迅速恶化[2]。

研究显示胸腔积液平均出现的时间在夹层出现后的4.5天[3]，该病例第一次胸片中无胸腔积液，第二次胸片上出现了胸腔积液的表现。胸腔积液合并心包积液可以发生在各种各样的疾病中，并且是引起呼吸困难的重要原因，这些疾病包括结核、肿瘤、细菌或病毒感染引起的疾病，以及一些自身免疫性疾病，但是却很少见于急性主动脉夹层。在一些少见的病例中，主动脉夹层无胸痛或背痛，而是以胸腔积液、心包积液为首发症状[2-3]。主动脉夹层合并胸腔积液时，胸腔积液主要位于左侧，这主要是由于主动脉血管在解剖结构上更接近左侧胸腔。主动脉周围的炎症反应可能刺激左侧胸膜，引起壁层胸膜的炎症反应，导致左侧渗出性胸腔积液。对这一现象和发病机制的认识是十分重要的，当胸水检查及辅助检查排除其他疾病，如肿瘤、结核或感染性疾病时，表明可能为胸部大血管病变，这可帮助我们及时诊断出胸部大血管的一些隐蔽病变，如主动脉夹层、巨细胞性动脉炎及多发性大动脉炎。此外，主动脉夹层破裂可导致血性胸腔积液。

该病例中患者除胸腔积液及心包积液外有发热表现，发热除肺部炎症外，也可能与主动脉夹层有关。研究显示主动脉夹层患者可合并发热，有报道以持续性发热为表现的无痛性主动脉夹层病例[4]。研究表明，主动脉夹层和炎症反应相联系，主动脉壁的多种炎症介质可参与炎症反应，如白细胞、肿瘤坏死因子、C反应蛋白[5]。此外，有研究显示[3]，与没有积液的患者相比，合并积液的主动脉夹层患者白细胞数、中性粒细胞数、C反应蛋白及体温更高，这也可能是一种炎症反应。

这个病例是1例无痛的、合并出现胸腔积液、心包积液及发热的患者，很有意义，临床工作中对合并出现胸腔积液、心包积液及发热的患者，我们一般首先考虑结核、肿瘤或自身免疫性疾病，却很少考虑主动脉夹层。对这一少见现象提高警惕，可能对我们及时诊断主动脉夹层，尤

其对于诊断无痛性主动脉夹层有所帮助。

经验与教训

有典型症状的主动脉夹层一般很容易诊断，对症状不典型的主动脉夹层容易误诊，延误诊断及治疗。本例患者收住院的原因当时考虑可能存在急性冠状动脉综合征的可能，曾应用过低分子肝素抗凝治疗，这无疑加重了血液渗漏至心包腔的速度。且该病例曾考虑行诊断性心包穿刺，由于胸部增强CT的及时诊断才取消了心包穿刺的计划，否则一旦行心包穿刺则会导致血流动力学的不稳定。因此在临床工作中合并出现胸腔积液、心包积液及发热的患者，除考虑结核、肿瘤或自身免疫性疾病外，也要考虑无痛性主动脉夹层的可能，及时行影像学检查，以使患者能够得到及时的诊断及治疗。

（高红丽）

参考文献

[1] Park SW，Hutchison S，Mehta RH，et al. Association of painless acute aortic dissection with increased mortality. Mayo Clin Proc，2004，79：1252-1257.

[2] Chin CW，Koh N，Wong A，et al. An octogenarian with painless type A aortic dissection and cardiac tamponade. Postgrad Med J，2012，88：729-730.

[3] Hata N，Tanaka K，Imaizumi T，et al. clinical significance of pleural effusion in acute aortic dissection. Chest，2002，121：825-830.

[4] Yamada S，Tokumoto M，Ohkuma T，et al. Slowly progressive and painless thoracic aortic dissection presenting with a persistent fever in an elderly patient: the usefulness of combined measurement of biochemical parameters. Case Rep Med，2013：498129.

[5] Luo F，Zhou XL，Li JJ，et al. Inflammatory response is associated with aortic dissection. Ageing Res Rev，2009，8：31-35.

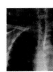

病例 41　主动脉缩窄继发高血压患者 1 例

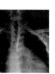

患者男性，23 岁，工人，入院日期 2005 年 11 月。

病史陈述

患者入院前 1 年出现间断头晕，以高血压原因待查，继发性高血压？肾动脉狭窄收入院。

患者近 1 年来无明显诱因出现头部胀痛，持续不缓解，间断伴头晕。头晕多于活动或情绪激动时出现，持续时间一般为几分钟，休息或情绪稳定后头晕可缓解。头晕发作时无头痛恶心，无肢体运动障碍，无颜面感觉异常，无听力下降等症状。就诊于当地医院测血压偏高，血压最高达 190/110 mmHg，给予降压药物口服，降压效果不理想。一直服用"卡托普利片，尼莫地平片，复方利血平"等药物，血压控制不佳，波动较大，就诊于我院门诊超声检查示肾动脉狭窄。既往体健，否认家族遗传病史，否认早发高血压家族史，无烟酒等不良嗜好。

入院情况：

查体：心率 80 次/分，血压 160/86 mmHg；双侧颈静脉无怒张；双肺呼吸音清，双侧肺底未闻及干湿啰音；浅表淋巴结未触及肿大；心界无扩大，心律齐，心前区可闻及 3/6 级收缩期杂音；脉搏 80 次/分，搏动有力，节律齐整，无奇脉、交替脉、水冲脉、周围血管征，无枪击音、动脉异常搏动；腹软，肝脾未触及肿大；双下肢无水肿。发育正常，体态中等，身高 178 cm，体重 70 kg，BMI 22.1 kg/m²，无满月脸、面部痤疮、潮红，无睡眠打鼾或呼吸暂停，双上肢血压：左上肢 166/86 mmHg，右上肢 160/86 mmHg，未闻及肾动脉杂音及腹主动脉杂音。

辅助检查：肾动脉超声（我院门诊）示双肾动脉为狭窄后频谱表现。

诊治及病情演变经过

入院后诊疗策略如下：①完善继发性高血压相关检查，排查可能的继发性高血压病因；②完善检查明确高血压靶器官损害；③评估患者整体情况及其他系统合并症状；④完善常规检查及 24 h 动态血压，评估患者血压状态，调整降压药物，积极控制血压。

入院后完善检查：

心电图：窦性心律未见明显异常。

超声心动图：各房室内径正常（LVEDD 51.4 mm，LVESD 2.94 mm），左室壁运动协调，室壁增厚，侧壁 12.7 mm，心尖部 11.3 mm，室间隔基底段 12.8 mm，余壁不厚，三尖瓣轻度反流，余瓣膜未见明显异常，左心室射血分数 75%。

肾动脉超声：右肾动脉加速时间约 0.22 s，左肾动脉加速时间约 0.35 s，双肾动脉频谱形态失常，呈单相波形。超声提示双肾动脉频谱呈狭窄后频谱表现，考虑双肾动脉存在狭窄，建议进一步检查。

腹部超声：双肾回声增强，不均匀。

尿常规：尿蛋白（一）。

尿微量白蛋白：微量白蛋白 0.40 mg/dl（参考值 0～1.9 mg/dl），α-1 微球蛋白 0.79 mg/dl（参考值 0～1.3 mg/dl），转铁蛋白 0.16 mg/dl（参考值 0～0.2 mg/dl），免疫球蛋白 IgG 0.36 mg/dl（参考值 0～1 mg/dl）。

肾上腺 CT：双侧肾上腺平扫＋增强未见明显异常。

血浆醛固酮：卧位 220.4 pg/ml，立位

329.6 pg/ml。

肾素：卧位 11.9 pg/ml，立位 6.8 pg/ml。

血管紧张素：卧位 204.2 pg/ml，立位 134.8 pg/ml。

皮质醇：晨 0:00 7.37 μg/dl，晨 4:00 3.84 μg/dl，晨 8:00 14.56 μg/dl。

肾核素显像：双肾于腹主动脉显影 4 s 后见动脉早期充盈，双肾同时达灌注峰，右肾峰值略低于左肾，双肾显影清晰，形态正常，右肾略小于左肾。左肾放射性浓聚及排泄正常，肾功能曲线正常。右肾曲线幅度略低于左肾，可见双峰，c 段排泄略延缓。肾小球滤过率：左侧 48 ml/min，右侧 39 ml/min。20 min 清除率时间：左侧约 35.8%，右侧约 46.42%。高峰时间（T1/2）左侧约 4 min，右侧约 4.5 min。检查意见：左肾功能正常，右肾功能大致正常，建议进一步检查。

根据上述病史、症状及辅助检查结果，考虑肾血管性高血压可能性大，在此过程中同时调整药物并每日监测血压，降压效果仍不理想，血压波动于 160～190/100～120 mmHg。患者青年男性，无早发高血压家族史，超声、CT 示肾动脉狭窄表现，不除外多发性大动脉炎、动脉粥样硬化导致的肾动脉狭窄，经讨论仍考虑行大血管造影检查。

2005 年 11 月 9 日局麻下行非选择性外周血管造影，经股动脉穿刺置入 6F 鞘管，送入 6F 猪尾导管至降主动脉反复多次均不能到达升主动脉，更换泥鳅导丝后仍无法进入升主动脉，于降主动脉行非选择性外周动脉造影示降主动脉 90% 局限性狭窄。穿刺右桡动脉后经鞘送入造影导管至主动脉根部行血管造影示升主动脉、头臂干、左颈总动脉、左锁骨下动脉正常。将导管置于降主动脉狭窄端再次行造影可见降主动脉 90% 局限性狭窄，跨病变压差 100/38 mmHg；造影示双肾动脉、双侧髂动脉未见明显异常（图 41-1，图 41-2）。

患者降主动脉局限性重度狭窄考虑先天性主动脉缩窄，于 2005 年 11 月 23 日行主动脉缩窄成形术，术后伤口愈合好，复查血压，双上肢血压：左上肢 140/80 mmHg，右上肢 136/76 mmHg，左下肢 136/76 mmHg，右下肢 140/76 mmHg，触诊足背动脉搏动好，较术前显著改善。

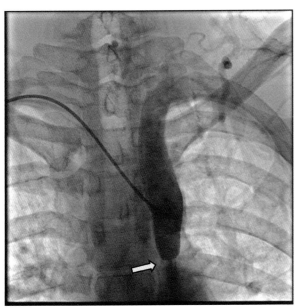
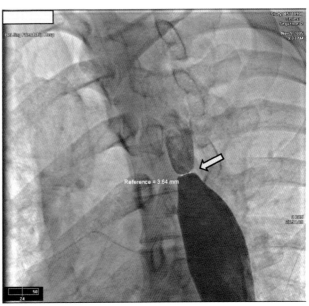

图 41-1 降主动脉造影结果示降主动脉 90% 局限性狭窄

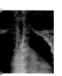

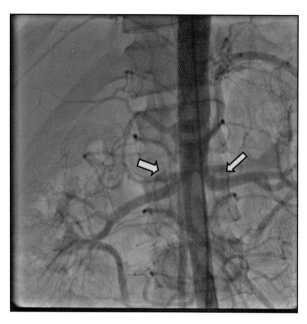

图 41-2 肾动脉造影结果示双肾动脉通畅，未见明显狭窄

转归及随访

患者停用降压药物后出院，出院 6 个月随访时无不良事件，未服用降压药物，血压正常。

讨论

主动脉缩窄（coarctation of aorta，CoA）是指各种原因导致的主动脉局限性狭窄，管腔缩小，造成血流量受阻。CoA 可以发生在胸主动脉，也可以发生在腹主动脉，表现为不同的症状。常见病因包括先天性主动脉缩窄和后天性疾病如风湿性疾病和多发性大动脉炎，研究显示 35%～68% 的主动脉缩窄患者合并血压升高，约 1/3 患者即便在解剖异常解除后仍存在高血压，血压升高是该部分患者过早死亡的危险因素，需要强化治疗并密切随访[1]。针对 CoA 患者我们在查体中的注意事项包括：测量上、下肢血压；听诊血管杂音；触摸足背动脉搏动。在简单的专科查体后对有阳性表现的患者进一步行主动脉 CTA 或造影检查确诊。首诊高血压患者均应完善检查排除继发性因素，有些继发性高血压在治疗原发病后血压可恢复正常。

肾血管性高血压（renovascular hypertension，RVH）指由各种原因造成肾动脉病变产生的继发性高血压。患者怀疑是肾血管性高血压时应先完善影像检查如超声、CTA、MRI 与磁共振血管成像（MRA）。单纯肾动脉狭窄并不一定都有临床意义，狭窄同时单侧肾素水平增高才能确诊为 RVH。明确存在肾动脉狭窄后可进一步行外周肾素活性检测、肾静脉肾素测定、卡托普利（开搏通）肾动态显像等明确 RVH 的诊断。明确 RVH 后需进一步分辨引起肾动脉病变的原因，常见病因包括动脉粥样硬化、纤维肌性结构不良（fibromuscular dysplasia，FMD）和大动脉炎（Takayasu's arteritis，TA），并针对病因采取肾动脉成形术、激素治疗等对应治疗措施。

常见的继发性高血压病因包括：原发性醛固酮增多症、肾血管性高血压、肾性高血压、嗜铬细胞瘤、大动脉炎等。高度怀疑原发性醛固酮增多症者进一步行确诊试验：评估患者一般状况，常规采用卧立位试验及盐水负荷试验，高龄、心功能受损患者可采用开搏通试验。同时完善肾上腺增强 CT 检查，明确是否存在肾上腺腺瘤以指导进一步治疗。

怀疑存在嗜铬细胞瘤、库欣综合征患者进一步完善相关激素检查；高度怀疑睡眠呼吸暂停综合征患者完善呼吸睡眠监测，明确诊断后在降压药物基础上嘱患者侧卧睡眠及减重，尽量减轻呼吸阻塞，并根据睡眠呼吸暂停严重类型及严重程度决定是否夜间佩戴呼吸机治疗。

经验与教训

本例患者诊治的经验教训如下：

研究显示约 16% 的青年高血压患者为继发性[2]，原发病诊治延误所引发血管损伤、心脏重构等可导致患者治愈原发病后血压仍不能恢复正常，需要服用降压药物治疗[3]，因此对初发就诊的高血压，尤其是青年高血压患者应仔细筛查可能存在的继发性因素，尽早明确诊断。

问诊和查体仍是做出正确诊疗的基石，即便有条件开展超声、CT 及血管造影等辅助检查，也应重视查体对诊疗的作用。该例患者中我们进行了高血压患者相关查体如测量双侧血压、卧立位血压、听诊肾动脉杂音，但忽视了相对少见的主动脉缩窄所引发的继发性高血压相关查体如触诊足背动脉搏动，且过度相信辅助检查中对于可疑肾动脉狭窄的描述，导致患者的诊疗过程被肾动脉超声及CT报告所误导。

（梁拓　王永亮）

参考文献

[1] Dijkema EJ，Leiner T，Grotenhuis HB. Diagnosis，imaging and clinical management of aortic coarctation. Heart，2017，103（15）：1148-1155.

[2] Yoon EY，Cohn L，Freed G，et al. Use of antihypertensive medications and diagnostic tests among privately insured adolescents and young adults with primary versus secondary hypertension. J Adolesc Health，2014，55（1）：73-78.

[3] Winer N. Evaluation and Management of Secondary Hypertension//McFarlane S，Bakris G. Diabetes and Hypertension. New York：Humana Press，2012：15-24.

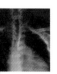

病例 42　三尖瓣血栓合并肺栓塞患者 1 例

患者女性，61 岁，工人，入院时间：2009 年 6 月。

病史陈述

主因胸闷、胸痛 4 天入院。

患者入院前 4 天无明显诱因出现胸闷、胸痛，伴心悸，活动后加重，无发热，无咳嗽、咳痰、咯血，无恶心、呕吐，无头晕、头痛、晕厥，未予重视，1 天前上述症状加重，就诊于我院急诊，测血压 70/50 mmHg，PaO_2 50 mmHg，D-二聚体 0.443 mg/L，胸部增强 CT（图 42-1）示：肺动脉主干及双下肺动脉分支内可见多发充盈缺损，双侧少量胸腔积液，心包积液。床旁超声心动图（图 42-2）示：三尖瓣附着物（赘生物？血栓？），三尖瓣关闭不全（中度），右心房、右心室扩大，肺动脉高压（中度），少量心包积液。双下肢静脉超声示：双下肢深静脉血流通畅。急诊考虑"肺栓塞"，予补液、扩容等对症治疗后，患者生命体征及一般状况较前好转，胸闷、胸痛无明显缓解。

既往史：28 年前脑梗死，未遗留肢体及言语障碍。18 年前因车祸发生脑出血、颅底骨折，未遗留肢体及言语障碍。

体格检查：体温 36.6℃，呼吸 27 次/分，脉搏 96 次/分，血压 116/62 mmHg，神志清，精神可，表情痛苦，呼吸急促，双肺呼吸音粗，双肺底可闻及少量湿啰音。心界不大，心率 96 次/分，律齐，A2＜P2，心音略低，各瓣膜听诊区未闻及病理性杂音。腹软，无压痛、反跳痛及肌紧张，肝脾肋下未及。双下肢周径对称，双下肢轻度凹陷性水肿，双侧足背动脉搏动可。

根据上述病史、症状及辅助检查结果，患者入院初步诊断：急性肺栓塞，三尖瓣赘生物，三尖瓣关闭不全（中度），肺动脉高压（中度），心功能 Ⅱ 级（NYHA 分级），Ⅰ 型呼吸衰竭。

诊治及病情演变经过

患者经过急诊保守治疗后，胸闷、胸痛无明显缓解，患者入院后第 2 日转入我院心外科行急诊体外循环下"肺动脉切开取栓术＋三尖瓣取栓

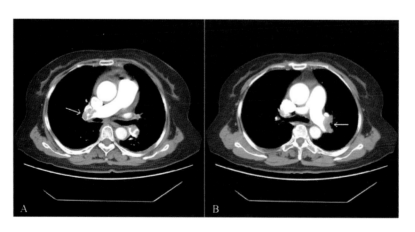

图 42-1　胸部增强 CT。**A.** 右肺动脉见多发充盈缺损；**B.** 左肺动脉见多发充盈缺损（箭头所示）

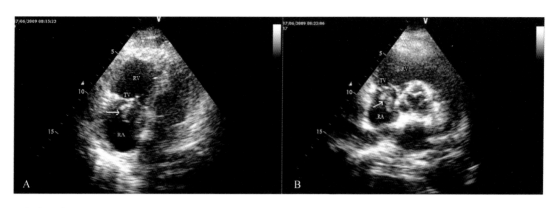

图 42-2 床旁超声心动图示右心房内漂浮血栓附着于三尖瓣前叶腱索上。**A.** 胸骨旁四腔心切面见血栓附着于三尖瓣心房侧；**B.** 大动脉短轴切面见血栓附着于三尖瓣心房侧（白色箭头所示）

术＋三尖瓣成形术"，术中切开右心房见长条形血栓，约 2 cm×10 cm，缠绕于三尖瓣前叶腱索上（图 42-3），术后病理示右心房及肺动脉取出物符合血栓病变（图 42-4）。

术后给予患者呼吸机辅助、心电监护、抗感染、调节电解质酸碱平衡、间断输注血浆等对症治疗，为明确血栓来源，完善腹、盆腔 CT 等检查均未见血栓。经上述治疗患者胸闷、胸痛及全身症状逐渐好转，术后复查血常规、生化、X线等未见明显异常。超声心动图示：三尖瓣未见异常，少量心包积液。患者带药出院：华法林 4.5 mg 每晚 1 次，地高辛 0.125 mg 每日 1 次，螺内酯 20 mg 每日 2 次。

转归及随访

患者于 2010 年 3 月 4 日（术后 8 个月余）

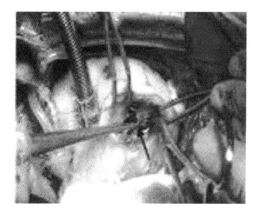

图 42-3 术中见血栓，附着于三尖瓣前叶腱索上（黑色箭头）

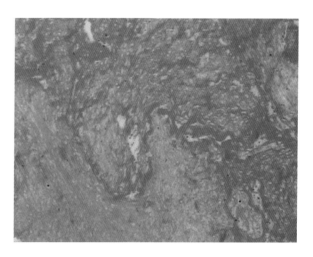

图 42-4 病理示三尖瓣血栓。苏木精-伊红染剂×10

为进一步复查评估全身情况再次收住我院，检查结果示：血 D-二聚体正常，超声心动图示：各房室内径正常，二、三尖瓣轻度反流束，未见赘生物。双下肢静脉及肺灌注 SPECT 示：双下肢深浅静脉显像均未见血栓征象；左肺部分前基段、背段可疑肺栓塞表现（考虑为陈旧肺栓塞）。2012 年 4 月（术后 3 年）患者复查双下肢静脉超声、超声心动图及肺通气-灌注显像未见明显异常。目前随访时间为 7 年，为预防血栓复发，一直应用华法林抗凝，目前一般状况良好，无咳嗽、咯血及喘憋，无胸闷、胸痛等不适症状。

讨论

该病例有以下特点：①患者老年女性，急性

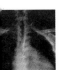
起病，无明显诱因出现胸闷、胸痛，伴心悸，伴有低血压及低氧血症。②D-二聚体升高，胸部增强 CT 示：肺动脉主干及双下肺动脉分支内可见多发充盈缺损。超声心动图示：三尖瓣附着物，三尖瓣关闭不全（中度），右心房、右心室扩大，肺动脉高压（中度），少量心包积液。双下肢静脉超声示：双下肢深静脉血流通畅。③患者急诊行"肺动脉切开取栓术＋三尖瓣取栓术＋三尖瓣成形术"，术中切开右心房见长条形血栓，缠绕于三尖瓣前叶腱索上，术后病理示右心房及肺动脉取出物符合血栓病变。患者肺栓塞（pulmonary embolism，PE）及三尖瓣血栓诊断明确。

PE 除原发性因素，如抗凝血酶缺乏、Ⅷ因子缺乏、蛋白 S 缺乏、蛋白 C 缺乏、纤溶酶原缺乏等因素外，继发性原因常见于创伤/骨折、外科大手术术后、中心静脉插管、长期口服避孕药、长途航空或乘车旅行、各种原因的制动/长期卧床等因素导致静脉系统血栓形成，一般为下肢深静脉血栓（deep venous thrombosis，DVT），DVT 是导致肺栓塞的最主要原因，90%～95% 肺动脉栓子来源于下肢 DVT[1-2]。该患者 PE 诊断明确，但无上述继发性 PE 的因素，双下肢深静脉血流通畅，行超声心动图时发现三尖瓣附着物，急诊外科手术证实了三尖瓣及肺动脉中均为血栓。结合肺栓塞病史考虑该例患者可能为三尖瓣血栓脱落入肺动脉导致了急性肺栓塞。

PE 合并三尖瓣血栓临床较少见，检索国内外文献仅有几例报道，三尖瓣血栓属于右心血栓（right heart thrombi，RHT）范畴，最近前瞻性多中心 RIETE 注册研究[3]发现 PE 合并 RHT 发生率约为 3%，PE 合并 RHT 患者 PE 复发率及死亡率均明显高于单纯 PE 患者。PE 合并 RHT 治疗包括抗凝治疗、再灌注治疗（溶栓治疗、经皮导管介入治疗及外科血栓清除术），目前治疗方案仍有争议，缺乏大规模随机对照研究。Acharya 等[4]报道 1 例 54 岁男性确诊大面积肺栓塞合并三尖瓣跨瓣血栓后立即行外科取栓术清除肺动脉及三尖瓣栓子，术后置入下腔静脉滤器避免右下肢深静脉血栓脱落，患者长期随访，预后良好。2014ESC 指南[1]中指出急性 PE 合并 RHT 可进行溶栓治疗及外科血栓清除术，但疗效有争议，并未指出哪类 PE 合并 RHT 患者可以从再灌注治疗中获益。本例患者确诊 PE 时出现低血压，根据指南的危险度分层（表 42-1）应视为高危患者，应迅速启动再灌注治疗[1]，结合患者合并三尖瓣赘生物，急诊行外科血栓清除术治疗。术后随访患者一般状况良好，血栓栓塞事件未复发。而 Barrios[5]等纳入了 RIETE 注册研究中 325 例 PE 合并 RHT 患者，比较再灌注组（70 例）与抗凝组（255 例）预后，结果发现两组死

表 42-1 急性肺栓塞早期死亡风险分层[1]

早期死亡风险	风险指标和评分			
	休克或低血压	PESI 分级 Ⅲ～Ⅴ 或 sPESI＞1[a]	影像学提示右心室功能不全[b]	心脏实验室生物标志物[c]
高危	＋	（＋）[d]	＋	（＋）[d]
中危	中危-高度	－	＋	双阳性
	中危-低度	－	＋	一个（或没有）阳性[e]
低危	－	－		选择性检查；若检查，双阴性[e]

注：PESI：肺栓塞指数；sPESI：简化肺栓塞指数。[a]PESI 分级 Ⅲ～Ⅴ 提示 30 天死亡率中-极高；sPESI＞1 提示 30 天死亡率高。[b]右心室功能不全超声心动图指标包括右心室扩大和（或）右心室/左心室直径比值增加（＞0.9 或 1）；右心室游离壁运动减低；TAPSE 降低；或联合以上指标。右心室功能不全 CT 动脉造影（四腔心切面）指标为右心室-左心室舒张末期直径比值增高（＞0.9 或 1）。[c]心肌受损指标（血浆肌钙蛋白 I 或 T 升高），或（右）心功能不全所致心力衰竭（BNP 升高）。[d]对于伴有休克或低血压的 PE 患者无须评估 PESI 或 sPESI 或实验室检查。[e]对 PESI 分级 Ⅰ～Ⅱ 或 sPESI＝0 的患者，若血浆标志物升高或影像学提示右心室功能不全，也被列为中危-低度组。这适用于影像学或生物标志物检查结果早于临床严重程度指数评估的情况

亡率及出血事件发生率没有差异，但再灌注组患者的复发率高于抗凝组。本例患者术后为预防血栓复发，一直应用华法林抗凝治疗，多次复查超声心动图、肺灌注 SPECT、双下肢静脉超声均未见血栓复发。

经验与教训

对于疑诊高危肺栓塞患者应及时行床旁超声心动图检查，作为无创的检查方法，超声心动图不仅可以通过明确有无右心房、右心室的增大及有无肺动脉高压，帮助我们及时诊断肺栓塞，而且可以及时明确右心系统有无血栓，有助于选择正确的治疗方法。此外，超声心动图还可迅速鉴别急性瓣膜功能不全、心脏压塞等，为临床诊断鉴别提供可靠的依据。

（高红丽　郭春艳　王佳丽）

参考文献

［1］ Konstantinides SV，Torbicki A，Agnelli G，et al. 2014 ESC guidelines on the diagnosis and management of acute pulmonary embolism. Eur Heart J，2014，35（43）：3033-3069，3069a-3069k.

［2］ Konstantinides SV，Barco S，Lankeit M，et al. Management of pulmonary embolism：An update. J Am Coll Cardiol，2016，67（8）：976-990.

［3］ Barrios D，Rosa-Salazar V，Jiménez D，et al. Right heart thrombi in pulmonary embolism. Eur Respir J，2016，48（5）：1377-1385.

［4］ Acharya GK，Adedayo AM，Prabhu H，et al. Right heart transvalvular embolus with high risk pulmonary embolism in a recently hospitalized patient：a case report of a therapeutic challenge. Case Rep Pulmonol，2015，481357.

［5］ Barrios D，Chavant J，Jiménez D，et al. Treatment of right heart thrombi associated with acute pulmonary embolism. Am J Med，2017，130（5）：588-595.

病例 43 顽固性低钾血症患者 1 例

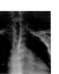
患者女性，85 岁，退休，2017 年 1 月收入院。

病史陈述

主因血压升高 10 余年，伴头晕、乏力 3 周入院。

患者 10 余年前无诱因发现血压升高，自测血压 160/80 mmHg，完善相关检查后考虑诊断为"原发性高血压"，予氯沙坦＋氢氯噻嗪等降压药对症治疗，此后规律口服降压药，血压控制在 140/90 mmHg 左右。3 周前无诱因出现全身乏力，头晕，伴多尿、夜尿增多，于我院急诊就诊，测血压 190/90 mmHg，血钾 2.78 mmol/L，给予降压、补钾、补液等对症治疗，为进一步诊治收入院。既往冠心病史 10 余年，10 年前于我院行经皮冠状动脉介入术（PCI），于前降支（LAD）置入支架 3 枚，1 年前于右冠状动脉（RCA）置入支架 1 枚。陈旧性脑梗死病史 1 年余。否认糖尿病。无烟酒嗜好。

体格检查：脉搏 72 次/分，呼吸 16 次/分；BMI 24 kg/m²，腹围 110 cm；血压（右上肢）134/70 mmHg，血压（左上肢）136/74 mmHg，血压（右下肢）130/75 mmHg，血压（左下肢）135/78 mmHg。双侧颈部血管可闻及血管杂音。两侧胸廓对称，呼吸运动对等，双肺呼吸音粗，双肺未闻及干湿啰音，心前区无异常隆起及凹陷，心尖搏动位于胸骨左侧第 5 肋间锁骨中线内 0.2 cm，各瓣膜区未触及震颤，叩诊心界不大，心率 72 次/分，律齐，P2＜A2，第一心音正常，各瓣膜听诊区未闻及病理性杂音及额外心音，无心包摩擦音。腹稍膨隆，腹软，无明显压痛、反跳痛及肌紧张，肝脾未触及，Murphy 征（－）。双下肢无水肿，双足背动脉搏动好。

入院后完善相关检查：

血钾 2.32 mmol/L，血钠、血氯水平正常，生化检查肝、肾功能正常；尿比重 1.005；尿蛋白 4 项（微量白蛋白、α1-微球蛋白、转铁蛋白、免疫球蛋白 IgG）均高于正常值；尿糖及有形成分均为阴性。24 h 尿钠定量 251.10 mmol，尿钠 81 mmol/L，24 h 尿钾定量 91.14 mmol，尿钾 29.4 mmol/L；血气分析：pH7.427，PaCO₂ 45.9 mmHg，SBE 5.2 mmol/L；甲状腺系列正常；内分泌六项（雌二醇、孕酮、泌乳素、促卵泡生成素、促黄体生成素、睾酮）均在正常范围；皮质醇（晨 0:00、下午 16:00、下午 20:00）检测正常；肾素-血管紧张素-醛固酮正常（立卧位）。双侧颈动脉超声提示硬化伴多发斑块形成；超声心动图检查：左心房内径增大，余房室内径正常，左心室射血分数正常，升主动脉增宽，主动脉瓣、二尖瓣后叶增厚，回声增强，主动脉瓣回声增强，余瓣膜无异常，室间隔基底段增厚 1.65 cm，室壁运动协调。

根据上述病史、症状及辅助检查结果，患者入院初步诊断：高血压 3 级（很高危），冠状动脉粥样硬化性心脏病，LAD-PCI 术后，RCA-PCI 术后，心功能Ⅲ级（NYHA 分级），血脂代谢异常，陈旧性脑梗死、低钾血症原因待查。

诊治经过

患者入院后给予替米沙坦、苯磺酸氨氯地平、琥珀酸美托洛尔缓释片控制血压，血压可维持在 140～150/70～80 mmHg；同时积极补钾治疗，但血钾水平仍然连续报警戒值（图 43-1），患者感乏力。目前治疗最主要方面是寻找低血钾病因，首先考虑钾摄入不足：患者无恶心呕吐，

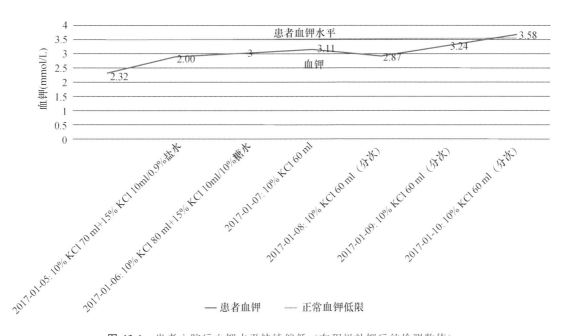

图 43-1　患者入院后血钾水平持续偏低（在积极补钾后的检测数值）

无腹痛腹泻，近期饮食尚可，暂不考虑钾摄入不足问题；其次钾丢失过多，首先患者老年女性，高血压病史，又出现低血钾，可能存在内分泌疾病问题，如原发性醛固酮增多症或皮质醇增多症，但完善醛固酮、皮质醇、肾素-血管紧张素等相关化验未发现异常，进行肾上腺 CT 检查，排除原发性醛固酮增多症。结合患者尿频尿急，夜尿增多，记出入量，每日尿量均在 3～3.5 L，夜尿约 2 L。查 24 h 尿钾偏多，但无酸中毒表现，排除肾小管酸中毒的可能。予患者监测血糖、血钙，均在正常范围，不存在渗透性利尿因素，虽然尿钠＞30.0 mmol/L，提示肾性失钠，但患者尿比重不高，故考虑多尿原因为尿中水含量增多。完善脑垂体磁共振，结果显示垂体微腺瘤（图 43-2），考虑患者尿量增多，引起钾从尿中丢失过多导致血钾降低，与垂体微腺瘤有关，加用醋酸去氨加压素片 0.5～1 片/日治疗。

转归及随访

患者出院后血压控制在 130 ～ 144/70 ～ 80 mmHg 之间，无头晕、心悸、头痛、疲劳、大汗等不适，尿量较前减少，全身乏力逐渐好转，血钾水平为 3.58 mmol/L。

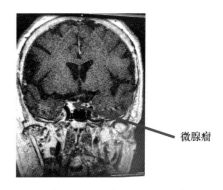

图 43-2　头颅 MRI 冠状位显示脑垂体微腺瘤

讨论

低钾血症是临床上的常见病与多发病，是指血清钾低于 3.5 mmol/L。顽固性低钾血症是指难以纠正、反复发作的低钾状态。一般认为低钾时主要通过神经、肌肉功能失调影响整个机体，低钾血症可引起心血管、神经、肌肉、消化道、内分泌、肾等多系统器官功能障碍，重症者可出现呼吸肌麻痹、恶性心律失常、心搏骤停危及生命。过去，临床上仅通过补钾的方法来缓解患者的临床症状。但是，该方法无法从根本上治愈低钾血症，复发率较高。因此，临床上明确低钾血症的发病原因十分重要，通过对其进行有针对性的治疗来改善预后。

此例患者表现为持续性低钾血症，伴高血压，长期口服降压药物，其中包括利尿剂，首先考虑是否与药物有关，但停用利尿剂后，经反复静脉及口服补钾治疗，低钾血症仍未能有效纠正。

其次，是否有转移性因素导致患者出现低钾血症？即钾离子进入细胞内过多引起血清钾降低，而机体并不缺钾。此种情况多见于①糖原合成增强，如应用大剂量胰岛素治疗糖尿病时，血清钾离子随葡萄糖大量进入细胞内以合成糖原，导致血清钾降低；②急性碱中毒，细胞外液钾离子急剧转入细胞内，因而引起低钾血症；③甲状腺功能亢进，甲状腺激素增加骨骼肌细胞 Na^+-K^+-ATP 酶活性，加速钾离子从细胞外向细胞内转移。但该患者血糖、甲状腺激素水平检查均在正常范围，且酸碱处于平衡状态，故可排除转移性因素导致的低钾血症。

相关研究指出，肾性失钾与非肾性失钾是临床导致低钾血症的两大病因[1]，肾性失钾判断标准为：血钾低于 3.5 mmol/L 时，24 h 尿钾大于 25 mmol/L；或血钾低于 3.0 mmol/L 时，24 h 尿钾大于 20 mmol/L 时，提示为肾性失钾。该患者经同步血钾及尿钾检测，证实其低血钾的原因是经肾丢失过多。肾性失钾根据血气分析情况可以分为伴有酸中毒和不伴酸中毒的低血钾，伴有酸中毒的低血钾主要见于肾小管酸中毒，血气分析表现为高氯性代谢性酸中毒。该患者查血氯正常，血气分析 pH 7.427，基本可除外肾小管酸中毒可能。无酸中毒的肾性失钾，且伴有高血压，多见于内分泌疾病所致低钾血症[2]。其中分为以下几种情况：①高肾素、高醛固酮，如肾素瘤、肾动脉狭窄；②低肾素、高醛固酮：原发性醛固酮增多症；③低肾素、低醛固酮：如 Liddle 综合征；④肾素正常、醛固酮正常：库欣（Cushing）综合征。该患者查肾素、醛固酮以及血皮质醇均正常，肾动脉及肾上腺 CT 增强扫描未见异常，临床也无库欣综合征表现，可除外上述内分泌疾病所致低钾血症。

该患者的一个临床显著特征是尿量，特别是夜尿增多，临床上引起多尿的因素很多，其中就

要警惕脑部、垂体-下丘脑部位的肿瘤（包括良、恶性肿瘤）。该例患者接受蝶鞍区 MRI 检查发现，垂体右侧异常强化改变，病变直径 5 mm，考虑垂体微腺瘤。垂体是人体最重要的内分泌器官，解剖学上分为前叶和后叶两部分。垂体前叶为腺垂体，分泌多种激素来调节人体生长发育、代谢和生殖；垂体后叶为神经垂体，虽然其本身不能够自主分泌激素，但其贮存了由下丘脑视上核分泌的精氨酸加压素（即抗利尿激素）和由室旁核分泌的催产素，其中的抗利尿激素对于调节人体正常的水代谢起着无可替代的作用[3]。该患者表现为顽固性低钾血症且伴有尿量明显增多，而通过醋酸去氨加压素抗利尿治疗后，症状改善，血钾水平可稳定在正常范围，由此表明垂体微腺瘤可能影响抗利尿激素的含量，导致患者尿量异常增多，引起低钾血症。

低钾血症是临床上十分常见的一种电解质代谢紊乱疾病，尤其应注意，血清钾只反映细胞外液中钾离子浓度，无法表明患者体内缺钾的病症，尤其当患者发生缺水或酸中毒疾病导致全身缺钾时，血清钾不一定会降低，因此对低钾血症的诊断应结合患者临床表现、病史及实验室检查结果，明确病因尤其重要，只有通过有针对性的治疗，才能确保临床治疗的有效性，应该引起临床医师高度重视。

（彭晖）

参考文献

[1] Liamis G，Rodenburg EM，Hofman A，et al. Electrolyte disorders in community subjects：prevalence and risk factors. Am J Med，2013，126（3）：256-263.

[2] Thomas RM，Ruel E，Shantavasinkul PC，et al. Endocrine hypertension：An overview on the current etiopathogenesis and management options. World J Hypertens，2015，5（2）：14-27.

[3] Ghosh S，Sahoo R，Rao S，et al. Pituitary macroadenoma：a rare cause of thyrotoxichypokalaemic periodic paralysis. BMJ Case Rep，2013，6：2013.

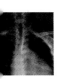

病例 44　心电图表现疑似急性心肌梗死的高钙血症患者 1 例

患者男性，55 岁，工人，入院日期：2013 年 6 月。

病史陈述

主因间断恶心、纳差、乏力 3 年，加重 2 个月入院。

患者近 3 年每于 5 月份左右开始出现恶心、纳差、乏力，就诊于外院中医科，连续服 4 个月左右中成药，具体不详，每年 9 月份左右上述症状缓解，近 2 个月上述症状加重，就诊于消化科，就诊过程中患者心慌、胸闷，就诊于急诊，心电图示 $V_1 \sim V_4$ 导联 ST 段弓背向上抬高，TnI 0.19 ng/ml，考虑不除外急性冠状动脉综合征，

收入心内科。体重近 40 天减轻约 10 kg。

入院查体：

血压 96/84 mmHg，甲状腺无肿大，颈部无血管杂音，浅表淋巴结无肿大，双肺（-），心率 107 次/分，心音正常，节律规整，未闻及病理性杂音及额外心音，腹软，无压痛，双下肢无水肿。

既往史及个人史：

发现肾功能不全 2 年，未治疗；高血压病史 4 个月，最高血压 140/90 mmHg，未用药，未监测血压。

辅助检查：入院心电图见图 44-1 所示；入院血钙 4.41 mmol/L，血磷 0.51 mmol/L；血肌酐

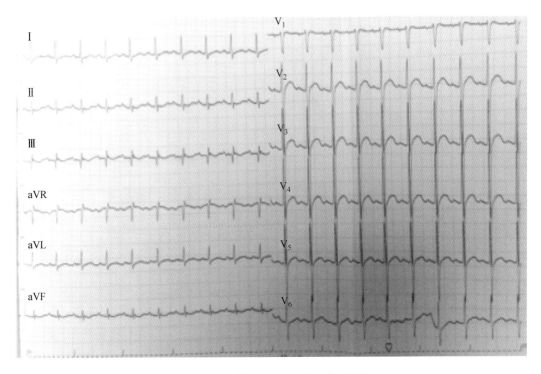

图 44-1　血钙 4.41 mmol/L 时心电图

155 μmmol/L，血尿素氮 10.6 mmol/L；TnI 0.19 ng/ml（参考值 0～0.03 ng/ml）。

超声心动图（2013-06-25）：LA 内径 33 mm，EDD 50 mm，LVEF 60%，室间隔 13 mm。

诊治及病情演变经过

入院后初步诊断为急性冠脉综合征？高血压病 1 级（很高危），心功能 I 级，慢性肾功能不全，高钙血症。给予患者口服阿司匹林 100 mg 每日 1 次，氯吡格雷 75 mg 每日 1 次，阿托伐他汀钙 20 mg 每日 1 次。多次复查心电图（图 44-2），复查的心电图与入院心电图比较无动态变化，多次复查 TnI、TnI 水平均较正常略升高、不符合心肌梗死心肌坏死标志物演变规律。入院后多次查血钙，均明显高于正常。给予患者生理盐水持续静点，静脉注射呋塞米 20 mg，肌内注射鲑鱼降钙素 50 IU 每 12 h 1 次，血钙下降不明显，心电图变化不明显。甲状旁腺素 621 pg/ml（参考值 11～62 pg/ml）；尿本周蛋白（－）；冠状动脉 CTA：未见冠状动脉狭窄；甲状腺彩超（2013-06-28）：甲状腺左叶囊实性结节；胸部螺旋 CT 平扫＋高分辨＋增强：左侧甲状腺低密度灶，

占位可能；颈部 MRI 平扫＋强化：甲状腺左叶富血供囊实性占位病变，甲状旁腺肿瘤？腹部螺旋 CT 平扫＋增强：肝多发囊肿；甲状腺核素扫描：甲状腺左叶外下"冷"结节；全身骨扫描显像：未见明显骨转移征象；甲状旁腺 MIBI 显像：甲状旁腺左叶部位放射性异常浓聚灶，首先考虑为甲状旁腺腺瘤。根据患者的症状、血钙水平、甲状旁腺 MIBI 显像结果，最终诊断为甲状旁腺癌。

随访及转归

患者转入普外科，行甲状旁腺肿物切除，2013 年 7 月 16 日手术切除肿物，冰冻提示甲状旁腺肿瘤，术后第 14 天血钙 2.25 mmol/L，心电图恢复为正常心电图，如图 44-3 所示。

讨论

此例患者的心电图表现及变化主要与血清钙水平相关（高钙血症时心电图表现为 ST 段消失，R 波后继以宽 T 波，QT 间期缩短；血钙恢复正常时 QT 间期恢复正常）。此例患者最初误诊的原因：心电图表现酷似 ST 段抬高、无以往心电

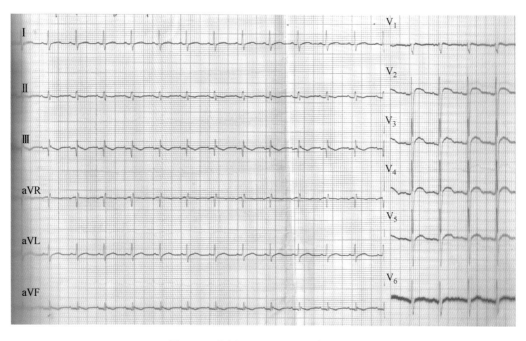

图 44-2 血钙 4.07 mmol/L 时心电图

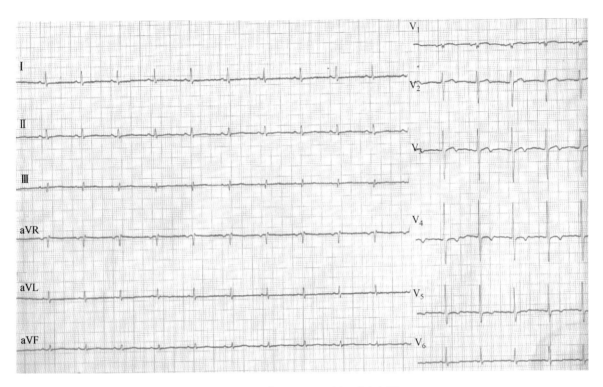

图 44-3　血钙 2.25 mmol/L 时心电图

图作比较、未动态观察心电图变化；TnI 升高也是误诊的原因之一。但此例患者 TnI 升高可能与肾功能不全、肿瘤有关，与高钙血症无关，经Pubmed 检索高钙血症相关个案报道，均为心肌肌钙蛋白阴性。但是，该患者缺乏典型的急性冠脉综合征的临床表现，这应该引起心内科医生的警惕。

高钙血症在心内科不常见，因此高钙血症的心电图常常被心内科医生忽视。高血钙时心电图表现主要有如下 5 点（典型高钙血症的心电图如图 44-4）：①ST 段缩短或消失，R 波后继以突然上升的 T 波，与急性心肌梗死超急性期极为相似；②QT 间期缩短，常伴有明显的 U 波；③T 波有时低平或倒置；④严重高血钙时，QRS 间期及 P-R 间期可延长，有时出现二度或三度房室传导阻滞；⑤偶可出现早搏、阵发性心动过速、窦

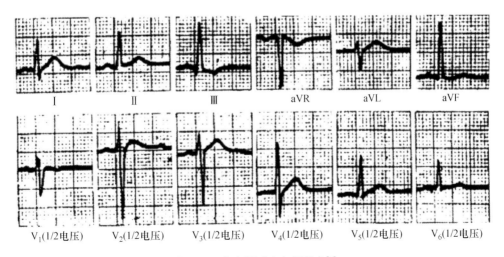

| I | II | III | aVR | aVL | aVF |

| V₁(1/2电压) | V₂(1/2电压) | V₃(1/2电压) | V₄(1/2电压) | V₅(1/2电压) | V₆(1/2电压) |

图 44-4　高血钙时心电图特点[1]

243

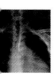
房传导阻滞或窦性停搏、室性心动过速、心室颤动等心律失常。其产生机制可能为：细胞外钙离子浓度升高，可抑制钠离子内流，使心肌细胞兴奋性降低，复极化2期钙离子内流加快，复极加快，QT间期缩短，另一方面，细胞外钙离子浓度升高时，钠离子内流减慢，钾离子外流相对加速，4期自动除极化速度降低，这些因素均使自律性降低。但是，细胞外钙离子浓度中等程度增高时，慢反应细胞因舒张期持续的钙离子内流增加，4期自动除极加快，自律性增高，故不同程度（具体升高数值未提及）的血钙升高会引起心肌细胞自律性降低或升高。细胞外钙离子浓度升高造成钠离子内流减慢，使0期除极化的速度减慢，致传导性降低等[1]。

Rokita 等[2]通过原子吸收光谱分析研究证实肌内注射维生素 D_3 所致高钙血症的兔主动脉壁发生钙化。另外，体外应用分离的人主动脉平滑肌细胞培养，增加培养基钙浓度，也证实血钙过高可引起人主动脉平滑肌细胞基质钙化，其机制为高钙诱导的钠离子-磷酸盐协同转运蛋白功能增加[3]。高血钙对于心血管系统，主要表现为高血压、血管钙化。高钙血症的其他临床表现有：厌食、胃肠道蠕动减弱、恶心、呕吐、腹胀、便秘、全身软弱无力、反射迟钝、吞咽困难等。由于甲状旁腺激素（PTH）分泌过多，骨质脱钙，血钙增高，肾小球对钙的滤过增加，尿钙增多，尿磷也增多，易致尿路结石。由于骨代谢障碍易发生病理性骨折。

引起高钙血症的常见原因是：①甲状旁腺功能亢进；②维生素 D 中毒；③肿瘤性高钙血症，如多发性骨髓瘤、甲状旁腺肿瘤、骨肉瘤；④药物因素：如噻嗪类利尿剂；⑤甲状腺功能亢进；⑥家族性低尿钙性高血清钙等[4]。因此，高钙血症在血液科、肿瘤科、内分泌科及普外科更常见，心内科较少见。

治疗原则[5]：①一般治疗为减少钙摄入；停用抑制钙排出的药物（如噻嗪类利尿剂）；静脉补充生理盐水。已经有脱水表现的患者每日补充生理盐水量在 $2 \sim 3$ L，注意补充血钾和镁。虽然

常伴有低血磷，但一般不急于补充，否则会造成钙磷沉积。②特殊治疗为双膦酸盐：帕米磷酸盐 $60 \sim 90$ mg，一般 $3 \sim 4$ 天血钙可降到正常；如未到正常，可 $3 \sim 4$ 周重复一次。③高钙血症危象的紧急处理：对紧急状况或严重病例，静脉滴注降钙素是最有效的给药方法，每日每千克体重 $5 \sim 10$ IU 降钙素溶于 500 ml 生理盐水中，静脉滴注至少 6 h 以上或每日剂量分 $2 \sim 4$ 次缓慢静脉注射。必须给患者补充液体。用药 $2 \sim 4$ h 内血清钙开始下降。④慢性高钙血症状态的长期处理：每日每千克体重 $5 \sim 10$ IU 降钙素，1 次或分 2 次皮下注射或肌内注射。如果注射剂量超过 2 ml，应在不同部位肌内注射。⑤糖皮质激素：对血液系统肿瘤引起的高钙血症有效。总之，治疗的重中之重为尽快处理原发病，有文献报道，原发肿瘤不处理的高钙血症患者中位生存期仅 29 天。尤其是高钙血症危象的患者，一旦确诊为原发性甲状旁腺功能亢进，药物治疗罕见有效，延迟的外科手术治疗将会造成严重后果[6]。

高钙血症引起的心电图 ST 段缩短、R 波后紧邻 T 波容易被误诊为急性心肌梗死超极性期。动态观察心电图变化，结合临床表现、心肌坏死标志物水平、血电解质水平及其他基础病（多发性骨髓瘤、甲状旁腺癌等）相关的检查有助于诊断。

经验与教训

电解质异常对心电图表现的影响不容忽视。对任何心脏疾病的诊断均不能只靠心电图，应结合患者的基础疾病、病史特点、实验室检查、心电图进行诊断才不容易误诊。

（王萍 刘青波）

参考文献

[1] 纪忠宇，卢喜烈. 高钙血症心电图解读. 江苏实用心电学杂志，2012，21（3）：185-185.

[2] Rokita E，Cichocki T，Divoux S，et al. Calcification of the aortic wall in hypercalcemic rabbits. Exp Toxi-

col Pathol，1992，44（6）：310-316.

［3］Yang H，Curinga G，Giachelli CM. Elevated extracellular calcium levels induce smooth muscle cell matrix mineralization in vitro. Kidney Int，2004，66（6）：2293-2299.

［4］刘建民. 高钙血症的病因分析及其鉴别诊断思路. 诊断学理论与实践，2006，5（6）：474-476.

［5］李凯，韩荣晶，王风娇. 高钙血症诊疗. 世界最新医学信息文摘，2013，13（32）：39-39.

［6］Kuan YC，Tan F. Hypercalcemic crisis-a fatal case of primary hyperparathyroidism. Med J Malaysia，2014，69（6）：277-278.

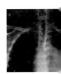

病例44 心电图表现疑似急性心肌梗死的高钙血症患者1例

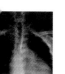
病例 45　胸椎旁神经纤维瘤致反复胸痛患者 1 例

患者男性，57 岁，退休，入院日期 2015 年 10 月。

病史陈述

主因间断胸部闷痛伴后背痛 1 年余，加重 1 个月入院。

入院前 1 年余开始，患者多于平卧或上楼梯时出现胸骨后闷痛，范围约手掌大小，放射至右背部，持续十余分钟自行好转，平均每天发作 3～4 次，未治疗。入院前 1 个月前因上述症状程度加重在外院住院治疗，期间行冠状动脉 CT 示：左主干分支部非钙化斑块影，管腔狭窄约 40%～50%；左前降支近段及中段多发非钙化斑块影，管腔狭窄约 40%～50%；第一对角支起始部管腔狭窄约 50%～60%。诊断冠心病、不稳定型心绞痛，予阿司匹林、氯吡格雷、美托洛尔、氨氯地平、阿托伐他汀钙及地尔硫䓬等冠心病二级预防治疗。患者上述症状仍反复发作，为进一步诊治收入我院。既往高血压病史 8 年。陈旧性脑梗死 9 年，现遗留左侧肢体活动障碍。皮肤神经纤维瘤 35 年；脑胶质瘤术后 30 年；颈椎纤维瘤术后 7 年；右侧胸壁纤维瘤术后 4 年。患者儿子患皮肤神经纤维瘤。

体格检查：神志清楚，血压 125/85 mmHg，BMI 24.6 kg/m²。全身皮肤可见广泛散在的色素沉着及结节（图 45-1）。双侧颈静脉无怒张。胸壁无压痛，双肺呼吸音清，双侧肺底未闻及干湿啰音。心界无扩大，心率 85 次/分，心律齐，未闻及病理性杂音。腹软，肝脾未触及肿大。双下肢无水肿。

入院后完善相关检查：

心电图：窦性心律，大致正常心电图（图 45-2A）。

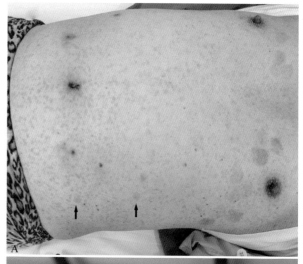
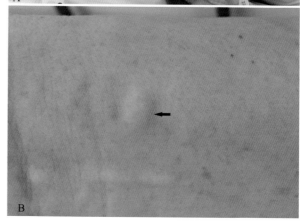

图 45-1　患者查体皮肤病变。**A.** 躯干皮肤散在分布的牛奶咖啡斑；**B.** 皮肤神经纤维瘤（黑色箭头）

超声心动图：各房室内径正常，左室壁运动协调，左心室射血分数正常（EF 69%）。

心肌损伤标志物：TnI 0.001 ng/ml（参考值 <0.03 ng/ml），CK-MB 0.8 ng/ml（参考值 0～6.6 ng/ml）。

根据上述病史、症状及辅助检查结果，患者入院初步诊断：冠心病，不稳定型心绞痛；高血

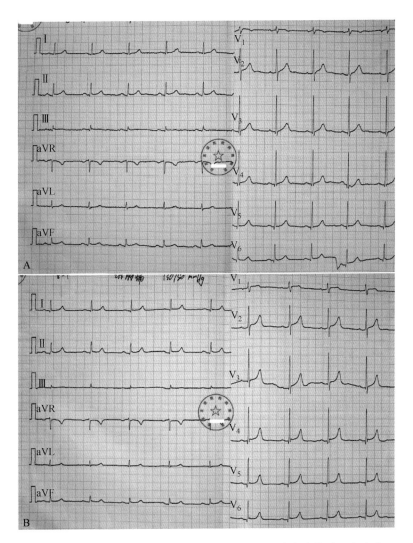

图 45-2　患者心电图。**A.** 入院时，窦性心律，大致正常；**B.** 胸痛发作时，未见明显 ST-T 变化

压 3 级（很高危）；陈旧性脑梗死；皮肤神经纤维瘤；脑胶质瘤术后；颈椎纤维瘤术后；右侧胸壁纤维瘤术后。

诊治及病情演变经过

入院后治疗策略包括以下几方面：①冠心病的药物治疗，缓解缺血症状、改善预后；抗血小板；使用阿司匹林 100 mg/d、氯吡格雷 75 mg/d；②危险因素的处理，积极控制高血压和调脂治疗；③讨论评估冠状动脉介入治疗的必要性和可能性；④查找其他可能引起胸痛的原因。

入院后监测患者病情变化，患者住院后仍间断无诱因发作胸痛及背痛，多次复查心电图未见明显动态变化（图 45-2B）。给予硝酸甘油含服及

静脉泵入单硝酸异山梨酯缓解不明显。结合患者外院冠状动脉 CT 结果提示冠状动脉可能存在病变，为进一步明确诊断，住院期间行冠状动脉造影检查。冠状动脉造影检查结果示：单支血管病变，左前降支中段 40％～50％节段性狭窄伴心肌桥（图 45-3），未行介入治疗。

冠状动脉造影术后继续给予患者冠心病二级预防治疗。为进一步明确胸痛原因，完善心肌 SPECT，患者既往有颈椎纤维瘤，行颈椎及胸椎磁共振检查。心肌 SPECT 检查显示：运动后左心室间壁、侧壁近心尖部均轻度灌注减低，静息时上述放射性分布稀疏区被填充（图 45-4）。颈椎磁共振检查示：颈椎退行性变。胸椎磁共振检查示：胸 8 椎体水平右侧竖脊肌占位（大小约 4.0 cm×

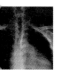
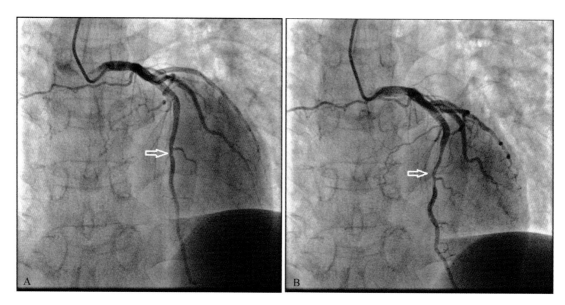

图 45-3　冠状动脉造影结果。**A.** 左心室舒张期左前降支，箭头示病变；**B.** 左心室收缩期左前降支，箭头示肌桥

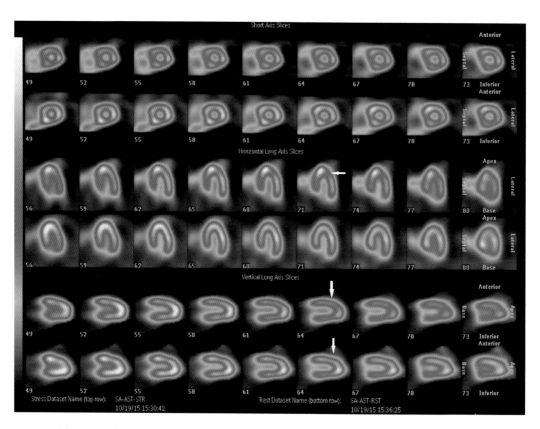

图 45-4　SPECT 结果。上列为运动后、下列为静息时扫描结果，显示运动后左心室间壁、侧壁近心尖部均轻度灌注减低（箭头示），静息时上述放射性分布稀疏区被填充

1.8 cm），结合病史考虑神经纤维瘤（图 45-5）；背部皮肤多发小点状强化灶，不除外神经纤维瘤。

　　经过后续检查综合考虑患者胸痛原因为非心源性胸痛，与胸椎纤维瘤相关。住院期间患者反复胸痛，监测心电图均无明显 ST-T 改变，心肌酶无明显升高，间断予曲马多止痛治疗，患者胸

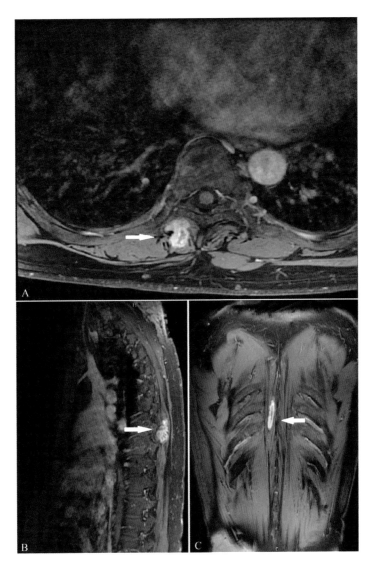

图 45-5 胸椎磁共振检查结果，箭头示占位病变。**A.** 横断面 T1 加权图像；**B.** 矢状面 T1 加权图像；**C.** 冠状面 T1 加权图像

痛能缓解。经骨科、胸科及放射科专家联合会诊，考虑患者神经纤维瘤诊断明确，有手术指征，但患者合并缺血性脑卒中，手术风险较高，建议药物对症治疗。再次调整治疗药物后，患者出院。

转归及随访

患者出院随访期间，仍间断右胸痛及后背痛，上楼或平卧时加重，休息时也可发作，可持续 3~4 h 自行缓解或服用镇痛药 30 min 缓解。目前冠心病二级预防治疗药物为：阿司匹林 100 mg/d，琥珀酸美托洛尔 47.5 mg/d，地尔硫䓬缓释胶囊 90 mg/d，左旋氨氯地平 2.5 mg/d，阿托伐他汀钙 20 mg/d，盐酸曲马多 100 mg 必要时服。就诊于多家肿瘤医院，均考虑患者存在脑血管疾病等合并症，手术风险较高未行手术治疗。

讨论

神经纤维瘤病（neurofibromatosis，NF）是一种生长缓慢的良性周围神经疾病，分为 I 型神经纤维瘤病（NF I）和 II 型神经纤维瘤病（NF II）。广义的神经纤维瘤病还包括神经鞘瘤（Schwannomatosis，施万细胞瘤），均属于常染色体显性遗传病。NFⅠ又称周围神经纤维瘤病，文献报道的发病率在1/3000以下，英国报道的发病率为1/5000[1]。NFⅠ基因是由定位于染色体17q11.2跨距350 kb的基因组DNA转录形成。大约50%的NFⅠ病例是家族遗传性的。NFⅠ的特征是形成的神经纤维瘤及神经鞘瘤与脊柱、外周或颅骨的神经密切相关。其他表现包括皮肤色素异常（牛奶咖啡色斑皮肤损害），低级别胶质瘤和骨骼发育不良，以及其他器官系统受累。它常累及起源于外胚层的器官，如神经系统、眼和皮肤等，是常见的神经皮肤综合征之一。

NFⅡ[2]较NFⅠ罕见，发病率在1/40 000至1/33 000，其特征是由于染色体22q12上NFⅡ基因的突变而形成中枢神经系统肿瘤。双侧前庭神经鞘瘤是标志性病变，影响95%的患者。神经鞘瘤通常发生在颅内和脊柱隔室中的其他神经，以及形成脑膜瘤、室管膜瘤和神经胶质瘤。各种眼部异常也很常见，如早发性白内障（通常无症状）、视神经鞘膜脑膜瘤、视网膜和（或）色素上皮错构瘤。皮肤异常包括平皮（NFⅡ斑块）和球形/卵球形皮下结节神经鞘瘤。与NFⅠ不同的是，只有不到1%的NFⅡ患者有≥6个牛奶咖啡斑。临床上，NFⅡ疾病受累个体可分为两大类：①（轻度）Gardner型NFⅡ，指成年人（平均22～27岁）出现的双侧前庭神经鞘瘤，经常为仅有的表现。②（严重）Wishart型NFⅡ，具有前庭神经鞘瘤以外的多个且快速进展的中枢神经系统肿瘤，而且可能在前庭神经鞘瘤前几年出现。后者也往往具有更明显的皮肤和眼睛受累表现。尽管存在以上分型，但实际患者可能无法完全被分入每个类别中。

根据美国国家卫生研究会（NIH）诊断及分型标准，NFⅠ型的诊断标准是：①6个或以上的牛奶咖啡斑，青春期前最大直径≥5 mm，青春期后≥15 mm；②腋下或腹股沟皮肤斑点雀斑；③2个或以上皮肤神经纤维瘤或1个丛状神经纤维瘤；④2个或以上虹膜错构瘤（Lisch结节）；⑤视神经胶质瘤；⑥累及蝶骨或长骨皮质变薄特异性

的长骨发育不良，伴或不伴假关节；⑦一级亲属中有确诊NFⅠ型的患者。上述标准符合2条或以上者可诊断NFⅠ型。NFⅡ型的诊断标准是：①用适当的影像技术（如CT或MRA）检测到双侧听神经瘤；②一级亲属中患NFⅡ，患者有单侧听神经瘤或者患者有以下病变中的2种：神经纤维瘤、脑膜瘤、神经胶质瘤、神经鞘瘤、青少年晶状体后囊浑浊斑。上述标准符合1项即可诊断NFⅡ型。

尽管NFⅠ病情呈持续进展，但具体表现如进展速度和并发症严重程度差异很大。目前没有明确的治疗方法，临床处理通常限于对特定并发症的监测和对症治疗（通常为外科手术）。NFⅠ患者的预期寿命较一般人群相比减少约8～21年，发病年龄较轻的患者（<40岁）死亡率较高；早期死亡的最常见原因是并发恶性肿瘤。NFⅡ的自然病程不可预知，患者的主要风险是听力障碍和前庭功能丧失，发生颅内和脊柱内肿瘤的风险增加。NFⅡ患者听力损失几乎是不可避免的，也是影响患者生活质量的主要因素之一。听力损失是由双侧前庭神经鞘瘤的存在或针对其进行手术治疗而引起的。

胸痛是临床常见症状，是心内科临床工作中最常遇到的问题，占心内科门诊量的第一位，占急诊就诊患者的20%～30%。冠心病是引起胸痛的主要疾病之一。临床中对于胸痛的鉴别诊断主要分为心源性缺血性胸痛、心源性非缺血性胸痛及非心源性胸痛[3]。①心源性缺血性胸痛主要包括各种类型的冠状动脉粥样硬化性心脏病、冠状动脉痉挛及X综合征等。②心源性非缺血性胸痛包括急性心包炎、心肌炎、主动脉夹层、Takotsubo综合征、心脏神经症及异位搏动。③非心源性胸痛包括肺栓塞、自发性气胸、胸膜炎、肺炎、肺癌、纵隔肿瘤、纵隔气肿及脓肿、反流性食管炎、食管癌、食管痉挛、消化性溃疡、胆囊炎、胆石症、胰腺炎、白血病、多发性骨髓瘤、肋骨软骨炎、肋间神经痛、胸部外伤、带状疱疹、皮肌炎、抑郁症及过度通气综合征等。

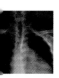

经验教训

结合本例患者临床特点，患者听力正常，未发现听神经瘤，患者存在广泛分布的皮肤牛奶咖啡斑，有多个皮肤神经纤维瘤，考虑符合 NF I。患者反复右侧胸痛，监测心电图、心肌酶无心肌缺血及心肌梗死依据，静脉泵入硝酸酯类药物后症状缓解不明显，完善冠状动脉造影检查提示左前降支轻度狭窄，心肌 SPECT 未见显著心肌缺血改变，综合考虑患者胸痛可基本除外与心肌缺血相关。完善胸片及肺部 CT 检查未见明显肺部疾病。第 8 胸椎与前胸部的乳头水平对应，而胸 8 肋间神经与前胸部剑突水平对应，因此考虑该患者胸痛与第 8 胸椎神经纤维瘤相关。胸椎神经纤维瘤为临床少见或罕见病例，尤其以胸痛为主要表现者较少见文献报道。本病例对拓宽临床对于胸痛患者鉴别诊断思路具有一定意义，因此总结报道，以供同行参考。

（高翔宇）

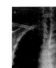

参考文献

[1] Gutmann DH，Ferner RE，Listernick RH，et al. Neurofibromatosis type 1. Nat Rev Dis Primers，2017，3：17004.

[2] Ruggieri M，Praticò AD，Serra A，et al. Childhood neurofibromatosis type 2 （NF2） and related disorders：from bench to bedside and biologically targeted therapies. Acta Otorhinolaryngol Ital，2016，36（5）：345-367.

[3] 杜昕，马长生. 胸痛的鉴别诊断与处理原则. 中国医刊，2003，38（12），3-5.

病例 46　心包积液致顽固性呃逆患者 1 例

男性，74 岁，退休，入院日期 2009 年 4 月。

病史陈述

主因呼吸困难 1 个月入院。

患者入院前 1 个月无明显诱因出现呼吸困难，平卧时明显，无发热，就诊于社区医院，考虑为呼吸道感染，给予头孢唑肟抗感染治疗 3 天，症状逐渐加重，出现不能平卧，端坐呼吸，顽固性呃逆，遂就诊于当地医院，查血结核抗体阴性，血沉 97 mm/h，PPD 强阳性。超声心动图示中量心包积液。胸部 CT 提示心包大量积液、左上肺陈旧性肺结核。行心包穿刺抽出暗红色液体 1100 ml。患者喘憋症状明显缓解，呃逆随即消失。心包积液检查：渗出液，抗酸杆菌阴性，结核基因分型 FQ-TB 阴性，未见细菌，痰找抗酸杆菌阴性。给予异烟肼、乙胺丁醇、"结核丸"、醋酸泼尼松治疗（具体剂量不详）。入院前 3 天患者再次出现呼吸困难，为进一步治疗收入院。发病以来患者体重下降 14 kg。

既往硅肺病及陈旧性肺结核病史 30 余年，糖尿病史 1 年，未治疗。

入院查体：

体温 36.4℃，呼吸 20 次/分，脉搏 96 次/分，血压 135/70 mmHg，未见颈静脉充盈。心浊音界向两侧扩大，心音低，心率 96 次/分，律齐，各瓣膜听诊区未闻及病理性杂音。腹软，肝脾肋下未触及。双下肢无水肿及静脉曲张。全身浅表淋巴结未触及。无奇脉。

辅助检查：

血沉 58 mm/h，血常规及血钾、钙、镁、氯、肾功能、风湿免疫相关检查等各项正常。非

小细胞肺癌相关抗原 21-1（CYF 21-1）3.92 ng/ml（参考值 0.1～3.3 ng/ml），神经元特异性烯醇化酶（NSE）17.04 ng/ml（参考值 0～16.3 ng/ml），抗结核抗体阴性，痰找结核菌阴性；心电图：窦性心律，完全性右束支传导阻滞；超声心动图：二尖瓣轻度反流，LVEF 65%、中-大量心包积液（图 46-1，图 46-2）；胸片：心影向两侧扩大

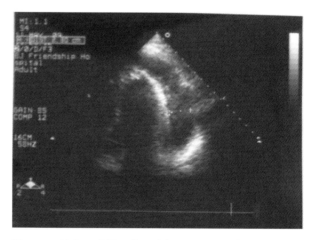

图 46-1　超声心动图心尖四腔切面见左心室侧壁心包积液

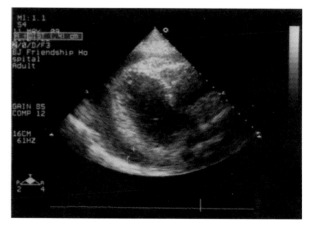

图 46-2　超声心动图左心室长轴切面见左心室后壁、右心室前壁心包积液

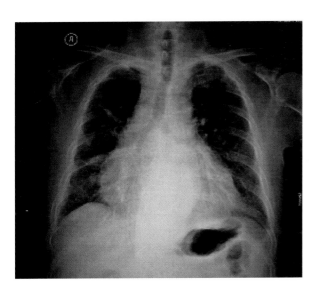

图 46-3 胸片示心影明显向两侧扩大

（图 46-3）；胸部 CT：大量心包积液，纵隔淋巴结肿大。

诊治及病情演变经过

入院后诊断为结核性心包积液，给予异烟肼、利福平、乙胺丁醇治疗。患者呼吸困难症状无明显缓解。出现顽固性呃逆。经服利多卡因胶浆及针灸治疗，呃逆频率虽有所减少，但仍然反复呃逆。复查超声心动图仍有大量心包积液。入院后 1 周再次行心包穿刺，抽出及引流 800 ml 血性心包积液。患者呼吸困难较前缓解，呃逆消失。心包积液为渗出液，单核细胞 90%，红细胞大量，ADA 28.9 U/L，涂片未见细菌、抗酸杆菌，未找到肿瘤细胞。经异烟肼、利福平、乙胺丁醇治疗 2 周后复查血沉 5 mm/h，复查超声心动图示少量心包积液。

随访及转归

患者出院后继续服用抗结核药物，未再发生呼吸困难和呃逆，出院 3 个月复查超声心动图示极少量心包积液。

讨论

此例患者大量心包积液时出现顽固性呃逆，进行心包穿刺引流术后心包积液明显较少时呃逆消失，由此间接判断顽固性呃逆与大量心包积液相关。试验性抗结核治疗后心包积液未再次增加，考虑心包积液的原因是结核性心包炎。

呃逆是膈肌的一种短暂痉挛性收缩现象，并同时伴有其他呼吸肌的收缩。膈神经是膈肌的唯一运动神经，而它的感觉神经纤维分布于膈中央部上方及下方的胸膜、腹膜，包括覆盖在肝、胆囊、胰腺上的浆膜，肺尖部和心脏周围上半部的肋骨及纵隔胸膜。膈神经与迷走神经、副神经、舌下神经、颈交感神经之间都有吻合支。任何累及心包的疾病或者手术都可能引起呃逆[1]。心包积液可直接对心内迷走神经纤维产生刺激，并通过迷走神经与膈神经的交通支反射性引起膈肌的短暂痉挛性收缩而发生呃逆。此外，心包上存在膈的传入神经[2]，大量心包积液也可能牵扯膈的传入神经，反射性引起膈肌痉挛而造成呃逆。此外，胸痛及呼吸困难等症状使得患者紧张焦虑，引起精神-神经-内分泌系统的改变导致迷走神经兴奋，从而通过反射引起膈肌痉挛。心包积液的常见临床表现是胸痛及呼吸困难等，很少发生呃逆。本例患者出现顽固性呃逆可能与大量心包积液直接或间接影响膈神经有关。本例患者虽然存在大量心包积液，但未出现心脏压塞症状，心包穿刺引流非必需进行[3]。但经试验性抗结核治疗后患者呼吸困难没有明显缓解，而且出现顽固性呃逆症状，心包积液的病因也不明确，因此进行了心包穿刺引流。本例患者两次出现心包积液减少后呃逆消失，这提示呃逆可能是心包积液明显增长或者心包积液量大的临床表现。

经验与教训

慢性出现及增长的心包积液常起病隐匿，而且临床症状不典型，病因诊断困难[4]。面对呼吸困难伴呃逆的患者，我们应该考虑是否存在大量心包积液。此外，心包积液患者出现呃逆也可能是需要心包穿刺引流的提示。

（王萍）

参考文献

［1］王长喜，艾红娟，郭明. 7例心脏介入治疗术后顽固性呃逆的处理. 浙江医学，2005，27（6）：427.

［2］陈灏珠. Braunwald 心脏病学第 9 版. 北京：人民卫生出版社，2016.

［3］Palacios IF. Pericardial effusion and tamponade. Curr Treat Options Cardiovasc Med，1999，1（1）：79-89.

［4］SŁowiński S，Krupa E. Tuberculous pericarditis—diagnostic difficulties. Przegl Lek，2006，63 Suppl 7：99-100.

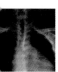

病例 47 胸部外伤致急性心肌梗死并室间隔破裂患者 1 例

患者男性，20 岁，农民。入院时间 2005 年 9 月。

病史陈述

主因胸部外伤后胸痛、胸闷、气短 8 天入院。

患者入院前 8 天骑摩托车发生车祸，伤及胸、腹及右下肢，继而出现胸痛、胸闷、气短，就诊于当地医院，心电图示 I、aVL、$V_1 \sim V_5$ 导联 ST 段抬高，心肌酶升高，诊断为"急性前壁、高侧壁心肌梗死"，X 线示右股骨粉碎性骨折，腹部超声示"肝脾周围液性暗区"，予保守治疗、右下肢牵引、石膏固定等治疗，患者胸痛、胸闷、气短症状持续 10 h 后缓解，为进一步诊治转入我院。

既往体健。吸烟史 2 年，每日 10 支。否认心血管病家族史。

体格检查：心率 88 次/分，血压 95/60 mmHg；双肺呼吸音清，未闻及干湿啰音；心界无扩大，心律齐，心音低钝，胸骨左缘 3、4 肋间可触及收缩期震颤，可闻及 4/6 级收缩期杂音（杂音性质不详），无心包摩擦音；腹软，肝脾未触及肿大；右下肢石膏固定，双下肢无水肿。

入院后相关检查：

心电图：窦性心律，I、aVL、$V_1 \sim V_4$ 导联 ST 段抬高 $0.1 \sim 0.4$ mV，可见病理性 Q 波（图 47-1）。

超声心动图：左心室内径增大（EDD 58.8 mm），前室间隔距主动脉瓣环 14 mm 处可见多处损伤，回声缺失最大 7 mm，并可见小蚕食样改变 3 mm，彩色多普勒示收缩期两束五彩血流从左心室经损伤处进入右心室，脉冲波连续多普勒取样，最大流速 375 cm/s，最大压差 56.3 mmHg，左心室前壁、前室间隔及心尖部运动减弱，心尖部血栓形成，左心室射血分数 41%，三尖瓣前叶脱垂，位于瓣环连线右心房侧 8 mm，三尖瓣关闭不全（中度），少量心包积液。

血常规：WBC 12.4×10^9/L，GR 89.3%，RBC 3.56×10^{12}/L，Hb 114.7 g/L，PLT 180×10^9/L。

生化：ALT 30 U/L，Cr 0.88 mg/dl，Urea 13.1 mg/dl，UA 3.0 mg/dl，K^+ 4.14 mmol/L，CHOL 113 mg/dl，TG 31 mg/dl，LDL-C 67 mg/dl，GLU 73 mg/dl。

心肌损伤标志物：TnT 1.09 ng/ml（参考值 < 0.1 ng/ml），CK-MB、cTnI 正常。

BNP 1540 pg/ml。

根据上述病史、症状及辅助检查结果，患者入院初步诊断：冠状动脉性心脏病；急性前壁、高侧壁心肌梗死；室间隔破裂；心功能 I 级（Killip 分级）；三尖瓣脱垂；右股骨骨折；肝脾损伤。

诊治及病情演变经过

入院后治疗策略包括：①心肌梗死的药物治疗，给予 β 受体阻滞剂、ACEI 药物治疗，改善急性心肌梗死后左心室重塑；患者虽有左心室血栓形成，但合并右股骨骨折、肝脾损伤，出血风险高，故未予抗凝治疗；考虑此次心肌梗死不是冠状动脉粥样硬化引起，亦未给予抗血小板治

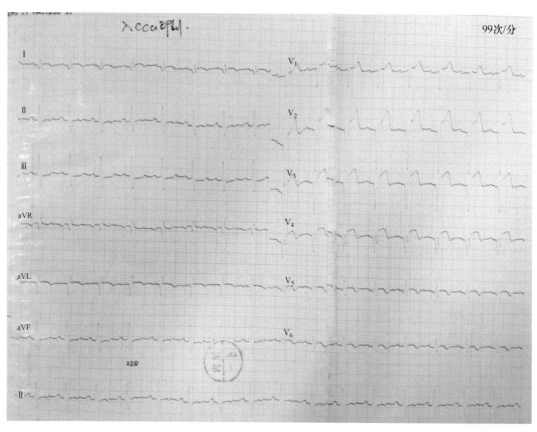

图 47-1 入院时心电图示窦性心律，Ⅰ、aVL、V₁～V₄ 导联 ST 段抬高 0.1～0.4 mV，可见病理性 Q 波

疗。②入院后建议患者尽快行冠状动脉造影检查及室间隔修补手术，但患者及家属因经济原因暂予拒绝。于发病 2 个月后行冠状动脉造影及左心室造影检查示：左主干短，左前降支近段可见 95% 局限性偏心性狭窄，狭窄近端有一盲端（图 47-2），前向血流 TIMI 3 级。左回旋支、右冠状

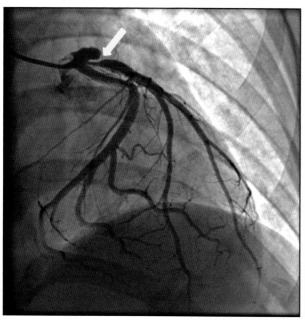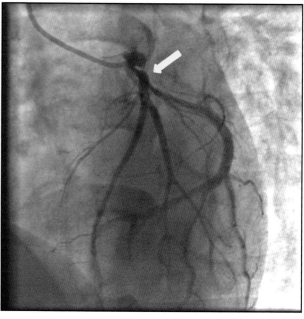

图 47-2 冠状动脉造影：前降支近端严重狭窄，LAD 近段可见一盲端

动脉未见狭窄性病变。左心室造影示左心室大小正常，室壁厚度正常，左心室前壁、心尖部运动减弱，室间隔近主动脉瓣环处可见少量左向右分流（图47-3）。③冠状动脉造影检查后7天，于体外循环全麻下行心外科手术。术中见，心脏明显增大，左心室前壁及心尖部颜色暗淡，表面有白色摩擦斑，左心室前壁、心尖部收缩不明显（图47-4）；冠状动脉未见动脉粥样硬化表现；室间隔破损处位于嵴内，大小5 mm×5 mm，周围为纤维缘（图47-5）；并行室间隔修补术及冠状

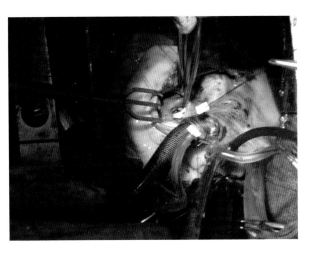

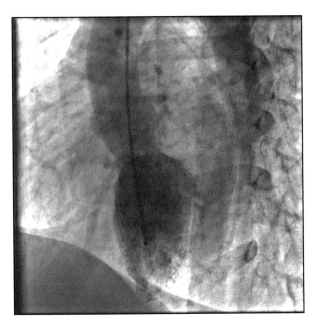

图 47-3 左心室造影示室间隔穿孔，左向右少量分流

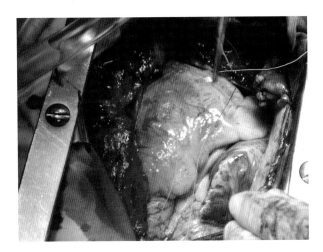

图 47-4 术中见，心脏明显增大，左心室前壁及心尖部颜色暗淡，表面有白色摩擦斑

图 47-5 室间隔破损处位于嵴内，大小5 mm×5 mm，周围为纤维缘

动脉旁路移植术（左乳内动脉至左前降支）和三尖瓣成形术，手术过程顺利。④经骨科会诊，右股骨骨折给予牵引治疗、功能锻炼；普外科会诊，考虑肝脾损伤限于被膜下，予卧床休息，动态观察，保守治疗。

入院后，患者无胸痛、胸闷、气短症状发作，外科手术治疗后11天，患者恢复良好出院，心电图ST段回落，出现完全性右束支传导阻滞（图47-6）。随访1年患者病情稳定。

讨论

外伤性心肌梗死是指在受到创伤或打击后出现心电图异常变化和心肌血清酶学或肌钙蛋白升高，并符合急性心肌梗死动态演变的疾病，常见于交通事故导致的胸部外伤及多发性复合外伤患者。外伤导致急性心肌梗死的可能机制包括：①胸部钝力使冠状动脉腔内压力剧增，以及突然减压产生的冠状动脉血管壁切力致冠状动脉内膜撕裂形成夹层；②外力作用于冠状动脉致原有的动脉粥样硬化斑块破裂出血，继发血栓形成；③外伤后机体处于应激状态，致体内交感神经介质、炎症因子等分泌增加，进而诱发冠状动脉痉挛；④心肌挫伤出血压迫附近的冠状动脉[1-2]。

本例患者为青年男性，冠心病危险因素少，

257

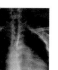

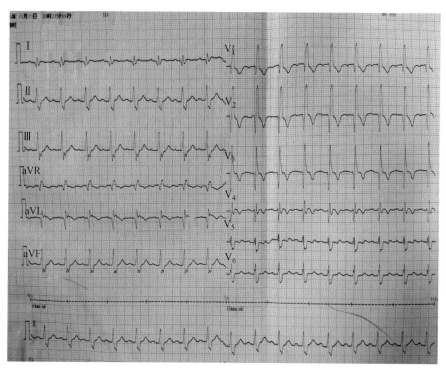

图 47-6 出院时心电图，窦性心律，完全性右束支传导阻滞，Ⅰ、aVL、V₁～V₄导联可见病理性 Q 波

仅有短暂吸烟史，患者车祸外伤后出现胸闷、胸痛症状，有典型的心肌梗死心电图改变，心肌酶学异常，冠状动脉造影示左前降支近段严重狭窄，故考虑为外伤所致急性心肌梗死。如上所述，外伤引起急性心肌梗死的机制较多，而本例患者冠状动脉病变明确，可除外冠状动脉痉挛等原因，造影所见为偏心性局限性狭窄、狭窄近端有一盲端，考虑左前降支近端撕裂形成夹层可能性大，夹层继发血栓形成造成此次急性心肌梗死演变过程，而冠状动脉夹层及壁间血肿形成，可造成该患者冠状动脉造影图上的典型盲端及狭窄表现。最终经外科手术证实，患者冠状动脉无明显动脉粥样硬化表现，此次事件与外伤直接相关。

外伤引起的心脏损伤可出现以下情况：①心肌损伤，包括心肌挫伤、心肌撕裂、室间隔穿孔、室壁瘤或假性室壁瘤等；②心内膜结构损伤，包括瓣膜破裂、乳头肌断裂等；③冠状动脉损伤，如撕裂、夹层、瘘或血栓形成等；④心包损伤，包括心包炎、心包撕裂等。该病例中患者超声心动图及左心室造影可见冠状动脉损伤的同时合并有室间隔破裂穿孔、三尖瓣脱垂。根据术中所见室间隔破裂穿孔位置及表现，均考虑可能由于外伤直接导致，并有外科手术指征，此类患者应尽早行室间隔修补手术，以减轻心功能恶化。患者同时合并三尖瓣脱垂，考虑为冲击伤致瓣环结构异常、瓣环扩大，使三尖瓣前叶脱垂至右心房所致，因此，对于胸部外伤患者应提高警惕，及时行心电图、超声心动图及血心肌坏死标志物检查，以免漏诊心脏损伤。而对于有明确心肌梗死的外伤患者则应尽早完善冠状动脉造影检查，以评估冠状动脉病变情况，明确有无冠状动脉撕裂、血栓形成等，制订合理治疗方案。外伤所致急性心肌梗死的药物治疗原则与冠状动脉粥样硬化性心肌梗死相同，但由于疾病早期受损脏器的出血风险较高，抗血小板及抗凝治疗需非常谨慎，应根据患者病情制订个体化的治疗方案。对于冠状动脉病变明确的患者应根据情况选择行经皮冠状动脉介入治疗或冠状动脉旁路移植术，尤其是对于合并室间隔破裂、瓣膜损伤的患者，尽快行外科手术治疗更为必要[3]。

经验与教训

应加强对外伤性心肌梗死的认识，尽早完善冠状动脉造影检查，评估冠状动脉病变情况，并有针对性的、个体化地对患者进行治疗。当合并室间隔破裂、瓣膜损伤等情况时应尽快行外科手术治疗。

（苏文　王永亮）

参考文献

［1］张建波，徐峰，陈玉国. 外伤性心肌梗死诊治研究进展. 中华危重病急救医学，2016，28：669-672.

［2］Puanglumyai S，Thamtakerngkit S，Lekawanvijit S. Death from undetected acute myocardial infarction secondary to coronary artery dissection after blunt thoracic trauma. Cardiovasc Pathol，2016，25：169-171.

［3］孙勇，彭放，杨彪，等. 外伤导致急性心肌梗死 7 例临床分析. 中华急诊医学杂志，2015，24：442-444.

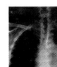

病例 47　胸部外伤致急性心肌梗死并室间隔破裂患者 1 例

病例 48　右位心合并急性心肌梗死患者 1 例

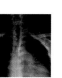

患者男性，54 岁，工人，入院时间 2006 年 4 月。

病史陈述

主因发作性胸痛 5 天，加重 11 小时入院。

患者入院 5 天前睡眠中无明显诱因出现胸骨后烧灼痛，伴出汗，无其他部位放射，无胸闷、喘憋等，持续约 20 min 自行缓解，未予特殊诊治。此后日常活动不受影响，入院前 1 天夜间睡眠中再次出现胸痛，性质同前，不伴胸闷、大汗，含服速效救心丸 10 min 后缓解。入院当天晨起后轻度活动时再发胸痛，性质同前，含服速效救心丸 10 min 缓解；10 点左右休息时再发胸痛，性质同前，含服速效救心丸后约 20 min 缓解；午饭后再发胸痛，性质同前，程度加重，伴胸闷、出汗、乏力，含服速效救心丸缓解不明显，持续约 1 小时余，为求进一步诊治来我院急诊，心电图示：$V_1 \sim V_3$ 导联 ST 段抬高 0.2 mV，TnT<0.05 ng/ml，给予扩血管药物治疗后约 30 min 胸痛缓解。动态观察 TnT、CK-MB 升高，$V_1 \sim V_3$ 导联由 rS 型变为 QS 型，考虑"急性前间壁心肌梗死"收入住院。患者自发病以来，无发热、咳嗽，饮食睡眠可，二便正常。否认既往高血压、冠心病、糖尿病史。自幼发现全内脏转位。

体格检查：血压 124/75 mmHg，脉搏 70 次/分。神志清，精神可，查体合作。双侧颈静脉无怒张。双肺呼吸音粗，未闻及干湿啰音，无胸膜摩擦音。心尖搏动位于右锁骨中线第 5 肋间内约 0.5 cm，心率 70 次/分，律齐，各瓣膜听诊区未及杂音。四肢动脉搏动正常。腹软，剑下无压痛、反跳痛，肝脾未触及，双下肢无水肿。

诊治及病情演变经过

心电图（图 48-1，2006-04-20 13：45）：$V_1 \sim V_3$ 导联呈 rS 型，$V_1 \sim V_3$ 导联 ST 段抬高 0.2 mV。

心电图（图 48-2，2006-04-20 23：05）：$V_1 \sim V_3$ 导联呈 QS 型，$V_1 \sim V_3$ 导联 ST 段回落至基线，T 波倒置。

心肌酶（2006-04-20 13：45）：TnT<0.05 ng/ml。

心肌酶（2006-04-20 20：45）：TnT 1.60 ng/ml，CK 2108 U/L，CK-MB 148 U/L。

入院诊断考虑急性前间壁心肌梗死，心功能 I 级（Killip 分级），给予心电监护、吸氧、阿司匹林抗血小板、低分子肝素抗凝、改善心室重构、稳定斑块等治疗。

胸片示两肺纹理增重，肺内未见明显病灶，心影呈右位心改变，大小在正常范围内，双膈未见异常，胃泡位于右侧。

超声心动图：LA 35.1 mm，EDD 48.1 mm，EF 59%，右位心，前间隔运动减弱。

ALT 58 U/L，TG 199 mg/dl，HDL-C 35 mg/dl，LDL-C 127 mg/dl。

2006 年 4 月 24 日行冠状动脉造影+PCI 术，结果示：①冠状动脉供血呈右优势型、左右冠状动脉开口正常，走行区未见钙化影；② LM（一）、LAD 于 D1 分出后 90% 节段狭窄，前向血流 TIMI 3 级；③ LCX（一），前向血流 TIMI 3 级；④ RCA（一），前向血流 TIMI 3 级。于 LAD 病变处置入药物洗脱支架 1 枚。过程顺利（图 48-3，图 48-4）。

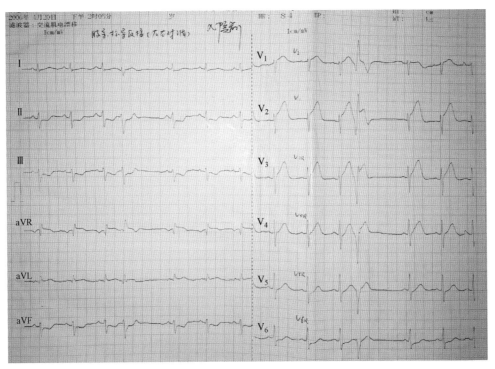

图 48-1　2006-04-20 13:45 心电图（肢体导联左右手对调）

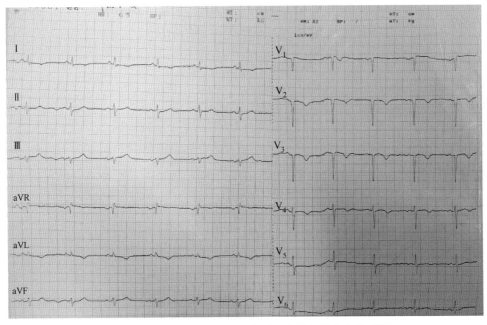

图 48-2　2006-04-20 23:05 心电图（肢体导联左右手对调）

转归及随访

患者术后恢复较好，带阿司匹林、氯吡格雷、美托洛尔、单硝酸异山梨酯、氟伐他汀、雷米普利出院。规律门诊复查，未再出现急性心肌梗死、心力衰竭等不良事件。

讨论

右位心是心脏在胸腔的位置发生右侧移位的总称，是一种较为少见的先天性心血管畸形[1]。

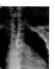
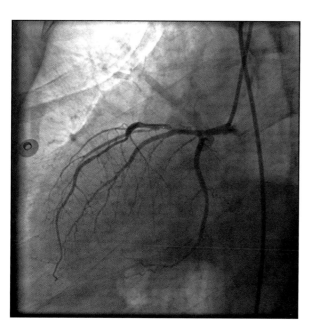

图 48-3　冠状动脉造影示 LM（－），LAD 于 D1 分出后 90％节段狭窄，LCX（－）

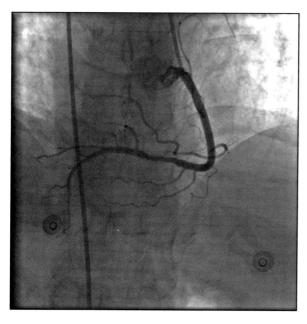

图 48-4　冠状动脉造影示 RCA（－）

国内外资料报道不一，镜像右位心的发生率在正常人群中约为 1/100 000～2/100 000[2]。如若系单纯右位心，不合并其他心脏畸形者可无相关的临床症状，预后良好。右位心可分为三种类型[3]：

（1）真正右位心：心脏在胸腔的右侧，其心房、心室和大血管的位置与正常人刚好呈镜像相反，又称为镜像右位心，常伴有内脏转位。X 线检查可见心影犹如正常人的镜中像表现。

（2）右旋心：心脏同样位于右胸，虽然心尖部指向右侧，但各心腔之间的关系却并未形成镜像倒转，此为心脏移位并旋转所致，所以也称为假性右位心。右旋心患者往往合并较严重的其他先天性心血管畸形，如大血管转位、肺动脉瓣狭窄和心房或心室间隔缺损等病变。心电图检查可见 I 导联 P 波直立而 T 波倒置，右胸导联 R 波较高，左胸导联 R 波则较小，其前有 Q 波，II、III 导联有 Q 波。

（3）心脏右移：这是由于肺、胸膜或膈的病变而使心脏移位至右侧胸腔，其心电图 I 导联中无异常变化。

在上述三种类型当中，临床上以真正右位心（即镜像右位心）多见，该类人群心电图检查也有特征性的改变：I 导联 P 波和 T 波倒置，QRS 波主波向下，类似通常 I 导联图形的倒影；II 导联相当于通常的 III 导联，而 III 导联则相当于通常的 II 导联；aVR 导联相当于通常的 aVL 导联，而 aVL 导联则相当于通常的 aVR 导联。

本文病例即为此型，真正右位心合并急性心肌梗死相对更为少见，诊断上我们同样需根据患者的症状、体征、心电图、心肌损伤标志物检查、心肌酶学变化等做出判断。在临床诊疗中，尤其是对于患者发生急性冠状动脉事件时，如何早期发现、辨识右位心，无论对于之后的介入操作，抑或是考虑除外有无合并其他心脏畸形都十分重要。常规心电图可有明确的提示，正常导联连接时会出现：P 波极性（I 与 aVR 导联的互换）、QRS 形态（II 与 III 导联反转、aVL 与 aVR 导联的反转）特征，因此对右位心患者行心电图检查时的常用导联连接方法为：肢导联左右手反接，V_1～V_6 导联分别置于正常人的 V_2、V_1、V_{3R}～V_{6R} 位置。对患者进行心尖搏动的触诊，心界的叩诊等详细的体格检查也至关重要。该类患者行冠状动脉造影及冠状动脉内介入治疗术中，由于患者存在心脏的异位，胸主动脉、冠状动脉起源、分布、走行等均存在变异，增加了介入手术难度。术者需要调整传统固定的正常心脏血管结构操作思路模式，即主动脉及左、右冠状动脉的走行方向是正常左位心反向体位时的镜像图。在进行导管介入操作过程中，对 X 线投照体位的选择，左、右冠状动脉开口位置的找寻，以及导管操作时送入右冠状动脉开口的旋转动作均与一般患者的常规操作相反。

经验与教训

右位心是一种相对罕见的心血管畸形，由于患者不合并其他疾病时心脏本身无血流动力学异常，一般多无临床表现，因而多于体检时被发现。但对心内科医师来说，由于冠状动脉介入导管操作和投照体位的不同，对接诊的冠心病尤其是急性冠脉综合征患者仍需提高警惕。当接诊本人不知晓病史的右位心患者时，除规范行心电图、超声心动图等专科检查外，还应注意患者是否存在全内脏反位及先天性心脏发育不全等其他畸形，以制订正确、安全的治疗方案。

（梁拓　王永亮）

参考文献

[1] Calcaterra G，Anderson RH，Lau KC，et al. Dextrocardia-value of segmental analysis in its categorisation. Br Heart J，1979，42：497-507.

[2] 陈再华，王洪，陆林祥，等. 镜像右位心合并房间隔缺损介入封堵成功 1 例. 临床心血管病杂志，2010，26（1）：76-77.

[3] 黄振文，崔天祥. 实用临床心脏病学. 北京：中国医药科技出版社，1997：357-358.